생활체육 이론 및 실기

송상욱 · 이기세 · 안경한 · 장동수 · 조병욱 · 나춘소
김영국 · 노성환 · 황현덕 · 서범상 · 김유식 · 권대봉
박규리 · 노미원 · 이용완 · 정운민 · 조혜미 · 전 은 공편

도서출판 진영사

생활체육 이론 및 실기

송상욱 · 이기세 · 안경한 · 장동수 · 조병욱 · 나춘소 · 김영국 · 노성환 · 황현덕
서범상 · 김유식 · 권대봉 · 박규리 · 노미원 · 이용완 · 정운민 · 조혜미 · 전 은 공편

2023년 11월 17일 초판 인쇄
2023년 11월 20일 초판 발행

발행인: 박진영
발행처: 도서출판 진영사
인천광역시 부평구 주부토로 236 인천테크노밸리 U1 지식산업센터 B동 1507호
전화: 032)505-4207
팩스: 032)505-4206
E-mail: 0183734207@hanmail.net
신고번호: 제2007-000001호(2007.01.19.)

ISBN 978-89-6541-625-8 93690
값: 25,000원

글머리

건강 100세 시대를 살아가기 위해서는 취미도 운동, 특기도 운동을 해야 한다는 말을 많은 사람들은 하고 있다. 우리나라 사람들은 과거에 비해 생활수준이 높아지면서 음식도 풍족하게 먹고살 수 있으며, 여행도 잘 다니면서 멋진 삶을 영위하기 위하여 노력하고 있다. 하지만 어린이부터 어른들까지 많은 영양과다증과 운동부족으로 인한 각종 질병에 노출되어 있는 것이 새로운 고민거리로 다가오기 시작했다.

어린이들도 아동 비만부터 아동 고혈압에 시달리는 유아 성인병이 늘어나고 있다. 40세 이상이 되면 고혈압과 당뇨 및 콜레스테롤, 중성지질, 내장비만 같은 다양한 성인병에 노출되어 있으면서도 운동을 통해 해결하려고 하는 사회적 분위기가 점점 증가하고 있는 가운데 운동방법에 대한 접근을 하기가 쉽지 않은 듯 하다.

어려서부터 운동을 하면 습관화되어 자세가 바르게 성장될 수도 있고, 건강에 대한 관심도도 더욱 증가 될 수가 있다.

과거에는 쉽게 접근하지도 못했던 고급스포츠를 이제는 국민 누구나가 쉽게 경험할 수도 있으며, 집 주변에 다양한 운동시설이 있기 때문에 이제는 도전을 하여야 하며, 반드시 건강을 위해 실천해야 한다. 본서에서는 어린이들이 흥미로워하는 레이저 권총과 30~40대가 좋아하는 배드민턴 운동 및 중년들이 선호하고 있는 골프를 통해 만족도 높은 삶을 영위하면서 건강한 여생을 보내는 방법을 운동을 통해 경험하길 바라면서 가장 기초적인 내용을 토대로 처음 운동을 시도하는 사람들이 부담 없이 접근할 수 있도록 하기위한 운동 안내서를 발간하고자 한다. 운동하는 방법을 몰라 상해를 입는 경우도 많기 때문에 안전에 최우선을 두고 운동을 시작하였으면 한다.

저자일동

목차

Ⅰ. 생활체육

1. 생활체육의 이해
2. 생활스포츠의 의의
3. 평생스포츠의 목표 및 분류
4. 연령별 평생스포츠의 실천방안
5. 여가생활과 스포츠
6. 여가생활과 생활체육의 필요성
7. 여가 만족과 생활만족
8. 체력의 구문 및 이해
9. 운동의 효과와 신체기능
10. 운동 종목에 따른 체력 향상 방법
11. 생활체육 주차별 강의계획서

Ⅰ. 생활체육

1. 생활체육의 이해

현대사회는 급속한 발달과 함께 변화를 거듭하고 있다. 과학기술의 발달과 함께 산업화, 정보화, 자동화로 인해 그 변화의 속도는 점점 빨라지고 있다.

업무의 자동화와 주 5일 근무제의 도입으로 여가시간이 늘어남에 따라 더 이상 사회구성원들은 의식주의 충족만으로는 만족하지 못하고 더욱 수준 높은 생활을 영위하고자 노력하고 있다. 뿐만 아니라, 점차 운동량이 줄어들어 비만과 성인병이 신종질병으로 분류되는 이때 여가활동은 인간 삶의 질적 향상, 자아실현, 자기계발, 그리고 건강과 행복추구에 긍정적인 역할을 한다. (안진원,2007)

2. 생활스포츠의 의의

생활체육이란 정부가 국민의 체육에 대한 욕구 및 수요에 대응하고 그 활동을 국가적 차원에서 보장해주기 위한 정책을 수립하여 그것을 시행하는 내용을 모두 포괄하고 있다는 점에서 사회 복지적 측면의 성격이 강하게 드러나는데, 다음과 같은 개념적 본질을 지니고 있다(임번장, 1995).

첫째, 생활체육은 국민 누구나가 사회적으로 차별받지 않고 평등하게 체육을 일상생활의 일과로 실천함으로써 생활화하는 체육으로 규정할 수 있다.

둘째, 생활체육은 기본적으로 보편적 욕구에 대응하는 신체활동으로서 인간의 기본적 사회적 욕구를 충족시켜 주는 인간 서비스적 활동이다. 생활체육은 신체활동의 욕구, 자기표현의 욕구, 건강의 욕구, 자아실현의 욕구 등을 바람직한 방향으로 해결해 주는 효과적 수단이 된다. 인간의 성장과 발달, 건강과 체력증진, 자아실현과 행복추구는 평생을 통하여 추구되고 성취되기를 갈망하는 인간의 기본적 욕구이다.

셋째, 생활체육은 참가자로 하여금 건강한 신체를 소유하고, 삶을 즐길 수 있으며, 인간생활에 지속적인 삶의 의미를 부여함으로써 삶의 질을 제고시키는 중요한 사회활동의 하나로 간주되고 있다.

넷째, 생활체육은 개인이 전 생애를 통하여 능동적으로 지속적인 체육활동 참가의 기회를 향유함으로써 신체적, 정신적, 사회적 발달을 촉진하고 급격한 현대 사회의 변동에 슬기롭게 대처하며 다른 사람과 더불어 공동체 의식을 제고시켜 나가는 사회제도적 활동을 의미한다.

다섯째, 생활체육이란 미래지향적이고 사회 정책적인 의미를 내포하고 있다.

생활체육이란 용어가 의미하는 바는 체육을 일상생활의 일과로 실행함으로써 생활화하는 체육으로 규정할 수 있다. 생활체육의 개념은 1975년의 미국에서의 “Sport for All”운동과 그 목적을 같이하고 있다. 생활체육은 국민의 자발적인 참여를 전제로 하여 이루어지는 체육활동으로서 체력 및 건강의 증진뿐만 아니라 건강한 사회성원의 육성, 건전 여가문화의 창달, 그리고 국민의 총체적 복지 증진에 기여하는 효과적인 수단이 된다.

(1) 생활체육의 가치

생활체육은 엘리트체육이나 학교 체육과는 달리 개인의 생활영역 안에서 각자의 취미 및 여건에 따라 여가시간을 활용하여 자발적으로 참여하는 신체활동으로서 현대인의 생활을 풍요롭게 하는 매우 바람직한 여가활동으로 인식되고 있다. 정영린(1997)은 이러한 생활체육의 가치를 크게 내재적, 생리적, 심리적, 사회적 가치 등으로 구분하고 있다.

(2) 생활체육의 역할

생활체육의 역할은 크게 사회적 역할과 정서적 역할로 구분할 수 있다.
먼저 사회적 역할을 살펴보면 생화체육은 일상생활의 현장에서 주로 이루어지는 것이므로 생활 중에 당면하는 문제나 그 밖의 사회적 문제까지도 해결하는 역할을 한다.
정서적 역할은 개인의 심리적, 사회적 적응과 안정에 기여함을 의미한다.
체육활동은 그 자체가 하나의 스트레스와 자극으로서 신체적, 정신적피로를 초래함에도 불구하고 일상생활에서 축적된 신체적, 정신적 스트레스를 해소하는 효과적인 방법으로 이용되고 있다.(김성배, 1991). 인류의 역사를 신체활동면에서 본다면 움직이는 생활에서 움직이지 않는 생활로 변모되었다고 볼 수 있을 것이다. 즉, 원시인의 생활은 생존경쟁을 위하여 건전하고 유능한 신체가 바로 자본이 되었던 것이다. 달리기, 뜀뛰기, 기어오르기, 던지기 등의 신체활동 없이는 생존할 수 없는 사회였기 때문에 원시시대의 스포츠는 생활스포츠 그 자체였던 것이다. 그러나 인간은 동물과는 달리 지능이 발달되어 있으므로 자기가 한 일, 하고 있는 일, 해야 할 일을 인식하며, 또 하려는 일, 해야 할 일을 인식하며, 또 하려는 일을 계획하는 능력을 가지고 있다. 그렇기 때문에 원시인들은 자기의 몸을 쟁기 삼아 쓰다가 차츰 몸 대신에 도구를 만들어냈고 동물과는 달리 문화적 전달에 의해 이러한 도구는 계승 · 발전되어 오늘날의 기계문명을 낳게 된 것이라 보여진다. 이러한 발전과 함께 신체활동은 점차 줄어들게 되어 육체적으로 편해진 것은 사실이나 현재에는 신체활동의 부족에 의해 골다공증, 근위축, 유연성의 감소 등을 초래할 뿐만 아니라 비만과 함께 동맥경화증, 고혈압, 뇌일혈, 협심증, 심근경색, 당뇨 등의 질병을 유발하게 되었다. 따라서 오늘날에는 주어진 환경조건이 원시시대와는 달리 신체활동의 부족 및 분업화된 산업구조에 의한 편중된 신체활동을 초래하기 때문에 잘된 운동을 필요로 하게 된 것이다. 이러한 의미에서 볼 때 종래에 연구되어 오던 학교에서의 스포츠 활동이나 사회에서의 스포츠 활동의 범주와는 다른 각도에서, 즉 개개인의 건전한 생활을 위한 평생스포츠에 관한 연구가 요구되어지는 것이다.

3. 평생스포츠의 목표 및 분류

평생스포츠의 목적은 신체활동을 통하여 건전한 심신을 육성하고 사회 및 국가에 이바지 할 수 있는 기초를 배양한다는 학교에서의 스포츠 활동이나 사회에서의 스포츠 활동의 목적과 다를 바 없으나 목표에 있어서는 다소 다른 점이 있을 것이다. 학교스포츠는 사회스포츠의 바탕, 즉 스포츠에 대한 기술과 지식, 태도를 만들기 위해 노력하여야 할 것이며, 사회스포츠는 사회구성원의 건강 및 사회문제와 관련된 스포츠를 위해 모든 사람에게 스포츠의 기회를 줄 설비를 만들고 사람들이 용이하게 참가할 수 있도록 하여야 할 것이다. 평생스포츠의 목표가 달라야 한다고 하는 것은 평생스포츠는 인간의 일평생, 즉 태어나서 죽을 때까지 행할 수 있는 스포츠 프로그램의 구성 및 체계화와 더불어 그 실시방법을 연구하는 것이기 때문이다. 따라서 평생스포츠의 목표는 크게 다음과 같이 설정할 수 있다. ① 발육·발달적 목표: 인간으로 하여금 행복하고 활기차게, 그리고 풍요로운 생활을 할 수 있도록 기본적인 체력을 향상시키는 것이다. ② 사회적 능률향상의 목표: 직장생활에 잘 적응할 수 있는 체력을 향상시키기 위한 것이다. ③ 쇠퇴 방지적 목표: 신체의 여러 기능이 쇠퇴함을 방지하고 생명을 연장시키기 위한 것이다. 평생스포츠의 적응을 위해 몇 가지로 분류할 수 있다. 크게 보아 연령에 따른 분류와 직장스포츠, 지역사회스포츠, 가정스포츠, 여성스포츠 등 생활환경에 따른 분류로 나눌 수 있겠지만 여기서는 본서의 목적에 맞추어 연령에 따른 분류를 대학생 시기인 청년후기를 중심으로 설명하고자 한다.

〈표 1-1〉 연령에 따른 분류

구분	영유아기	아동기	청년기				장·중년기		노년기
			중학	고교	대학	청년	장년	중년	
연령	0~5	6~11	12~14	15~17	18~21	22~25	26~45	46~64	65~

4. 연령별 평생스포츠의 실천방안

1) 영아기와 유아기

영아(嬰兒)를 그대로 눕혀 두면 팔은 항상 굽혀져 있으며 자체 운동능력이 부족하기 때문에 마사지 및 수동적으로 무릎, 팔 등 관절의 굽혀펴기를 시키는 것이 좋다.

유아기는 유아의 신체활동은 놀이가 주가 된다. 따라서 이러한 시기에 전신을 사용할 수 있도록 잘 계획된 놀이를 제공해 주는 것이 바람직할 것이다. 다만 이 시기에 주의할 사항은 ① 격렬한 운동을 급속히 행하거나 장시간 하는 것은 좋지 않다. ② 신경계의 발달이 빠른 시기이므로 전신적인 조정력을 기르는 데 도움이 되는 운동(수영, 공놀이, 스케이트, 자전거 등)이 적합하다는 것이다.

2) 아동기

아동기는 초등학교에 해당된다. 우리나라 초등학교 체육교과의 목표를 보면 행동체력(근력, 지구력, 순발력, 조정력 또는 평형성, 민첩성, 유연성 등)의 육성에 중점을 두고 있으나 평생스포츠의 관점에서 볼 때 행동체력과 함께 방위체력, 즉 저항력을 강화하는 데 적절한 지도가 있어야 한다. 자연환경의 이용, 즉 맑은 공기를 마시면서 자유로이 활동하게 한다든지, 일광욕, 수욕(水浴) 등을 통해 행동체력은 물론 방위체력, 즉 저항력을 강화하는 데 중점을 두어야 할 것이다.

3) 청년 전 · 중기

이 시기는 중 · 고등학교에 해당되는 시기로서 이 시기로부터 청년기까지 신체는 급격히 발달되며 사춘기에 해당되는 시기이기도 하다. 따라서 이 시기는 행동체력을 향상시키기에 충분한 연령층이며 이 시기의 적절한 운동은 청소년 비행의 감소에도 기여하게 된다. 예를 들면 미국의 경우 운동장이나 체육관, 그 외 오락시설 등이 잘 갖추어져 있는 레크리에이션 스포츠 센터에서 가까운 곳에 거주하는 청소년이 먼 곳에 거주하는 청소년보다 비행 발생건수가 훨씬 적을 뿐 아니라, 그 센터를 이용할 수 없는 날에는 비행 발생건수가 많이 나타나는 경향이라고 하며 독일, 일본 등 여러 나라에서도 이와 비슷한 사례를 볼 수 있다고 한다.

4) 청년 후기

이 시기가 바로 본 교재의 대상자들이 해당되는 대학기가 바로 청년후기이다.
청년후기는 일평생 중에서 신체의 발달이 가장 충실, 완성되는 시기로서 이 시기에 적당량의 운동자극을 주느냐 주지 않느냐 하는 것이 평생의 건강유지에 직결된다고 볼 수 있다. 따라서 청년후기에 신체활동에 대해 어떤 가치관을 갖는가 하는 것은 매우 중요하다고 보아진다. 일반적으로 인간의 체력은 20세를 지나기까지는 연령과 함께 증가함을 보이나, 25세경부터는 운동을 시작할 때 주의를 요한다고 한다. 다른 시기와 마찬가지로 청년후기에 있어서도 어떤 신체 활동이든지 실시만 하면 효과를 얻는 것이 아니라 운동의 질과 양이 적절해야만 효과를 얻을 수 있으며 지나치면 오히려 손상을 입을 수가 있다. 이러한 것은 청년후기를 지나 연령이 증가함에 따라 더욱더 중요한 사항이 될 것이다. 따라서 청년후시기에 운동에 대한 올바른 지식을 갖추는 것이 평생의 건강유지에 매우 중요한 일이라 생각된다. 청년후기에 갖추어야 할 운동에 관한 지식은 생리, 해부, 보건, 역학 등을 바탕으로 근력, 유연성, 지구력과 같은 체력 요인이 왜 필요한가. 즉, 건강적인 측면에서의 체력의 필요성, 그리고 효율적인 체력강화방법, 운동부족에 의한 질병의 발생과 예방장치, 상해 발생시의 처방, 역학적 측면에서의 올바른 생활자세 등에 관한 지식을 청년후기에 확립해 둠이 절실히 요구되는 것이다.

5) 장 · 중년기

장 · 중년기에는 체력을 향상시키는 데 목적을 두는 것보다는 쇠퇴를 방지한다는 의미에서 운동을 하는 것이 바람직하다. 대체로 고령화되어 감에 따라 생리적 연령의 개인차가 크며 무리하지 않도록 하는 것이 중요하므로 팀 스포츠보다는 혼자 할 수 있는 운동이나 함께 하더라도 체력이 비슷한 소수의 사람끼리 할 수 있는 산책, 자전거, 골프, 체조, 수영, 테니스 등이 좋으며 가속운동이나 큰 힘을 한꺼번에 쓰는 운동 등은 피하는 것이 바람직하다.

6) 노년기

사람은 60세가 지나면 사망률이 급증하게 되는데 규칙적인 운동은 체력의 유지뿐만 아니라 동맥경화의 방지 및 혈압과 혈청, 콜레스테롤의 저하 등 질병요소의 감소에 도움이 된다. 이 시기의 운동 시에 유의해야 할 사항은 65세부터는 생리적 연령의 개인차가 더욱 크게 나타나므로 운동을 함에 있어서 장 · 중년기보다 더욱 조심성 있게 하여야 하며, 따라서 장 · 중년기의 운동종목이 노년기에도 마찬가지로 추천될 수 있으나 걷기와 체조가 가장 적합한 운동이라고 보아진다.

5. 여가생활과 스포츠

1) 여가생활

여가란 자기생활 중에서 직업적인 작업과 매일 처리해야 할 생활 활동 시간을 제외한 일정한 여유 있는 시간을 말한다. 이러한 의미에서 공무원이나 회사원 공장근로자 등은 근무시간이 일정하고 휴일이 정해져 있으므로 여가의 혜택을 받을 수 있으나, 농민, 주부, 자유직업인 등은 여가시간을 갖지 못하는 일의 노예가 되기 쉽다. 특히 선진국은 해가 갈수록 여가가 증대되고 있으나 아직도 우리나라에서는 많은 사람들이 만족할 만한 여가시간을 얻지 못하고 있는 실정이다. 따라서 우선 우리에게 문제가 되는 것은 어떻게 작업시간을 활용하여 여가시간을 많이 만드는가 하는 것이다. 공부든 노동이든 24시간 지속한다는 것이 효율적이지 못하다는 것은 모두가 알고 있는 사실이다. 적절한 수면과 휴식이 있어야 효율도 높아지는 것이다. 따라서 여가시간을 얻기 위해 생활태도가 먼저 개선되어져야 할 것이다.

둘째, 여가활용에 대한 개념의 정립이다. 작업에 지친 피로한 몸을 이끌고 가정에 돌아온 가장이 아이들과 놀아 준다는 것은 작업의 연장일 것이다. 그러나 산책이 취미인 사람에게는 식후에 가족과의 산책이 피로회복제일 수도 있는 것이다. 다시 말해서 여가시간을 텔레비전을 보는 것과 같은 육체적 휴식만을 위한 것으로 볼 것이 아니라 즐기며 쉴 수 있는 심신의 휴식으로 활용하려는 의지가 있어야 할 것이다. 즉, 시간적 여가가 물론 중요하겠지만 심리적으로 여가를 가질 수 있는 마음 자세가 필요한 것이다.

2) 스포츠 활동으로서의 레크리에이션

스포츠 활동이 레크리에이션으로서 가장 훌륭한 요소가 된다는 것은 신체활동을 통해 건강을 증진시키면서 생활에 활력을 줄 수 있기 때문이다. 그 외에도 가족단위나 친구단위로 함께 여가시간을 즐길 수 있다는 것 또한 스포츠 활동이 가지는 레크리에이션으로서의 우수성이라 할 수 있겠다. 그런데 우리나라에서는 직업생활에 들어간 후에는 레크리에이션으로서 스포츠 활동을 하지 않으려는 경향이 있다. 즉, 학교를 졸업함과 동시에 스포츠와도 인연을 끊고 여가시간을 텔레비전 보기나 컴퓨터게임을 하거나 누워 있기나 화투놀이 등 육체적으로 편하게 할 수 있는 것을 택하는 경향이 많다. 이는 학생시절은 레크리에이션의 태도와 기술을 준비하는 시기이며 사회인이 되어 직업생활을 할 때 비로소 정식으로 레크리에이션을 실행한다고 생각하는 서구인이나 미국인들과는 판이한 태도라고 보아진다.

레크리에이션은 학습에 의해 이루어진다고 한다. 따라서 스포츠 활동을 레크리에이션으로 활용하기 위해서는 준비과정이 있어야 할 것이다. 이러한 준비과정이 바로 학생시절이며 이 시기에 즐겨 할 수 있는 체육활동을 익혀 두는 것이 평생스포츠의 바탕을 이루는 것이다. 학생시절에 뚜렷한 체육활동을 익혀 두지 못하였다면 쉽게 익힐 수 있는 스포츠 활동을 선정하여 연습함으로써 생활의 활력요소로 사용할 수 있을 것이다.

6. 여가생활과 생활체육의 필요성

여가활동의 유형은 그 분류 기준 및 방법에 따라 매우 상이한 형태로 구분된다. 이는 여가활동이 상호 유사한 내면적 특성을 지니고 있으며, 각 활동 유형을 구분할 수 있는 분류기준의 다양성에 그 원인이 있다. 몇몇 학자들이 분류한 여가활동의 유형을 살펴보면 다음과 같다.

Mckechnie(1974)는 여가활동을 주로 손과 도구를 이용하는 자동차 수리, 당구, 사냥 등의 조작적 활동, 재료를 이용하여 대상을 만드는 요리, 의상, 디자인, 뜨개질 등의 공작적 활동, 활동자의 지적 욕구를 충족시키는 독서, 음악감상, 영화감상 등의 지적 활동, 일상 주변에서 행할 수 있는 정원 가꾸기, 일광욕, 친구방문 등의 일상적 활동, 활발한 신체 활동을 필요로 하는 배드민턴, 야구, 축구, 조깅, 양궁, 등산, 요트 등의 스포츠 활동 등으로 구분하였다.(1998, 이봉걸)

현대의 사회는 인간의 생활과 노동은 기계화, 자동화, 좌업 화에 따른 여가시간의 증가는 물론 육체적 활동의 감소와 더불어 정신노동이 증가하여 정적인 일상생활이 보편화되고 있다. 따라서 현대인이 선호하게 되는 여가활동은 신체의 움직임을 필요로 하는 조깅, 수영, 골프, 테니스, 등산, 캠핑 등과 같은 동적 여가활동이 주류를 이루고 있다. 이와 같은 현상은 Wilensky의 보상 이론적 관점에서 이해될 수 있으며, 같은 맥락에서 임번장(1993)은 노동과 여가가 서로 상호적 관계 속에 있는 것으로 인식하는 것이 현대의 바람직한 노동관과 여가관이라고 제시한 바 있다.

7. 여가 만족과 생활만족

여가의 어원은 '자유스러워 지다'라는 뜻의 라틴어 리세레(licere)에서 유래하였다. 이 말은 불어의 'Leissr', 즉 '허락되다'로 발전하였으며, 오늘날 영어의 레저(leisure)로 진전되었다(김광득,1997). 여가만족은 오랫동안 여가경험의 중요한 생산 혹은 결과로 인식되어 왔다.

Iso-Ahola(1980)에 따르면, 여가만족은 단순하게 이용 가능한 서비스의 수와다양성을 증진시킴으로써 향상될 수 있는 성직의 것이 아니라, 일부 이용 가능한 여가 서비스 롤 본인 스스로나 혹인 다른 사람의 도움을 받아 개인적으로 의미 있는 활동을 내면화시킬 때 발생하는 결과로 해석하였다. 즉, 개인적으로 의미 있는 활동 또는 내적으로 동기 유발된 활동을 통하여 나타나는 활동에 대한 만족감을 표현되고 있음을 알 수 있다.

김경식(1996)은 지금까지의 여가활동의 참여와 여가만족도 및 생활만족도의 선행연구를 통하여 여가만족은 생활만족에 기여하며, 여가활동의 참가 빈도가 높을수록 생활만족이 높은 것으로 제시하고 있다. 이러한 결과들은 여가활동의 참여와 여가만족 및 생활만족이 서로 유의한 차이가 있는 것으로 볼 수 있는 증거들이 되고 있다.

권영환(1996)은 "여가활동으로 스포츠에 참여하는 여성들의 생활만족도"에 관한 연구에서 여가활동으로서 스포츠 참여에 따른 생활만족도를 분석하고 생활만족의 인과적 관계를 밝히기 위하여 에어로빅, 댄스, 수영, 볼링 등 스포츠에 참여하는 성인여자를 대항으로 여가만족정도, 몰입경험정도, 생활만족정도를 분석한 결과 여가활동으로 스포츠에 참여하는 여성들이 참여하지 않는 여성들에 비하여 여가만족도 및 생활만족도가 유의하게 높았음을 보고하였다(민유선,1998).

8. 체력의 구분 및 이해

1) 운동의 목적과 필요성

일반적으로 운동은 자신의 건강유지, 기록향상, 호신용 또는 여가활용을 통한 문화생활 영위 등에 주목적이 있다. 통상적으로 운동의 개념에 관해서는 서로 다른 견해가 있지만 일반적으로 운동이라면 달리기, 수영, 야구, 유도와 같은 소위 스포츠를 염두에 두는 사람이 많으나 건강을 목적으로 하는 운동은 반드시 그와 같은 격렬한 경쟁적 스포츠뿐만 아니라 경미한 신체 활동도 포함시킨다. 예를 들어 보행이나 산보, 맨손체조도 훌륭한 운동이며 그 밖의 일상적인 활동 등 신체를 움직이는 것은 모두 운동의 범주에 넣어서 생각하지 않으면 안 된다. 이와 같은 의미에 보면 자리에서 일어나는 동작, 옷갈아 입기, 실내에서의 보행도 운동에 포함된다. 따라서 엄밀하게 말하면 누구에게 있어서도 운동 금기라고 하는 것은 존재하지 않고, 어느 정도의 운동까지 허용되는가의 문제가 있을 뿐이다. 운동 처방에 있어서는 그와 같은 경미한 신체 활동에 효과가 있는가 없는가는 별도로 하더라도 운동의 내용을 이와 같이 폭 넓게 파악하는 것은 운동의 필요성을 이해함에 있어 중요한 것이다. 단순히 운동을 하기만 하면 건강 문제는 해결된다는 식의 생각은 결코 적절한 대처 방법이 될 수 없다. 그렇다고 해서 운동이 현대병의 예방 혹은 건강의 유지 증진에 있어서 특별한 의의를 갖는다는 점을 인정하지 않는 것은 아니다. 그 이유는 2가지가 있다.

첫째, 운동에는 다른 몇몇의 위험 요인을 제거하는 힘이 있다는 것이다.

둘째, 운동에는 위험 요인을 제거하는 작용이 있는 것과 더불어 환경 변화나 그 외의 어려운 상황에 대한 적응력과 저항력을 높인다는 의미가 있다고 하겠다.
이렇게 보면 운동은 현대병 예방의 원칙 즉 될 수 있는 한 많은 위험 요인을 제거시키는 것, 질병에 대한 저항력을 강화시키는 것에 필요한 조건을 만족시키는 것이며 이것이 현대생활에 있어서 운동의 필요성이 강조되는 이유이다.

2) 운동의 구조와 운동학적 구성

운동시도자의 체력훈련은 크게 기능운동과 체력운동, 정신력운동으로 구분할 수 있는데 체력운동은 기초체력운동과 전문체력운동, 정신력운동은 이완운동, 주의집중운동 및 심상운동으로 세분화되는데 그 내용은 위의 〈표 1-2〉와 같다.

〈표 1-2〉 운동의 구조

구분	분류	세부 분류	내용
운동	기능운동		· 응용훈련 · 기술훈련 · 전공에 필요한 기능운동
	체력운동	기초체력운동	· 웨이트 트레이닝 · 서키드 트레이닝 · 기초체력 훈련 · 조 깅 · 수 영
		전문체력운동	· 각 종목별 필요한 특수한 종목을 선별하여 운동 · 농구, 배구, 배드민턴 등 특정종목에 필요한 체력육성
	정신운동	이완운동	· 휴식 · 요 가 · 스포츠 마사지 · 단전호흡 · 스트레칭 · 사우나
		주위집중운동	· 명상 · 각 무도 · 정신교육 · 검 도 · 단전호흡
		심상운동	· 명 상 · 이미지 트레이닝 · 호흡법

운동의 구성요인에는 운동적 요인(Motor factor)과 생리적 요인(Physiological factor), 심리적 요인(Psychological factor)으로 구분되는데 이들 요소와 운동과의 관계를 비교 검토하면 〈표 1-3〉과 같다.

3) 운동의 훈련 방향

운동종목별 운동과의 관계를 비교하기 위하여 크게 Aerobic운동, 구기운동, 헬스운동으로 구분하여 그 내용을 살펴보면 〈표 1-4〉와 같다.

〈표 1-3〉 운동구성요인과 운동과의 관계

구성요인	운동학적	운동 관련사항
운동적요인 (Motorical-factors)	신체적 능력	• 운동에 필요한 기초 신체 능력 • 순발력, 지구력, 스피드, 유연성, 조정능력, 운동 감각 및 순간 대처 능력
	운동 능력	• 전공운동을 소화할 수 있는 능력
	전 략	• 대회준비에 따른 운동의 계획
	각종 경기	• 실제 대회실행
생리적 요인 (Physiological-factors)	심폐의 기능	• 운동수행에 필요한 담력, 순간판단력 및 적응능력
	근 구 조	• 운동에 대한 반응, 특수한 감각, 체질 및 운동 수행능력 근력의 상호작용
	운동 기관	• 운동 시 순간적으로 사용 할 수 있는 각 관절, 근육의 유연성 및 민감성
심리적요인 (Psychological-factors)	인 성	• 운동 수행에 필요한 성격형성 - 동기, 불안, 침착성, 판단력, 공격성
	운동심리학적 현상	• 상급자에 대한 복종심, 관찰범위, 감각 및 정확성, 상황에 대한 반응
	사회심리학적 현상	• 집단구조와 인성 집단구조와 운동 수행 사이의 심리적 변인

9. 운동의 효과와 신체기능

1) 운동의 효과

건강이란 단순한 무병상태, 즉 병이 없는 상태인 것만이 아니라 신체적 · 정신적 기능이 외부 환경의 변화에 적응할 수 있고, 필요한 능력을 발휘할 수 있음을 뜻한다. 사람이 외부 환경의 변화에 적응하여 생명을 유지하고 활동을 하는데 기초가 되는 신체적

능력이 곧 체력이다. 비록 병이 없다고 하더라도 체력이 약하면 활기 찬 생활을 할 수가 없고 조그만 외부 자극에도 쉽게 병에 걸리고 만다. 체력에는 여러 가지 요소가 있는데 특히 건강에 큰 영향을 미치는 체력 요소는 심폐지구력과 근지구력, 근력, 유연성 등이다. 생물에게는 신체를 적당히 사용함으로써 그 기능이 높아지고, 사용하지 않으면 쇠퇴하는 성질이 있다.

<표 1-4> 운동종목별 운동과의 관계

구 분	종 목	중점사항	비 고
Aerobic운동 (유산소공급운동)	조 깅	• 지속적 신체활동(10-20분)에 의한 심폐 및 전신지구력의 증가	• 운동수행에 필요한 기초체력 함양
	수 영	• 호흡법에 의한 심폐지구력 및 유연성의 증대와 관절의 보호	
	사 이 클	• 전신지구력 및 각 근력의 증대 • 에너지 소모에 의한 지방제거	
구기운동	농 구	• 공격과 수비에 의한 순발력과 민첩성 증대 • 순간판단능력의 증대 및 슛의 정확성 요구	• 운동실시자 상호간 의 협동력과 단결력 함양
	배 구	• 상대공격에 의한 책임의식 고려 • 공격을 위한 순발력 필요 • 협동심과 단결력 증대	
	배드민턴	• 순발력과 민첩성 및 연속적인 동작에 의한 심폐 및 전신지구력의 증대	
	족 구	• 고관절의 유연성 및 순간 판단 능력 증대 • 공격 및 수비를 위한 순발력 필요	
헬스운동	웨이트 트레이닝	• 자세교정 및 골격근의 증대 • 지방분산에의한 체질개선과 우람한 근육형성 • 근력 등 기초체력의 증대	• 운동실시자의 외적 요인과 체격 및 기초체력 함양
	써키트 트레이닝	• 순환운동에 의한 심폐 및 전신지구력의 증대 • 각종 체조에 의한 유연성 증대 • 혈액순환 및 순환기능의 정상화 • 각종 상해 및 질병의 예방과 치료	

근육 트레이닝이 그 좋은 예다. 바벨 같은 무거운 것을 들고 근육을 사용하면 점점 근육이 굵어지고 힘도 붙는다. 그러나 골절되고 석고 고정된 하지의 근육은 2~3주일 만에 가늘어질 수 있다. 또한 운동이 부족하면 심장이 약해져 심박출량이 감소하고 맥박수는 증가한다. 혈관 벽도 굳어져 강화하여 혈압은 상승하게 된다. 뿐만 아니라 근육의 장력과 지구력을 잃게 되고 관절 또한 굳어져서 몸의 기능은 점차 퇴화 현상을 일으키게 된다. 운동으로 체력을 강화시키면 건강 상태가 좋아지고 수명도 길어진다는 사실은 잘 알려져 있다. 예를 들어 운동으로 심폐지구력을 강화시키고 체중을 조절하면 심장병, 동맥경화, 고혈압, 당뇨병 등 여러 성인병에 잘 걸리지 않게 된다. 따라서 평균수명이 연장되며, 근력이나 유연성을 증강시키면 요통이나 관절염 등이 예방되고 상해의 위험이 현저하게 떨어진다. 그러므로 건강 장수를 위해서는 운동선수와 같이 체력을 최고의 수준에 도달하도록 할 필요는 없지만 적절한 운동으로 필요한 만큼의 체력 수준을 유지하는

것은 필요하다. 이는 운동이 인체 여러 기관이나 조직에 유익한 변화를 초래하기 때문이다. 규칙적인 운동이 인체에 미치는 영향을 요약하면 대체로 다음과 같다.

(1) 순환기관 및 호흡기관에 미치는 효과

심장의 운동 능력 향상 즉, 대사기능에 필요한 산소 섭취능력을 향상시키며 혈압과 심박수를 낮춘다. 운동 시 심장근육의 산소요구량을 감소시키고 모세혈관을 발달시켜 협심증 등 관상동맥질환을 예방하며 혈액의 점성도를 감소시켜 혈전증을 예방하고 혈액순환을 돕는다. 폐기능을 향상시켜 최대환기량을 증가시킨다.

(2) 근육, 골격기관에 미치는 효과

뼈의 칼슘 침착을 도와주고 골다공증을 예방하며 관절의 연골 두께를 증가시키고 건(힘줄)이나 인대를 강하게 한다. 근수축력과 근지구력을 증가시키며 근육이나 관절의 유연성을 향상시킨다.

(3) 대사기능에 미치는 효과

체지방량을 감소시키고 비만을 개선하며 중성지방, 저밀도지단백, 콜레스테롤의 혈중농도를 낮춰 동맥경화를 예방한다. 동맥경화를 예방하는 고밀도지단백 콜레스테롤을 증가시키며 혈당을 조절하고 인슐린 감수성을 높여 당뇨병을 개선시킨다.

2) 운동과 신체기능

(1) 운동과 심장기능

① 운동과 심박수

에어로빅 운동을 지속적으로 실시해 온 사람들에게서는 훈련되어 있지 않은 사람들과는 심박수에서 차이를 나타내는데 이는 심장의 예비력이 강화된 때문이다. 운동 첫날의 안정시와 운동 중 그리고 회복시의 심박수의 변화에 비하여 제 84일에는 심박수가 현저하게 낮아졌을 뿐만 아니라 회복시의 소요 시간도 단축됨을 알 수 있는데 이는 심장의 예비력이 그만큼 훈련에 의해서 강해졌음을 나타내는 것이라 하겠다.

② 운동 선수의 심장

운동 선수가 운동을 수행할 때 필요한 에너지를 만들어 내기 위해서는 산소가 필요하며 특히 장거리를 달릴 때는 더욱 중요하게 된다. 필요한 산소를 운반하는 트럭의 역할을 담당하는 혈액을 순환시키는 핵심은 심장과 혈관이다. 심장에서 많은 양의 혈액을 내보내 줌으로서 충분한 양의 산소를 트럭에 싣고 운반할 수 있는 것이다. 따라서 산소 운반의 기능을 결정하는 가장 기본적인 요소로서 심장을 들 수 있다. 운동을 실시할 수 있게 되면 적절한 운동을 수행하기 위해서는 심장 구조가 운동 전과는 달라지게 된다. 이는 다음과 같은 두 가지의 기능적인 관점에서 살펴볼 수가 있다.

첫째, 많은 양의 혈액을 한꺼번에 내보낼 수 있도록 충분히 모으기 위해 크기가 커져야 한다. 둘째, 한꺼번에 충분히 내보낼 수 있도록 그 벽이 튼튼해야 한다.

심장이 커진다는 것은 병적인 현상에서도 나타나기 때문에 운동선수의 심장 구조는 과거 병으로 오해를 받기도 했다. 혈액을 실제로 내보내는 것은 심장 중에서도 좌심실이기 때문에 좌심실 비대 현상이 주로 나타나게 되는데 이러한 현상은 심실의 크기가 커지는 것과 그 벽을 구성하는 심장 근육이 발달했기 때문이다. 육상경기 장거리 선수의 경우 다른 어떤 종목에 비해서 산소를 필요로 하기 때문에 좌심실의 크기가 뚜렷하게 변화하며 계속적인 트레이닝 과정에서 산소를 많이 요구하는 자극이 가해졌기 때문에 이러한 변화가 나타난다. 또한 지구성이 요구되지 않으면 순간적인 근육 수축 능력이 요구될 때 동맥혈압의 상승을 지지해 줄 수 있는 심실 구조의 변화를 위한 자극이 가해지면서 심실벽이 두꺼워 지게 된다. 운동선수의 심장 구조는 장시간 트레이닝의 자극에 대한 적응 과정의 변화를 통해서 변화하여 스포츠 활동에 대한 적절한 능력 발휘를 위한 특성을 가진다는 점에서 스포츠 심장으로 불린다.

③ 운동과 심박출량의 변화

심박출량은 심장이 1분간 박출하는 혈액량인데, 이것은 1분간의 심박수에다 좌심실에서 매 박동마다 펌프 되는 혈액량인 1회 박출량을 곱하여 계산 할 수 있다. 장시간 높은 유산소 운동을 하게 되면 분당 40ml까지 이르나,

낮은 운동 능력을 가진 사람은 20~25ml 정도밖에 되지 않는다. 심장 박동마다 심실에 의해 펌프 되는 혈액량을 말하며, 일반인의 안정시 1회 심박출량은 50~70ml, 최대 심박출량은 100~120ml이지만, 운동선수는 안정시 70~100ml, 최대는 150~170ml정도이며, 특히 장거리 지구력을 요하는 선수들은 200ml 이상 되기도 한다. 장거리 지구력을 필요로 하는 선수가 높은 심박출량을 나타내는 주된 원인은 일반인의 경우 1회 심박출량은 최대로 섭취 할 수 있는 산소섭취량의 40%에서 최대로 이르고 그 이상에서는 더 이상 증가되지 않지만 지구성 선수의 경우에는 보다 높은 강도까지 1회 박출량이 증가하기 때문이다.

심장의 동방결절에서 전기 자극이 심장으로 퍼지게 되면, 심장이 수축되게 되는데, 일반인들의 평균 심박수는 분당 70회이다. 그러나 아주 잘 훈련된 남녀 선수들은 안정시 분당 40~50회 정도로 적을 수 있는데, 이러한 현상은 운동으로 잘 단련된 심장 기능을 나타내는 기준이 되고 있다. 또한 동일한 운동 강도에 따른 심박수 반응도 감소하게 되는데, 이러한 운동성 서맥현상은 심장용적 증대와 심근 수축력의 증가로 인해 심장의 1회 박출량이 증가하기 때문이다. 이러한 운동성 서맥현상은 비단 경쟁적인 스포츠 활동을 할 때뿐만 아니라 일상적인 생활을 영위하는데에도 그만큼 심장의 부담을 적게 느끼며 생활할 수 있는 '심장의 예비력'을 갖게 된다는 의미를 갖고 있다.

(2) 운동과 폐기능

① 폐의 기능

성인의 폐에는 약 253억개의 폐포가 있는데, 공기가 좁은 관속을 흐를 때 저항이 생겨 저항을 낮추기 위하여 폐포는 표면활성 물질이라 불리는 부드러운 지방 단백질로 덮혀져 있다. 폐에서의 영양 공급은 기관지 동맥에 의해 이루어져지며, 폐의 혈류량은 보통 심박출량의 1% 정도이나 심한 운동중에는 10% 이상이 된다. 안정 시 심장은 분당 약 6ℓ의 혈액을 폐에 보내어 폐포와 모세혈관 사이의 가스교환이 이루어지도록 한다. 폐에는 약 300억개의 모세혈관이 있으며, 모세혈관과 폐포표면이 접하는 면적은 약 70㎡이다. 안정시 심박출량을 분당 6ℓ라고 하면, 적혈구가 폐포내에 지체하는 시간은 1초 이하가 되며, 심한 운동으로 심박출량이 증가하면 더욱 짧아지게 되지만 정상적인 폐는 산소의 흡입과 탄산가스의 방출이 충분하게 이루어지며 안정시나 운동 시에 가스교환 능력은 변하지 않게 된다. 안정 시 한번 호흡하는 양은 400~600mℓ이고 분당 호흡수는 10~15회이다. 따라서 분당환기량은 4~15ℓ(400~600ml×10~15회=4~15ℓ)가 된다. 그러나 단련자의 경우 최대운동중에는 안정 시에 비하여 25~30배가 높은 130~180ℓ까지 상승한다. 반면에 체력 수준이 낮은 사람의 경우에는 도달할 수 있는 최대운동능력이 적고, 이에 따라 최대환기량, 산소소비량, 이산화탄소 생성량이 감소되기 때문에 환기효율이 떨어지게 된다. 이와 같이 운동을 하지 않게 되면 연령이 증가함에 따라 기도 저항이 증가하게 되고 폐포의 탄성이 감소하여 폐활량을 포함한 모든 폐기능이 감소하게 되어 폐쇄성 및 제한성 폐질환이 서서히 진행하게 된다. 반대로 운동을 지속적으로 하게 되면, 기도의 저항을 감소시키는 동시에 폐포의 탄력성을 증가시켜 주므로 연령 증가에 따라 나타날 수 있는 폐질환의 예방과 치료에 효과적이다.

② 운동과 심폐기능

조금만 빨리 걷는다든지 층계를 올라가면 가슴이 두근거리고 숨이 차는 경우가 많은데 이것은 산소 섭취 능력이 약한 때문이다. 체중 1kg 당 1분 동안 섭취할 수 있는 산소의 양을 최대 산소 섭취량이라고 하는데 세계 일류 마라톤 선수의 최대 산소 섭취량이 80ml 정도인데 비하여 일반 운동선수들은 50~60ml 정도이며 20~30대 일반 성인은 40~50ml 정도이고 60대는 30ml 정도이다. 이처럼 최대 섭취 산소량은 나이에 따라 저하되거나 달리기를 계속하면 최대산소 섭취량이 증가하게 되어 지구력은 증가하게 된다. 가벼운 운동을 할 경우에는 산소섭취량과 산소 수요량이 비슷하나, 심한 운동을 할 때에는 산소 수요량이 산소 섭취량보다 많아져서 운동을 계속하기 어렵게 된다. 이처럼 산소가 부족하게 되는 현상을 산소부채라고 한다.

③ 산소의 공급과 심폐기능

첫째, 호흡은 산소의 체내 흡입과정. 분당 환기량 즉 많은 양의 공기를 들이마실 수 있는 능력과 호흡에 관계되는 근육이 발달하고 산소와 이산화탄소가 교환될 수 있는 범위 즉 폐포확산 능력이 증가한다. 둘째, 심박출량은 심장에서 많은 양의 산소를 내보낼 수 있는 능력. 심장의 용적 증가 및 심장근의 발달과 심장으로 돌아오는 정맥 환류량의 증가한다. 혈액에서의 산소 운반능력은 혈액량 및 헤모글로빈 함량의 증가와 혈류량의 증가하며 근육의 대사 능력 향상은 마이오글로빈의 향상과 유산소성 효소의 활성화가 된다.

(3) 운동과 혈압

혈압은 혈관벽의 압력으로써 수축기(최대) 혈압은 운동 강도가 강할수록 증가하는데 강한 운동시 200mmHg 이상 상승한다. 운동 후 회복 시 거의 대부분 10분 이내에 안정 시 수치로 회복됨을 알 수 있다. 확장기(최소) 혈압은 주로 말초혈관 저항과 관련되는데, 운동 시 약간 상승되거나 변화가 없거나 오히려 다소 떨어진다. 이러한 현상은 내장 영역의 혈관은 수축하는 반면 운동 근육의 혈관 확장으로 인해 총혈관저항은 다소 감소하기 때문이다. 특히 운동 시 근육의 길이가 변화되는 등장성(동적) 운동은 만성 고혈압 환자의 혈압을 내리는 운동으로 효과적이다. 그러나 등척성(정적) 운동은 심질환자 및 고혈압 환자의 혈압을 상승시키며, 특히 운동 후 안정 시 이하로 확장기 혈압이 감소하는 저혈압 현상이 나타나서 위험 할 수 있으므로 주의를 요한다. 또한 팔 운동은 다리운동보다 확장기 혈압을 상승시키므로 심장에 걸리는 일시적인 스트레스가 커지기 때문에 심장혈관계 질환자에게는 위험하므로 유산소적인 등장성운동(동적인 운동)을 하여야 한다. 운동은 혈류량의 변동에 의해서 동맥혈관의 수축과 이완이 계속 이루어져 동맥벽의 탄력성을 증대시키는 한편 혈관벽의 콜레스테롤 침착을 방지하여 동맥경화 현상을 예방할 수 있는 것이다.

〈표 1-5〉 일반인과 스포츠맨의 수축기 혈압비교

구분	20대	30대	40대	50대	60대
일 반 인	120mmHg	122	125	131	145
스포츠맨	115mmHg	116	117	121	125

(4) 운동과 근육

① 근육의 구조와 기능

인체의 근육중 체중의 약 40%에 해당하는 많은 비중을 차지하는 근육은 뼈에 부착되어 있는 골격근으로서 횡문근 또는 수의근이라고도 한다. 인간이나 동물의 근섬유가 모두 동일한 대사 능력이나 기능을 갖고 있는 것은 아니다. 예를 들자면 모든 근섬유가 유소성(지구력) 및 무산소성(단거리) 상태에서 운동 수행을 할 수 있지만 어떤 근섬유는 생화학적으로 유산소성으로 활동하는데 더 적합하고, 반면에 그 나머지 근섬유는 무산소성으로 활동하는데 더 적합하다. 사람에게 있어서는 유산소성 형태의 근섬유를 I 형 근섬유, 적근섬유, 긴장성 근섬유 혹은 연축 근섬유(slow-twitch fiber)라 부르고 무산소성 형태의 근섬유를 II형 근섬유, 백근섬유 혹은 경축 근섬유(fast-twitch fiber)라고 한다.

② 근육의 변화

근육의 발달을 크게 나누면 연령에 따라 자연적으로 발달하는 경우와 인위적인 트레이닝에 의하여 발달하는 경우 두 가지가 있다. 남자의 자연적인 발달 상황을 보면 출생시에는 근육량이 전 몸무게의 약 23%이고 8세 때에는 27%, 15세 때에는 33%, 16세 때에는 44%로 빨리 증가하며 20세 안팎에는 근육의 발달이 절정(Peak)에 이르게 된다. 그리고 그후에는 점차적으로 줄어들게 된다. 근력은 사용하지 않으면 그 크기가 줄어든다. 독일의 빌헬름 루우(Wilhelm Roux, 1850 -1924)는 인간의 신체는 사용하지 않으면 퇴화한다고 했다. 그 사실은 우리가 몸을 다쳤을 때 붕대를 감고 오랫동안 운동을 하지 않고 있다가 붕대를 풀면 두드러지게 붕대로 감았던 신체 부위의 근육이 줄어든 것을 볼 수 있다. 그러나 그와 반대로 운동을 열심히 하면 몇 달 안 가서 근육의 크기는 눈에 드러나 보일 정도로 불어난다. 그렇지만 근섬유의 발달 비율은 항상 운동의 양과 비례하는 것은 아니다. 예를 들면 키가 다 자란 나이인 성인기인 경우에는 운동으로 인한 근육 크기의 변화가 적다. 그리고 대학생인 경우에도 키가 크고 체격(Physique)이 가는 편인 사람은 중간키의 사람에 비해서 운동으로 인한 근육 크기의 변화가 적다. 또한 땀이 덜 나는 가을과 겨울철에 굵어졌던 근육이 땀이 많이 나는 여름철에는 줄어든 예도 있다.

따라서 근육 크기의 변화는 지속적인 운동량에 비례하는 것이 아니라 단위시간 내에 실시된 운동의 강도(Motor intensity)에 달려 있고, 운동으로 인해서 발달한 기관에 달려 있고, 운동으로 인해서 발달한 기관의 형태적인 변화는 기능적인 변화와 서로 밀접한 관계가 있으며 근육의 크기는 근력의 발달측면, 경기측면과 훈련측면에 있어서 그 미치는 영향이 큰 것이다.

③ 근력의 증가

근력이란 정적인 상태에서 갑자기 근육을 수축하지 않고 등척성 수축(등척성수축)시에 내는 정적인 순발력을 의미한다. 일본의 이카이(Ikai)와 후쿠나카(Fukunaka)는 근력을 알아보기 위해 초음파 촬영기로 근육의 횡단면적(Crossed section)을 촬영했다. 그 결과 남녀노소에 관계없이 근육 1㎠당 작게는 4kg으로부터 8kg까지의 힘을 내어서 평균 6kg의 힘을 낸다는 사실을 알아내게 되었고, 근력의 세기는 근육의 부피에 비례하고 또 에너지를 저축하는 힘이 좋아진다는 사실도 발견하게 되었다. 보통 때는 이 신경 단위들이 시간적으로 각각 달리 움직이지만 필요할 때에는 몇 개의 운동 단위들이 협동하기도 하고, 근육 전체가 동시에 작용하기도 한다. 운동 훈련이나 연습은 신경의 협응이 잘되게 하고 운동신경들의 동시 활동을 잘하게 한다. 그러나 운동 훈련이나 연습을 중단했거나 나이 많은 사람이 운동을 할 때에 근섬유나 건(Tendon)이 자주 끊어지는 것은 운동신경은 아직 좋은 반면에 근섬유와 힘줄이 약화되었기 때문에 일어나는 현상이라고 볼 수 있는 것이다. 우리가 근력훈련을 멈추게 되면 근력은 점차적으로 줄어든다. 이때의 감소율을 보면 트레이닝 중에 근력증가율이 높았던 쪽이 감소율도 역시 크다. 다시 말해서 빠른 속도로 증가된 근력은 줄어들 때에도 그만큼 빠른 속도로 줄어드는 것이다.

④ 파워의 증가

파워란 동적인 상태에서 갑자기 근육의 길이가 짧아지면서 수축하는 등장성 수축 시에 내는 동적인 순발력을 의미하고 한 마디로 말해서 순간적으로 발휘되는 폭발적인 근육의 당기는 힘을 말하며 힘(Force)×속도(Velocity)로 표시된다. 파워는 과부하의 원리(Principle of over load)를 적용시킴으로써 발달시킬 수 있다. 예를 들면 자기가 들 수 있는 중량(Weight)을 선택하여 운동을 계속하다가 10회 반복할 수 있으면 중량을 다시 더 들어 올려서 운동하기를 점차적으로 하면 된다. 다시 말하면 60Kg을 겨우 들 수 있는 사람이 얼마간의 훈련과 연습으로 10회를 들 수 있게 되면 중량을 더 올려 60Kg보다 더 무거운 것으로 훈련해야 하는데 이때 주의할 것은 Power=f×v이므로 힘은 30%정도를 사용하고 속도를 100%로 하는 것이 Power를 최대로 낼 수 있게 된다는 사실을 인식하는 일이다. 그리고 운동

훈련의 빈도(Frequency)는 최소한 1주일에 4회로 월요일부터 목요일까지 계속해 주는 것이 좋다. 파워의 발달을 남녀별로 살펴보면 남자는 20세로부터 30세까지가 최고로 발달하고 여자는 사춘기(Adolescence)까지 계속 발달하다가 그 이후로는 크게 발달되지 않는다. 그러나 여자도 20세 전후까지는 훈련과 연습에 의해서 Power의 발달이 계속 나타난다.

⑤ 효율성의 증가

오랫동안 운동을 훈련하고 연습하게 되면 같은 동작이라도 적은 에너지를 들여서 경제적으로 수행하게 된다. 이렇게 효율성이 높아지는 이유는, 운동할 때 부하나 힘의 선정에 있어서 적정율을 적용하게 되고, 근육과 신경의 조화가 잘 이루어지며, 불필요한 지방조직을 없애고 산소의 이동률이 높아지기 때문이다. 보통 자동차의 효율성은 20~25%라고 하는데 여기에 비해서 사람도 그 정도라고 하지만 훈련이나 연습에 의해서 단련된 사람은 약 40%까지 높은 효율성을 갖게 된다고 한다.

⑥ 지구력의 증가

운동의 결과로 인해서 또 하나 얻어지는 효과는 심폐기능의 지구력이다. 운동을 하면 폐속의 기포가 많아지고 횡경막이 튼튼해진다. 그리고 근육 안의 모세혈관(Capillary vessel)의 수가 증가하여 필요한 조직에 산소의 공급을 더 원활히 할 수 있게 된다. 또한 심장의 기능이 좋아져서 심박수는 보통 때보다도 약간 줄어들면서도 심박출량은 증가하게 된다. 근육이 수축할 때에는 근섬유로부터 칼륨(K, Potassium)이 빠져나가고 회복될 때에 다시 들어온다고 알려졌는데 한 연구에 의하면 운동의 결과 근육 안의 칼륨 함량이 많아지고 또 운동할 때 칼륨의 감소를 적게 함으로써 훈련과 연습이 되지 않은 근육보다 운동에 보다 더 오래 까지 견딜 수 있게 된다고 한다. 이와 같이 운동으로 훈련된 근육은 피로도가 낮으며 산성에 견디는 힘이 더 강한 것이다.

⑦ 자세가 좋아진다.

운동의 효과 중에서 건강이나 생리적인 이점보다도 오히려 심리적인 이점을 갖고 있는 것이 자세에 관한 것이다. 운동으로 단련된 보기 좋은 체격과 자세는 심리적으로, 미적으로 자신감을 갖게 하고 자존심을 갖게 하며 다른 사람들에게 주는 인상을 역시 좋게 한다. 그러나 배가 나오고 근육에 탄력(Elasticity)이 없어 처지게 되면 건강뿐 아니라 자세에도 좋지 않고 다른 사람들에게도 결코 좋은 인상을 줄 수 없다.

⑧ 근육의 비대

웨이트 트레이닝의 훈련 결과로 근육이 굵어지는 것은 각 근육의 횡단면적이 증가하기 때문이다. 근섬유의 직경이 증가하는 것을 이상비대(hypertrophy)라 한다. 훈련을 받은 근육에서는 근섬유의 직경이 상당히 변한다. 운동프로그램을 강화시키는 목적은 작은 근섬유를 크게 하려는 것이다. 이미 이상 비대한 근섬유는 현재의 큰 근섬유의 횡단면적보다 더 커지는 일은 거의 없으나 많은 근육이 이 크기에 다다른다. 근력과 횡단면적의 관계, 즉 각 근육의 이상 비대는 다음의 변화 중에서 하나 혹은 그 이상의 것에서 기인하는 것이다. 그것은 근 섬유당 근원섬유 수의 증가와 전체 단백질량의 증가, 특히 미오신 필라멘트와 근 섬유당 모세혈관 밀도와 전체, 건, 인대 조직의 양의 증가 및 ATP, PC, 글리코겐, 미토콘드리아와 여러 효소의 증가를 가져오는 생화학적 변화 등이다.

웨이트 트레이닝 운동 후의 대다수의 이상 비대에 기여하는 변화는 아마 위에서 기록된 것 중 처음의 4개일 것이다. 또한 근 섬유당 모세혈관 수의 증가는 근 지구력의 증가와 가장 관련이 있다. 웨이트 트레이닝이 프로그램에 의해서 얻어진 골격근 비대는 일반적으로 모세혈관 밀도의 증가로 이루어진다. 달리기, 수영, 자전거경기 같은 종목을 위한 장시간 동안의 지구력 훈련으로 근육이 비대해져 골격근의 관의 밀도가 증가된다. Fox에 따르면 고도의 훈련된 지구력경기인의 근섬유(max VO2=71.4㎖/㎏-min)가 동일 연령층의 비훈련자의 근섬유(max VO2=50.2㎖/㎏-min)보다 30%나 큰 것으로 나타났다. 덧붙여서 경기인은 각 근섬유당 평균 1.5개의 모세혈관이 분포되어 있으나 비단련자는 근 섬유당 1개의 모세혈관이 분포 되어 있다. 근섬유당의 모세혈관의 분포가 많기 때문에 근육으로의 원활하고 충분한 산소와 영양의 공급, 그리고 근육에서부터 대사의 부산물인 노폐물을 제거하는 것이 모두 향상된다.

(5) 운동과 노화

인간의 수명은 지난 수 십 만년 동안 변하지 않았다. 그러나 평균수명은 증가하였다. 예를 들어 1900년도의 평균수명은 49세였고 2000년도에는 평균75세이었다. 인간의 수명의 최고 한계는 비교적 정해져 있는 것 같다. 인간이 110세 내지 113세를 넘어 산다는 확실한 증거는 없다. 최근에 평균수명의 증가는 주로 의학 발달에 의한 것이다. 인간 수명은 심장 질환이 해결된다면 11.8세 증가하며, 암을 해결한다면 2.5세가 증가될 것이나, 이 이상의 수명을 연장할 수 있다는 증거는 없다. 운동이 노화 효과를 감소시켜, 경기 수행 능력의 향상 및 뚜렷한 건강증진을 할 수 있는지가 운동 과학에 대한 의문점이다. 노화 과정에 대한 운동 효과는 잘 연구되어 있지 않다. 운동을 함으로써 장기적으로 건강을 증진시키고 노화를 억제시킨다는 증거가 있지만 확실하게 밝혀지지는 않았다.

노화는 환경 적응 능력의 감소로 정의된다. 심박출량, 신경전도 속도, 뼈조직 및 근육 크기는 나이에 따라 감소하고 혈압과 말초 저항은 나이에 따라 증가한다. 근육 크기가 감소하면 힘, 즉 근력을 발휘하는 능력이 감소한다. 이것은 섬유소와 지름이 감소하기 때문에 FT섬유에서 가장 심하게 나타난다. 뼈조직은 여자에게 있어서는 30~35세 이후에, 남자에게 있어서는 50~55세 이후에 0.75~1.0%/year의 속도로 감소된다. 유산소 파워(L/min)는 약 17.4세에 절정을 나타내는데, 이것은 30세까지 일정하게 유지되다가 그 이후에는 감소된다. 기능적인 능력은 30세 이후에 약 0.75~ 1.0%가 감소한다. 이것은 근육 크기의 감소와 비례하여 나타난다.

심박출량과 좌심실 분출율도 나이든 사람에게는 낮아지고 혈압은 높아진다. 운동을 많이 한 중년의 달리기 선수는 그 나이 또래에 앉아서 일하는 사람보다 유산소 파워가 크기는 하지만 노화가 덜 된다는 증거는 없다. 중년 및 장년 사람들은 생리학적인 면에서는 아직 얼마든지 운동을 할 수 있다. 최대하 심박수(submaximal heart rate)는 운동에 의해서 감소된다. 최대산소 소비량에는 변화가 거의 없다. 근력변화(%)는 젊은이들과 동일하게 일어난다. 이러한 변화는 젊은 사람들에게 전형적으로 나타나는 비대만큼 크게 나타나지는 않는다. 뼈의 미네랄 성분과 유산소 파워는 운동함에 따라 증가한다.

운동은 뼈의 무기질 성분에 대한 효과를 좌우한다고 알려져 왔다. 노인(50~59세) 육상선수들은 운동을 하지 않는 대조근과 비교할 때, 대퇴골과 상완골의 무기질 성분이 20%가 더 많다. 여성들은 특히 골다공증(뼈의 밀도가 감소하는 것.)이 생겨 뼈에 금이 가기 쉽다. 육체적인 활동을 하고 있는 여성은 뼈의 밀도를 증진시킬 수 있다고 알려져 왔다.

10. 운동종목에 따른 체력향상 방법

1) 체력육성 의의

체력육성이란 정기적, 규칙적으로 운동을 함으로써 현재 이상의 체력 향상을 의도적으로 행하는 것이다. 특히 스포츠 선수만을 대상으로 하는 것은 아니다. 현재의 경기 스포츠에 있어서 체력 트레이닝은 중요한 위치를 점하고 있고 선수는 경기력 향상을 위하여 새로운 트레이닝법을 검토하고 있다. 일상생활에 접어들어서 각자의 체력 및 운동 기능의 향상, 건강의 유지증진에 활용하는 것도 가능하다.

2) 체력의 구성

일반적으로 체격이 크고 근육이 잘 발달하면 체력이 강하고 훌륭한 체력을 소유한 사람으로 평가하기 쉽다. 그러나 체력은 그렇게 간단한 구성요소로 되어 있지 않고 보다 복잡한 역동적인 자로 그 내용이 구성되고 있다.

Albany는 체력구성인자를 69개로 밝히고 이러한 구성인자는 크게 세 개의 범주, 즉 의학상 또는 생리학적 기능, 인간 측정학 상태 및 신체적 또는 운동근육의 기능으로 구분하였다. 의학상기능(Medical function)에는 7개의 주된 구성요소가 있는데, 첫째 신경계의 기능, 둘째 심장, 순환계 및 혈액의 기능, 셋째 순환계의 기능, 넷째 소화계의 기능, 다섯째 근육계의 기능, 여섯째 내분비의 기능, 일곱째 일반적인 건강이다. 인체측정상의 상태(Anthrometri Condition)에는 자세, 키와 몸무게의 관계, 유연성, 체중 또는 조직, 신체구조 및 근육, 지방질과의 관계의 주된 구성요소가 있는데, 이러한 8개 요소들은 첫째 신체발달, 둘째 자세, 셋째 유연성의 세 가지 주된 범주에 속하게 된다.

〈표 1-6〉 체력의 구분과 기능

- 체 력
  - 행동체력
    - 운동발현능력
      - · 근력---근기능
      - · 파워---근력*속도
    - 운동지속능력
      - · 근지구력---근기능
      - · 전신 지구력---호흡순환기능
    - 운동조정능력
      - · 평형성---신경기능
      - · 민첩성---신경기능
      - · 유연성---관절, 건
  - 방위체력
    - 물리 화학적 스트레스에 대한 저항력
      - · 기온, 기압, 가속도, 화학적 성분
    - 생물적 스트레스에 대한 저항력
      - · 세균, 바이러스, 미생물
    - 생리적 스트레스에 대한 저항력
      - · 운동, 공복, 불면, 피로, 사치등
    - 정신적 스트레스에 대한 저항력
      - · 불쾌, 고통, 공포, 불안, 긴장 등

신체적 기능(Physical function)에는 전부 40개에 달하는 구성요소를 갖고 있는데 정확,민첩성,균형,근력,지구력,속도등의 6개의 범주로 분류된다.

또한 인간의 능력을 정신적 요소와 신체적 요소로 구분하고 후자의 체력의 요소로 규정하였다. 이것은 다시 행동력(Motor Capacity)과 저항(Resisting power)으로 분류하여 전자는 적극적으로 행동하고 움직이는 능력으로서 형태, 기능, 기초적 운동능력으로 설명하고 있으며 후자는 스트레스(Stress)를 참고 견디는 항상성 유지의 능력으로서 물리. 화학적 스트레스, 생물적 스트레스, 정신적 스트레스 등으로 구분 언급하였다.

또한 체력이란 외계의 스트레스에 대하여 생명을 유지하는 신체의 방위력과 적극적으로 외계에 동작하는 행동력으로 규정하였는데, 그 내용을 구체적으로 분석 기술하면, 첫째 행동력(Motor Capacity)의 내용은 운동을 실제로 일으키는 대근 활동의 수축력인 운동 발현 능력과 운동을 오랫동안 지속할 수 있는 운동지속능력, 운동을 효율적으로 조절할 수 있는 운동조정 능력으로 구분할 수 있다. 둘째, 방위체력(Fitness for protection)은 외부 환경에서 엄습해오는 물리화학적 스트레스, 생물적 스트레스, 생리적 스트레스, 정신적 스트레스를 견딜 수 있는 항상성 유지를 위한 체력으로 정의하고 있다.

큐리톤(Cureton)에 의하면 체력은 병이 없고, 치아가 좋으며, 청력과 시력이 정상적이며, 건전한 정신 상태를 유지하며, 신체를 통제할 수 있는 능력이 있으며, 장시간 일을 하더라도 능률이 떨어지지 않는 신체의 총체적인 능력으로 정의하고 있다. 즉, "체력이란 신체 기능을 원만하게 수행할 수 있는 개인의 능력 정도를 말하며, 그것은 다분히 개인적인 문제로써 체력이란 개인이 최상의 상태로 일상생활을 할 수 있는 능력과 관련되고, 상호 의존적인 모든 요인들에 의해 영향을 받는다."는 것이다.

이상의 정의들을 분석해 보면, 체력이란 일상의 과업을 원만히 수행할 수 있는 신체적인 능력, 즉 걷고, 달리는 것과 같은 물리적인 힘과, 체내에 어떤 유해 물질이 들어와 생화학적인 반응을 일으켰을 때 개체를 보호할 수 있는 생화학적 방위 능력, 어떤 병원균이 침입으로부터 방어할 수 있는 저항력이나 면역과 같은 생리적 방위 능력, 그 밖의 사회 환경의 변화에 잘 적응하여 나가는 사회 환경적 적응능력 등의 복합적 요인으로 구성됨을 이해할 수 있을 것이다.

따라서 신체적인 요소의 체력만으로 한 개인의 체력을 평가해서는 안될 것이다. 그러나 앞으로 기술할 내용은 협의의 체력이라 할 수 있는 신체적인 측면을 주대상으로 하여 기술될 것이다.

3) 체력육성의 원칙과 방법

(1) 체력육성의 기본원칙

① 의식성의 원칙

운동을 행하기 전에 운동의 의의를 충분히 이해하고 목적을 가지고 자기부터 적극적으로 트레이닝에 몰두한다.

② 전명성의 원칙

심신의 기능을 전면적으로 조화 있게 높이며, 그 위에 개개의 전문 종목에 필요한 운동을 한다.

③ 개별성의 원칙

연령, 건강도, 의욕, 흥미 등 개인의 신체적 · 정신적 특징에 의한 적절한 운동을 한다.

④ 점진성의 원칙

기관 및 조직의 변화는 점진적으로 장시간 걸리므로 처음에는 가벼운 부하로 행하고 체력 및 기능의 향상에 맞춰서 운동의 강도 및 양을 높인다.

⑤ 반복성의 원칙

몸의 기능향상, 기술의 습득은 몇 번이고 같은 운동 및 동작을 되풀이 반복으로써 효과를 나타내므로 규칙적으로 장시간 계속해서 행한다.

(2) 체력육성의 원리

① 과부화의 원리

일정수준 이상의 운동부하(burden)는 운동 자극이 주어지는 의미이고 과부하 또는 과중부하라고 한다. 그 내용은 일률적이 아니고 운동의 목적 및 대상에 의하여 질과 양이 일반적으로 변화하는 것이다.

② 강도의 원리

운동효과에 특히 영향을 끼치는 것은 질적(강도)조건이다. 근력, 근지구력의 운동에서 최대근력의 몇 %로 처방하는 것인가를 목적에 의하여 결정해 나가야 한다.

③ 빈도의 원리

운동의 양은 운동부하의 지속시간과 빈도와의 조건에 의하여 결정된다.

• 부하의 지속시간

초, 분의 시간단위, 또는 횟수에 의해 체력의 처방 조건이 변한다.

• 부하의 빈도

조건이 되는 빈도는, 운동부하를 주단위로 하는 일의 양에 의하여 처방된다. 하나의 빈도 조건을 설정하면 그 빈도로 운동을 계속해야 하는 것이 중요하다.

(3) 근력 트레이닝

① Isometric 트레이닝

등척성 근수축으로 정적 저항운동이라고 말한다. 1952년 T.Hettinger와 E.A. Muller가 제창한 방법이며, 그 내용은 강도, 시간, 빈도이다. 즉, 강도는 최대근력의 40~50% 이상이고 시간은 지속시간 최대의 20%이상이며, 빈도는 주3회, 1일 5~10set이다. 이 트레이닝의 이점은 특수한 용구, 장소가 필요 없고 간단하게 할 수 있다.

스포츠를 처음 하는 사람, 또는 부분적인 골격근의 강화 등에 적당하다. 이 트레이닝의 결점은 관절이 고정된 상태에서의 트레이닝이기 때문에 관절가동역 전체에 걸친 동적 근력발휘에 영향을 주는 효과는 적다. 또 각 사람의 트레이닝 중의 근력발휘의 정도가 분명하지 않고 생리적 한계의 몇 %의 노력을 하고 있는가가 불명확하다.

② Isotonic 트레이닝

등장성 근수축으로 동적근력 트레이닝인 isotonic 트레이닝은 개인의 근력에 따라 부하가 결정된다. 또 이 트레이닝은 동적 운동으로 행해지기 때문에 운동 장면에 가까운 것이 특징이다. 그러나 트레이닝 동작 중에 최대로 발휘되는 근력은 관절 각도(운동 개시와 종료시)에서 크게 달라지므로 일정의 부하로 하는 것이 곤란하다. 또 이 트레이닝에서는 부하의 무게 및 회수 외에 부하를 움직이는 속도, 박자도 중요한 조건이 되고 있다.

③ Isokinetic 트레이닝

등속성 근수축으로 행하는 동적근력 트레이닝이고 적응성 저항운동이라고도 한다. 이 트레이닝은 근수축속도가 일정하며 최대근력을 어느 관절각도에서도 발휘할 수 있으며 isometric과 isotonic 트레이닝의 결점을 보완한 것이다. 또 최근에는 트레이닝 기구의 개발이 진보되어 isokinetic 트레이닝이 스포츠 트레이닝의 주류가 되었다. isokinetic 트레이닝에서는 관절가동범위 전역에 걸쳐 일정의 속도로 운동을 행하게 하고 규정된 속도보다 운동을 행하는 힘(가속도를 발생하는 힘)이 저항한다. 근력·순발력 등 목적에 의하여 저항을 선택할 수가 있고 과부하(over-load)의 염려가 없고 다른 근육 트레이닝보다 효과가 큰 것이 특징이다. 트레이닝의 조건은 isotonic

트레이닝과 같으나 경기중의 근출력을 높이는 목적에는 경기에 있어서의 운동속도에 가까운 트레이닝 속도를 사용하는 것이 중요하다.

④ 근력을 증대하는 요인

근의 활동성 비대(근섬유의 비대)와 신경충격의 증대를 들 수 있다. 근비대는 근을 구성하고 있는 근섬유가 비대한 결과, 근의 횡단면적도 증대하고 최종적으로 근력의 power가 완성된다. 또 신경충격의 증가 요인으로서는 활동하는 운동 단위(motor units)가 증가하기 때문으로 생각된다. 절대 근력의 증가는 트레이닝 초기에 생기고, 근비대는 그 후에 계속하여 일어나는 특징이다.

(4) 파워 트레이닝

파워는 순간의 폭발적인 힘으로서 dash, vertical jump 등을 통하여 측정되며 순발력이라고 한다. speed의 요소가 적어지면 근력 트레이닝이 되고 힘의 요소가 적어지면 speed 트레이닝이 되고 그 사이가 power 트레이닝이 된다. power 트레이닝은 모두 동적 근력 트레이닝이며 부하로 하는 기구는 바벨, 덤벨을 사용한다. 중량부하는 최대근력의 ⅓에 상당하는 부하가 효과적이다. power의 증대 요인으로는, 강력한 근력, 근단축속도의 증가, 신경충격의 집중성, 무산소적 해당능력의 효율의 개선 등을 들 수 있다.

(5) 근지구력 트레이닝

스포츠에 필요한 스피드는 그 스피드를 지속하는 것이 과제이다. 이것을 가능하게 하는 트레이닝은 근지구력의 트레이닝이다. 근지구력이란 근육이 어떻게 장시간 작업을 계속할 수 있는가 하는 능력이다. 근지구력에는 정적 근지구력, 동적 근지구력이 있다. 근지구력은 최대근력의 ⅓이거나 ¼의 부하를 주어 들어 올리는 회수 및 지속 시간으로 측정된다. 근지구력의 향상에 가장 효과적인 부하는 최대근력의 ¼의 부하로 작업지속시간을 길게 잡는 것이 바람직하다. 트레이닝 빈도로 많은 쪽이 좋고 매일의 트레이닝은 주 3일의 트레이닝에 비하면 2배의 효과를 나타낸다고 한다.

근지구력 증대의 요인은 단위근량당의 혈류량과 산소섭취량의 증가, 기력, 정신력도 중요한 요인의 하나이다.

(6) 전신지구력 트레이닝

스포츠 활동에서 일순간에 동작을 그치는 운동도 있고 힘을 지구적으로 발휘하지 않으면 안 되는 운동도 있다. 전신지구력이란 힘의 지구적 발휘를 보증하는 능력이며 유산소적 작업 능력이라고도 불려지고 있다. 전신지구력을 구성하는 것으로 환기기능(폐), 심박출량(심장), 모세혈관, 조직의 화학적 적응, 효율(기술), 의지력 등이 있다.

① 지속주 트레이닝

장거리를 쉬지 않고 달리는 트레이닝이며 지구력 트레이닝으로서 가장 예로부터 사용되고 있다. 운동 강도(speed), 거리, 시간 등은 각자의 능력에 따라 결정한다. 동종의 트레이닝으로서 다음과 같은 방법이 있다.

첫째, fartlek 트레이닝은 북반구에서 아주 유행되고 있는 트레이닝이며 야외의 자연 환경 중에서 기복이 많은 언덕 등을 자기가 생각하는 대로 속도를 조절하고 달리기를 계속한다. 계절 초기 및 초보자에게 적절한 트레이닝이다. 둘째, hill 트레이닝은 fartlek 트레이닝과 유사하나 뉴질랜드의 구릉을 이용하여 속도에 변화를 주어 예리한 sprint를 되풀이하므로 속도의 지구성 향상을 목적으로 하고 있다. 이것은 불규칙적인 인터벌 트레이닝이 되기도 한다. 셋째, build up 트레이닝은 전체의 거리를 몇 개로 나누어서 조금씩 pace를 올려서 달리는 방법이다. 그러므로 마지막에 총력을 집중시키는 형의 트레이닝의 일종이며, 달리는 속도와 거리에 따라서는 최대 산소섭취능력 및 무산소적 지구력의 향상을 목적으로 것이라고 말 할 수 있다.

② Interval 트레이닝

1952년의 올림픽 헬싱키 대회에서 육상경기의 5,000m, 10,000m, 마라톤의 장거리 3종목에 우승한 자토백 선수의 트레이닝 방법이 급주와 완주를 되풀이하는 것이었다. 활동과 휴식의 교체이지만 아주 완전한 휴식이 아니고 휴식기의 활동을 하고 있는 것이다. 스피드도 높이고 더불어 전신지구력을 강화시키는 목적으로 하고 있다. 스피드의 지구력, 무산소성의 지구력(근의 ATP · CP의 양, 근의 젖산능력)의 트레이닝의 예를 들면 약 1분간의 최대 능력의 운동과 4~5분의 휴식, 약 10~15초의 최대 강도의 운동과 4~5분의 휴식 등이 있다. 이것은 상당히 엄한 트레이닝이며 일반인에게는 장려되지 않고 있다.

일반적 지구력 · 유산소성의 지구력(환기, 심폐기능)의 트레이닝의 예를 보면 달릴 때 최고속도의 80%로 3~5분의 운동과 10~20초의 휴식 등이 있다.

③ Repetition 트레이닝

강도 높은 운동의 트레이닝에 사용되는 것인데 전력에 가까운 운동강도(intensity)로 되풀이하여 행하고 운동과 운동 사이에 완전한 휴식을 5분에서 10분 정도 취한다. 이것은 전신운동으로서의 전력 발휘를 목표로 하는 트레이닝이며 power의 향상이 기대되고 집중력의 훈련이 된다.

④ Hypoxia 트레이닝

로마와 동경 올림픽에서 마라톤에 2연승한 아베베 선수가 행한 트레이닝 방법이다. 높은 지역에서의 트레이닝이다. 저산소의 환경(고지)에서는 산소가 희박하므로 산소를 운반하는 적혈구 및 헤모글로빈의 양이 증가하고 산소 공급량이 증가하여 연습 부하(burden)에 견디려고 한다. 여기에서는 최대산소섭취량은 저하하므로 무산소적 에너지가 중요하게 된다. 고지적응은 수일 걸린다. 트레이닝의 효과는 평지로 돌아와서 2주간 정도에서 소멸된다고 한다.

4) 유연성 강화 트레이닝

유연성이란 동적이거나 정적인 상태에서 관절의 가동성, 근육의 굴근과 신근의 수축력, 신장성, 탄력성, 점성(viscosity), 전도성의 능력, 인대의 탄력성 등이 정확하고 부드러운 움직임을 일으키는 능력을 말한다. 따라서 유연성이란 관절의 움직일 수 있는 범위라고 정의를 내릴 수 있다. 유연성에는 이처럼 인대(Ligament), 건(Tendon), 근육(Muscle), 관절 등의 가동성이 관련된다. 스트레칭 유연체조 등으로 유연성(Flexibility)을 발달시킬 수 있다. 여자는 14~16세에서 최고에 도달했다가 그 이후에는 차츰 낮아지기 시작한다. 그러나 꾸준히 스트레칭 체조, 댄싱 같은 운동을 한 사람은 노년기에도 높은 유연성을 유지할 수 있다. 관절의 가동성에는 생리적 요인으로 근육, 인대, 건, 관절 등의 신전성, 그리고 심리적인 요인으로 신경 지배의 긴장과 이완 등이 유연성을 발휘하는 데 크게 작용하는 요인들이다. 우리가 측정할 수 있는 정적 유연성은 과연 동적 유연성과 어떠한 관계에 있는지는 스포츠 장면에서 요구하고 있는 가장 어려운 문제 중의 하나이다.

11. 생활체육 주차별 강의계획서

묻지마 폭행을 예방하거나 대항하기 위해서는 12주 이상의 훈련이 필요하다. 물론 운동 신경이 뛰어난 사람을 한번만 보아도 쉽게 적용할 수도 있다. 하지만 다양한 상황을 예측하여 안전을 보장받기 위해서는 반복적이면서 자신감 있는 호신술을 숙련하는 것이 매우 효과적이라고 할 수 있다.

주차별 학습내용			
주차	관련하위역량 (Keyword/능력단위요소)	수업내용	비고
1	대면 수업 (o.t) 수업방향 성적부여방법	■ 생활체육을 이해할 수 있다. ■ 생활체육의 목표에 대해 이해할 수 있다. [기술] ■ 생활체육에 따른 적응력을 기를 수 있다. ■ 생활체육을 통한 인간관계회복 능력을 기른다. ■ 생활체육을 상대방에게 지도할 수 있는 능력을 기른다. [태도] ■ 생활체육을 통해 안전의 중요성을 이해한다. ■ 생활체육 능력을 향상 시킬 수 있는 개념을 이해한다.	
2	1. 생활체육습득을 위한 기본자세 이해하기 2. 생활체육활동 강화를 위한 전환법	1.1 생활체육을 위한 신체방어활동의 종류와 실행방법을 설명할 수 있다. [지식] ■ 생활체육의 개념 및 중요성 이해 ■ 생활체육방법 이해 ■ 생활체육을 익힐 수 있다. [기술] ■ 생활체육 종류에 따른 적응력을 기를 수 있다. ■ 생활체육을 통한 인간관계회복 능력을 기른다. ■ 생활체육을 상대방에게 지도할 수	대면 수업을 통한 생활체육 습득을 위한 교육방법을 사진으로 설명하고 실제로 동작을 익힐 수 있도록 직접 제작한 동영상 탑재

주차별 학습내용			
주차	관련하위역량 (Keyword/능력단위요소)	수업내용	비고
		있는 능력을 기른다. [태도] ■ 생활체육을 통해 안전의 중요성을 이해한다. ■ 생활체육을 향상 시킬 수 있는 기술을 상호 교환 한다.	
3	1. 인체강화를 위한 생활체육 이해하기 2. 생활체육의 이해 및 실습	1.1 생활체육효과에 대해 설명할 수 있다. [지식] ■ 생활체육의 개념 및 중요성 이해 ■ 생활체육 활동방법 이해 ■ 생활체육을 익힐 수 있다. 기술] ■ 생활체육 종류에 따른 적응력을 기를 수 있다. ■ 생활체육을 통한 인간관계회복 능력을 기른다. ■ 생활체육을 상대방에게 지도할 수 있는 능력을 기른다. [태도] ■ 생활체육을 통해 안전의 중요성을 이해한다. ■ 생활체육을 향상 시킬 수 있는 기술을 상호 교환 한다.	대면 수업을 통한 생활체육 습득을 위한 교육방법을 사진으로 설명하고 실제로 동작을 익힐 수 있도록 직접 제작한 동영상 탑재
4	1. 생활체육실기 -탁구기초	1.1 생활체육 중 탁구 경기의 주의사항을 이해할 수 있다. [지식] ■ 생활체육의 개념 및 중요성 이해 ■ 생활체육 활동 방법 이해 ■ 생활체육을 익힐 수 있다. [기술] ■ 생활체육 종류에 따른 적응력을 기를 수 있다. ■ 생활체육을 통한 인간관계회복 능력	대면 수업을 통한 생활체육 습득을 위한 교육방법을 사진으로 설명하고 실제로 동작을 익힐 수 있도록 직접 제작한 동영상 탑재

주차별 학습내용			
주차	관련하위역량 (Keyword/능력단위요소)	수업내용	비고
		을 기른다. ■ 생활체육을 상대방에게 지도할 수 있는 능력을 기른다. [태도] ■ 생활체육을 통해 안전의 중요성을 이해한다. ■ 생활체육을 향상 시킬 수 있는 기술을 상호 교환 한다.	
5	1. 생활체육실기 -탁구 기술	1.1 생활체육 중 탁구 기술에 대한 개념을 이해하고 설명할 수 있다. 1.2 탁구기술을 위한 공격과 방어의 종류와 실행방법을 설명할 수 있다. 1.3 탁구 기술을 중심으로 직접 활동 효과에 대해 설명할 수 있다. 1.4 탁구 기술 구사 중 주의사항을 이해할 수 있다. [지식] ■ 탁구 기술의 개념 및 중요성 이해 ■ 탁구 기술 활동방법 이해 ■ 탁구 기술을 익힐 수 있다. 기술] ■ 탁구 기술 종류에 따른 적응력을 기를 수 있다. ■ 탁구 기술을 통한 인간관계회복 능력을 기른다. ■ 탁구 기술을 상대방에게 지도할 수 있는 능력을 기른다. [태도] ■ 탁구 기술을 통해 안전의 중요성을 이해한다. ■ 탁구 기술을 향상 시킬 수 있는 기술을 상호 교환 한다.	대면 수업을 통한 생활체육 습득을 위한 교육방법을 사진으로 설명하고 실제로 동작을 익힐 수 있도록 직접 제작한 동영상 탑재
6	1. 생활체육실기 -테니스	생활체육 실기 중 테니스의 포핸드와 백핸드를 익힌다.	대면 수업을 통한 생활체육 습득을 위한 교육방법을 사진으로 설명하고 실제로 동작을 익힐 수

주차별 학습내용			
주차	관련하위역량 (Keyword/능력단위요소)	수업내용	비고
		[지식] ▪ 생활체육 실기 중 테니스의 개념 및 중요성 이해 ▪ 생활체육 실기 중 테니스의 이해 [기술] ▪ 생활체육 실기 중 테니스의 종류에 따른 적응력을 기를 수 있다. ▪ 생활체육 실기 중 테니스의 시합을 통한 인간관계회복 능력을 기른다. ▪ 생활체육 실기 중 테니스를 상대방에게 지도할 수 있는 능력을 기른다. [태도] ▪ 생활체육을 통해 안전의 중요성을 이해한다. ▪ 생활체육을 향상 시킬 수 있는 기술을 상호 교환 한다.	있도록 직접 제작한 동영상 탑재
7	생활체육실기 -검도	생활체육의 종목 중 검도를 이해한다. [지식] ▪ 생활체육의 검도 개념 및 중요성 이해 ▪ 생활체육의 검도 활동방법 이해 ▪ 생활체육의 검도를 익힐 수 있다. [기술] ▪ 생활체육의 검도 종류에 따른 적응력을 기를 수 있다. ▪ 생활체육의 검도를 통한 인간관계회복 능력을 기른다. ▪ 생활체육의 검도를 상대방에게 지도할 수 있는 능력을 기른다. [태도] ▪ 생활체육을 통해 안전의 중요성을 해한다. ▪ 생활체육을 향상 시킬 수 있는 기술을 상호 교환 한다.	대면 수업을 통한 생활체육 습득을 위한 교육방법을 사진으로 설명하고 실제로 동작을 익힐 수 있도록 직접 제작한 동영상 탑재
8	직무능력평가1 실시	1. 생활체육 실기시험 실시	대면 수업을 통한 생활체육 습득

주차별 학습내용			
주차	관련하위역량 (Keyword/능력단위요소)	수업내용	비고
	생활체육실기 시험	[지식] ■ 생활체육의 개념 및 중요성 이해 ■ 생활체육 활동방법 이해 ■ 생활체육을 익힐 수 있다. [기술] ■ 생활체육 종류에 따른 적응력을 기를 수 있다. ■ 생활체육을 통한 인간관계회복 능력을 기른다. ■ 생활체육을 상대방에게 지도할 수 있는 능력을 기른다. [태도] ■ 생활체육을 통해 안전의 중요성을 이해한다. ■ 생활체육을 향상 시킬 수 있는 기술을 상호 교환 한다.	을 위한 교육방법을 사진으로 설명하고 실제로 동작을 익힐 수 있도록 직접 제작한 동영상 탑재
9	1.생활체육 실기 -유도	1.1 생활체육 중 유도 운동 방법을 방향에 따라 적용하여 실시한다. [지식] ■ 생활체육 중 유도 수련 시 원리를 이해한다. ■ 생활체육 수련 시 활용되는 유도 기술을 이해한다. ■ 생활체육 중 유도를 적절하게 혼용하여 숙련하는 방법을 익힌다. [지식] ■ 생활체육의 유도기술 개념 및 중요성 이해 ■ 생활체육 유도 기초기술 습득방법 이해 ■ 생활체육 유도를 익힐 수 있다. [기술] ■ 생활체육 유도 가술 종류에 따른 적응력을 기를 수 있다.	대면 수업을 통한 생활체육 습득을 위한 교육방법을 사진으로 설명하고 실제로 동작을 익힐 수 있도록 직접 제작한 동영상 탑재

주차별 학습내용			
주차	관련하위역량 (Keyword/능력단위요소)	수업내용	비고
		▪ 생활체육 유도 가술을 통한 인간관계회복 능력을 기른다. ▪ 생활체육 유도 가술을 상대방에게 지도할 수 있는 능력을 기른다. [태도] ▪ 생활체육 유도를 통해 안전의 중요성을 이해한다. ▪ 생활체육 유도 기초기술을 향상 시킬 수 있는 기술을 상호 교환 한다.	
10	1.생활체육 실기 -유도	생활체육 기술 중 유도의 기본기를 익힌다. [지식] ▪ 생활체육의 유도 기초기술 개념 및 중요성 이해 ▪ 유도 기초기술 이해 ▪ 유도 기초기술을 익힐 수 있다. [기술] ▪ 유도 기초기술 종류에 따른 적응력을 기를 수 있다. ▪ 유도 기초기술을 통한 인간관계회복 능력을 기른다. ▪ 유도 기초기술을 상대방에게 지도할 수 있는 능력을 기른다. [태도] ▪ 유도 기초기술을 통해 안전의 중요성을 이해한다. ▪ 유도 기초기술을 향상 시킬 수 있는 기술을 상호 교환 한다.	대대면 수업을 통한 생활체육 습득을 위한 교육방법을 진으로 설명하고 실제로 동작을 익힐 수 있도록 직접 제작한 동영상 탑재
11	1. 생활체육 실기 -유도굳히기	생활체육 기술 중 유도기술 중 굳히기를 익힌다. [지식] ▪ 유도 기초기술의 굳히기 개념 및 중요성 이해 ▪ 생체유도 기초기술의 굳히기이해	대면 수업을 통한 생활체육 습득을 위한 교육방법을 사진으로 설명하고 실제로 동작을 익힐 수 있도록 직접 제작한 동영상 탑재

주차별 학습내용			
주차	관련하위역량 (Keyword/능력단위요소)	수업내용	비고
		■ 유도 기초기술의 굳히기 익힐 수 있다. [기술] ■ 생체 유도기술 종류에 따른 적응력을 기를 수 있다. ■ 생활체육 유도를 통한 인간관계회복 능력을 기른다. ■ 생활체육을 상대방에게 지도할 수 있는 능력을 기른다. [태도] ■ 생활체육을 통해 안전의 중요성을 이해한다. ■ 생활체육을 향상 시킬 수 있는 기술을 상호 교환 한다.	
12	1. 생활체육 실기 -주짓수	1. 생활체육 기술 중 주짓수의 기본기를 익힌다. [지식] ■ 생활체육의 개념 및 중요성 이해 ■ 생활체육 활동방법 이해 ■ 생활체육을 익힐 수 있다. [기술] ■ 생활체육 종류에 따른 적응력을 기를 수 있다. ■ 생활체육을 통한 인간관계회복 능력을 기른다. ■ 생활체육을 상대방에게 지도할 수 있는 능력을 기른다. [태도] ■ 생활체육을 통해 안전의 중요성을 이해한다. ■ 생활체육을 향상 시킬 수 있는 기술을 상호 교환 한다. [태도] ■ 양손 활용시 상해가 일어나지 않도	대면 수업을 통한 생활체육 습득을 위한 교육방법을 사진으로 설명하고 실제로 동작을 익힐 수 있도록 직접 제작한 동영상 탑재

주차별 학습내용			
주차	관련하위역량 (Keyword/능력단위요소)	수업내용	비고
		록 주의한다. ■ 반드시 1:1로 대면하여 연습하도록 한다.	
13	3. 생활체육 실기 -배드민턴 스텝	1.1 생활체육실기 중 배드민턴 스텝 익히기 [지식] ■ 배드민턴 스텝의 개념 및 중요성 이해 ■ 배드민턴 스텝방법 이해 ■ 배드민턴 스텝을 익힐 수 있다. [기술] ■ 배드민턴 스텝의 종류에 따른 적응력을 기를 수 있다. ■ 생활체육을 통한 인간관계회복 능력을 기른다. ■ 생활체육을 상대방에게 지도할 수 있는 능력을 기른다. [태도] ■ 생활체육을 통해 안전의 중요성을 이해한다. ■ 생활체육을 향상 시킬 수 있는 기술을 상호 교환 한다.	대면 수업을 통한 골프 스윙 습득 사진으로 설명하고 실제로 동작을 익힐 수 있도록 직접 제작한 동영상 탐재
14	3. 생활체육 실기 -배드민턴 기술	1.1 배드민턴 기술 방법을 통해 자신감을 향상시킨다. 1.2 배드민턴 기술을 통해 자신을 보호하도록 한다. [지식] ■ 배드민턴 기술의 개념 및 중요성 이해 ■ 생배드민턴 기술방법 이해 ■ 생활체육을 익힐 수 있다. [기술] ■ 배드민턴 기술 종류에 따른 적응력을 기를 수 있다. ■ 생활체육을 통한 인간관계회복 능력을 기른다.	비대면 수업을 통한 골프 스윙 습득 사진으로 설명하고 실제로 동작을 익힐 수 있도록 직접 제작한 동영상 탐재

주차별 학습내용			
주차	관련하위역량 (Keyword/능력단위요소)	수업내용	비고
		▪ 생활체육을 상대방에게 지도할 수 있는 능력을 기른다. [태도] ▪ 생활체육을 통해 안전의 중요성을 이해한다. ▪ 생활체육을 향상 시킬 수 있는 기술을 상호 교환 한다.	
15	직무능력평가 2 (기말고사) 실시 생활체육 실기 -배드민턴 시합	1. 직무능력 평가2 생활체육 중 배드민턴 실기 종목을 통해 대인관계를 향상시킨다. [지식] ▪ 생활체육의 개념 및 중요성 이해 ▪ 생활체육 활동방법 이해 ▪ 생활체육을 익힐 수 있다. [기술] ▪ 생활체육 종류에 따른 적응력을 기를 수 있다. ▪ 생활체육을 통한 인간관계회복 능력을 기른다. ▪ 생활체육을 상대방에게 지도할 수 있는 능력을 기른다. [태도] ▪ 생활체육을 통해 안전의 중요성을 이해한다. ▪ 생활체육을 향상 시킬 수 있는 기술을 상호 교환 한다.	대면 수업을 통한 생활체육 습득을 위한 교육방법을 사진으로 설명하고 실제로 동작을 익힐 수 있도록 직접 제작한 동영상 탑재
16	향상평가 실시	하위 10% 실시(직무능력평가 2에서 부족한 부분 재평가)	

Ⅱ. 스포츠 상담 심리학

1. 스포츠상담개념
2. 스포츠 상담 목표
3. 스포츠 상담의 기본 원리
4. 정신분석 이론
5. 행동주의 이론
6. 스포츠 발달심리란?
7. 신생하기
8. 영아기
9. 유아기
10. 아동기
11. 사춘기과 청년기
12. 성인초기
13. 중년기
14. 노년기

Ⅱ. 스포츠 상담 심리학

1. 스포츠 상담개념

가. 스포츠 심리학의 정의

스포츠 심리학은 스포츠 인들의 마음과 행동의 과학에서 접근했으며, 행동은 우리가 일상에서 부딪히는 문제를 해결하도록 도와준다. Watson-심리학은 인간행동을 주제로 삼는 자연과학이며, 스포츠 심리학은 인간의 심리행동을 설명하고 예측하고 통제하려는 학문적 목적을 가지고 있고 궁극적 목적은 인간의 행복증진과 진리/선추구이다.

나. 상담의 정의

상담이란 'counseling'이다. 이 말은 라틴어 'counsulere'에서 유래되어 '고려하다', '반성하다', '자문하다', 조언을 구하다'의 많은 의미를 가지고 있으며, 오늘날 사용하는 의미의 '상담'은 Williamson의 저서 '학생 상담 기법(How to counsel students, 1939)' 처음 사용되었다. 그전에는 '치료', '처치(treatment)'라는 용어를 사용한 것으로 알려지고 있다.(민영순, 1994), 현재에 사용하고 있는 '상담'에서는 종전의 '조언'이외에 심리치료, 태도변화, 행동 수정, 의사결정, 문제 해결, 정보 제공 등의 기능을 내포하고 있는 것으로 사용되고 있다.(김계현, 2000). 많은 학자들이 '상담'에 대해 정의한 내용을 볼 때 '상담이란 전문적 훈련을 받은 사람이 도움을 필요로 하는 내담자의 문제를 스스로 해결하고 성장할 수 있도록 돕는 과정'이라고 정의 할 수 있다. 상담에 대한 정의는 인간관이나 인간의 본성을 보는 관점이 다르기 때문에 학자들마다 차이가 있으며, 많은 학자들이 제시한 정의를 종합하면 다음과 같은 몇 가지로 요약할 수 있다.(김계현, 2000, 이형득, 1995). 첫째, 상담은 도움을 필요로 하는 사람과 도움을 줄 수 있는 사람의 관계이다. 둘째, 상담은 상담에 관하여 전문적 훈련을 받은 사람이 도움을 주는 관계이다. 상담은 학교나 상담 훈련 기관 같은 곳에서 훈련을 받아 상담에 관한 전문적 지식과 기술을 갖춘 사람만이 하는 과정이다. 셋째, 상담은 내담자가 스스로 자신의 문제를 해결하도록 조력하는 관계이다. 상담은 내담자의 문제를 상담자가 해결해 주는 과정이 아니라 내담자가 스스로 자신의 문제를 통찰하여 현명하게 선택하고 결정해 나가는 과정이다. 넷째, 상담은 일방적 관계가 아니라 상호 역동적 관계이다. 내담자와 상담자는 주종 관계에 있는 것이 아니라 대등한 위치에서 개인을 존중하는 상호협력 관계에 있다는 것이다. 다섯째, 상담은 일상적 개인 관계보다는 사적이고 비밀이 보장되는 관계이다. 상담에서 내담자는 무엇이든 자유롭게 말할 수 있는 권리가 있고, 상담자는 내담자가 털어내어 놓은 사적 정보를 내담자가 허락하지 않는 한 제3자에게 알려서는 안 되는 의무가 있다. 여섯째, 상담은 궁극적으로 내담자의 성장과 발전을 안내하는 관계이다. 즉 상담은 오직 내담자의 복지만을 위해서 이루어져야 한다. 일곱째, 상담은 내담자의 현명한 선택과 결정을 돕는 관계이다. 삶은 선택과 결정의 연속이다. 상담 과정에서는 반드시 내담자가 선택하고 결정하는 과정이 있게 마련이다. 상담은 이러한 선택과 결정을 합리적으로 안내하는 과정인 것이다. 이 외에도 일 대 일의 관계, 상담자와 내담자간의 면 대 면의 관계라고 보는 학자도 있다. 집단 상담의 경우를 생각할 때 일 대 일의 관계라는 조건의 의미는 약해질 수밖에 없고, 전화 상담, 편지 상담, 사이버 상담 등에서처럼 상담자와 내담자가 얼굴을 맞대지 않고도 상담이 이루어지는 사태가 있다고 볼 때 면 대 면의 관계라는 조건 역시 큰 의미를 부여하기 어렵다.

1) 신경생물학적 접근

신경계와 내분비계 활동에 대한 연구로 인간의 심리와 행동을 이해하고 살아있는 사람을 대상으로 연구하는데 한계가 있어 쥐, 토끼, 고양이, 개, 원숭이를 대상으로 주로 연구하며, 진화론적 관점을 따르며 하등 동물을 대상으로 한 연구결과를 인간의 심리와 행동을 이해하는 데 활용한다. 유전, 두뇌의 전기적, 화학적 활동, 호르몬의 활동으로 줄담배 피우는 행동이 나타나기도 한다.

2) 행동적 접근

연구대상은 객관적으로 관찰 가능한 행동이며, 인간은 환경 자극에 수동적으로 반응하는 존재이고 환경 자극만 바꾸어주면 인간의 행동은 변화한다. 특히 공헌은 심리학이 과학적인 학문으로 발전하는 데 기여함하고 있어 환경의 중요성을 일깨워 준다. 또한 행동의 예언과 통제에 관심을 둔다. 또한 비판점은 인간을 지나치게 단순한 수동적인 존재로 보고 인간의 심리과정을 무시하고 지나치게 환경을 강조하고 있다.

3) 인지적 접근

심리과정이 다시 심리학 연구의주요 주제로 부활되어 심리과정을 연구하기 위해서 행동적 접근의 과학적인 연구방법론을 적용함으로써 '인간은 능동적인 존재이다.', 또한 '인간의 심리과정은 정보처리체계이다.'

4) 정신분석적 접근

정신결정론은 모든 심리와 행동에는 원인이 있다고 보고 무의식 가설을 강조하면서 정신세계의 활동은 대부분 무의식 세계에서 일어난다고 하였다. 연구방법론 적으로 볼 때 실험 연구보다는 환자를 통한 광범위한 사례연구를 함으로써 인간에 대한 관점이 지나치게 부정적이고 비관론적이라 보았다.

5) 현상학적 접근

개인이 자신과 세상에 대해서 가지고 있는 관점이나 생각, 즉 주관적으로 경험하는 개인의 현상 세계를 가장 중요시 하고 지금-여기 경험을 강조하였다. 인간은 스스로 자신을 통제할 수 있는 능력을 가지고 있는 자유로운 행위자라고 보았으며, 인간은 동물과 달리 스스로 성장하고 자기를 실현하려는 욕구를 가지고 있다.

6) 상호보완적 접근

신경생물학적, 행동적, 인지적, 정신분석적, 현상학적 접근들은 어느 하나가 옳거나 그른 것이 아니며 과학적인 것만이 심리학은 아니라고 보았다. 따라서 모든 접근은 상호보완적 접근으로 연구해야한다.

다. 심리학의 제 분야

심리학은 기초심리학 : 인간의 심리와 행동을 이론적으로 연구하는 것(사회, 발달, 생리, 성격, 학습, 인지, 지각, 실험심리학)이며, 응용심리학 : 기초심리학에서 밝혀진 지식을 현실에 활용(임상, 상담, 산업 및 조직, 교육, 광고심리학)이고, 기초심리학의 연구결과는 현실에 응용됨으로써 그 가치를 인정받을 수 있음. 또한 응용심리학은 기초심리학의 바탕 없이는 사변적인 기술 밖에는 할 수 없음.

1) 사회심리학

인간의 심리와 행동이 사회적 환경의 영향 속에서 어떻게 형성되고 발달하고, 변화하는

지를 연구하는 심리학 분야이다. 특히 사회적 상호작용, 커뮤니케이션, 집단의 원리, 집단행동, 선거, 여론조사, 시장조사, 설득, 집단갈등, 고정관념과 편견, 태도형성, 면접, 공격행동 등을 실험적으로 연구하였으며, 실험적 연구 결과들을 사회 현실에 직접 적용하기 때문에 응용심리학으로 분류되기도 하였다. 따라서 진출분야는 스포츠, 정치, 조사, 광고, 컨설팅, 사회연구, 조직개발, 커뮤니케이션, 조직관리, 홍보, 리더십 등에서 많은 연구가 진행되고 있다.

2) 발달심리학

발달심리학적으로는 전 생애적 접근 방법을 통해서 인간의 발달과 변화를 설명하고 기술하고 아동심리학, 청소년심리학, 성인심리학, 노인심리학, 특수아, 발달 지체아 연구에 관심을 가지면서 응용심리학으로서의 면모도 갖추고 있다. 특히 아동학, 아동복지, 사회복지, 노인복지, 청소년학 등의 학문에 기초 이론을 제공하고 아동발달, 사회복지, 노인문제, 청소년분야가 스포츠와 연관성이 많음을 시사하고 있다.

3) 생리심리학

생리심리학은 인간의 심리와 행동의 생리적/생물학적 기초를 다루는 심리학 분야이며 대뇌의 기능, 신경계통, 내분비선 연구와 인간을 대상으로 직접 연구하는 데 제약이 크기 때문에 주로 동물 연구를 통해 연구함으로써 순수이론 계통에 종사, 인간의 생리적 자료를 요구하는 산업체와 연대한 프로젝트, 인간공학, 인공지능, 인지, 지각, 약물 학, 감각 분야에 생리심리학의 기초연구 결과들을 활용할 수 있음을 시사해 준다.

4) 성격심리학

성격심리학은 스포츠 분야의 인간의 성격이 어떻게 이루어지고, 어떤 성격이 존재하며, 사람마다 성격은 어떻게 다른지와 같은 개인차를 연구함으로써 인간의 성격특징이 사회에 적응하는 과정에 어떻게 작용하며, 인간의 성격이 행동에 미치는 영향은 어떤 것인지에 관심을 가지고 순수 기초 학문으로서, 임상심리학, 상담심리학, 사회심리학, 발달심리학, 스포츠 심리학,심리검사개발 등의 분야에 기초 이론을 제공해 준다.

5) 인지심리학

인지심리학은 세상에 대한 정보를 어떻게 받아들이고 처리하는지를 다루는 심리학 분야이며, 정보처리과정에서 감각, 지각, 인지 부분과 인간의 정보처리 과정을 컴퓨터에 비유하여 인공지능, 신경망회로, 로봇, 우주공학, 인간공학과 스포츠 분야에 널리 연구되는 학문이다.

6) 임상심리

임상심리는 정서나 행동의 문제를 연구, 진단, 치료하는데 초점을 둔 심리학 분야이며, 인간이 왜 부적응적인 심리 상태나 행동을 보이는지 그 원인을 규명하고 이를 치료에 활용하는 분야로 스포츠 분야에도 많은 관심을 가지고 있다. 특히 정신적인 문제가 있는 스포츠인들을 대상으로 하는 임상심리전문가, 정신보건임상심리사가 대표적이다 할 수 있다.

7) 상담심리학

비교적 가볍고 일반적인 부적응 문제, 즉 진로, 이성문제, 성문제, 고충처리, 성격문제 및 운동선수들의 심리 등을 다루고 스포츠, 학교, 군대, 관공서, 기업체의 상담기관, 상담소 개업하는 실정이다. 특히 스포츠 분야도 상담심리전문가, 청소년 상담사 등에서 많은 활용을 하고 있다.

8) 기타응용 심리학

- 범죄심리학,	- 법정심리학,	- 환경심리학
- 군사심리학,	- 스포츠심리학	- 건강심리학

2. 스포츠 상담목표

스포츠 상담은 이론마다 제시하고 있는 목표가 다양하지만 공통적 목표가 있다. 상담 목표는 종종 일반적이고 모호하며 암시적으로 진술된 것이 많지만 대체로 행동 변화의 촉진, 대처기술의 향상, 의사결정력 증진, 대인관계 능력 신장, 잠재 능력 촉진, 자유롭고 책임 있는 능력의 증진, 부정적 감정의 이해와 관리로 요약할 수 있다.(George & Cristiani, 1995;Patterson & Welfel,2000).

가. 행동 변화의 촉진

거의 모든 상담 이론가들은 상담의 목표는 내담자가 좀 더 생산적이고 만족스런 삶을 살 수 있도록 행동의 변화를 가져오는 것을 목표로 하고 있다. 여기에는 외현적 행동변화, 신념이나 가치의 수정, 의사결정력이나 대처기술의 개선, 정서적 스트레스 수준의 경감 등이 포함된다.

나. 대처 기술의 향상

거의 모든 사람은 성장하는 동안 여러 가지 곤란에 봉착하게 된다. 소수의 사람만이 자신의 발달 과제를 성취하지만 중요한 인물이 자신에게 기대하거나 요구하는 것 때문에 종종 문제에 직면하게 된다. 이러한 중요한 타인들이 보여주는 일관적이지 못한 태도 때문에 사람들은 비효율적이고 비효과적 학습행동 형태를 하게 된다. 이렇게 학습된 행동 패턴은 대부분의 상황에 잘 기여하기도 하지만 어떤 경우에는 새롭게 대인 관계를 맺어야 하고 직업 역할을 수행하여야 하기 때문에 과도한 불안이나 곤란을 일으킨다. 내담자로 하여금 새로운 사태나 요구에 직면하였을 때 잘 대처해 나가도록 돕는 것은 주요한 목표이다.

다. 의사결정력 증진

상담에서는 내담자의 의사결정 능력을 증진시키는 데에 목표가 있다. 삶은 선택과 결정의 연속적 과정이기 때문에 합리적 의사결정은 매우 중요하다. 상담과정에서도 내담자는 스스로 중요한 결정을 하여야 한다. 왜 그렇게 결정하며, 어떻게 해야 하는지를 알아야 한다. 상담자가 하는 일이란 내담자가 정보를 수집하고 결정하는 데에 나쁜 영향을 미치거나, 관련있는 개인적 특징이나 정서적으로 걱정되는 점을 명확히 해주거나 걸러주는 것이다.

라. 대인관계 능력 신장

사람들은 많은 시간을 다른 사람들과의 사회적 상호작용에 소비한다. 그러나 그러한 과정에서 많은 문제에 봉착하게 된다. 그것은 자신의 빈곤한 자아상에서 비롯될 수도 있고 부적절한 사회적 기술에서 비롯될 수도 있다. 자아상이 적절치 못하면 대인 관계에서 자아방어 행동을 하게 된다. 사람들은 가족간이나 동료간, 결혼 문제 등 여러 상황에서 어려움을 겪는다. 상담에서는 바로 이러한 타인과의 관계의 질을 향상시키도록 도와주는 데에 목표를 둔다.

마. 잠재 능력 촉진

내담자의 잠재력의 개발이라는 목표는 다소 애매한 측면이 있기는 하지만 상담목표에서 자주 강조되는 목표이다. 상담은 개인의 타고난 능력을 발견하고 개발하여 저마다 자아실현을 돕는 것을 목표로 하고 있다. 상담에서는 내담자에게 자기 탐색의 기회를 제공하고 이 과정을 통해서 자신의 능력과 특성을 발견하도록 한다.

바. 자유롭고 책임 있는 행동의 증진

상담에서는 내담자가 스스로 자유 의지로써 스스로 행동하고 그 결과에 대하여 책임을 질줄 알도록 하는 것을 목표로 한다. 자유라는 것은 스스로 선택하고 결정하기 위하여 자신의 행위를 결정하는 힘을 말한다. 이 자유는 타인의 자유를 고려하는 책임에 의하여 제한된다. 상담자는 내담자로 하여금 자신의 행위와 결정에 대하여 생각하게 해 봄으로써 자신의 진정한 자유의 한계를 평가하도록 해준다.

사. 부정적 감정의 이해와 관리

상담은 흔히 내담자의 부정적 감정을 제거해 주는 것으로 잘못 알고 있다. 초보상담자는 내담자의 불안이나 슬픔, 분노를 제거해 주려는 유혹에 빠질 수 있는데, 이렇게 되면 내담자는 강화를 받아서 이것에 목표를 두게 된다. 상담자는 부정적 감정은 만족스런 삶을 살아가는 사람에게도 존재하고 있다는 것을 깨닫게 해 줄 필요가 있다. 상담에서는 이러한 부정적 감정을 이해하고 고도한 불안이나 슬픔, 분노를 경감하도록 도와주는 데에 목표가 있다. 그러나 상담자는 내담자가 처한 상황에 맞는 부정적 감정이라면 그대로 두어야 한다. 전문 상담이라면 내담자가 고통에 직면해 이다 하더라도 스스로 자신의 삶의 의미를 끄집어낼 수 있도록 도와주는 것이지 상담자의 가치나 의미를 내담자에게 강요하는 것은 아니다.

3. 스포츠 상담의 기본 원리

스포츠 전문 상담가라면 상담을 할 때 반드시 일정한 원리에 따라 상담을 하여야 한다. 그 원리로는 개별화의 원리, 감정 표현의 원리, 통제된 정서 관여의 원리, 수용의 원리, 비심판적 태도의 원리, 자기결정의 원리, 비밀보장의 원리 등을 들 수 있다.(김충기, 강봉규, 2001).

가. 개별화의 원리

사람은 개성과 개인차가 있으므로 상담자는 이 점을 고려하여 상담에 임하여야 한다는 것을 말한다. 개별화를 위해서는 다음 사항을 준수하는 것이 필요하다.

첫째, 내담자에 대하여 편견이나 선입견을 갖지 않아야 한다.

둘째, 인간 행동의 유형과 원리에 대하여 전문적으로 이해하고 있어야 한다.

셋째, 내담자의 말을 경청하고 세밀하게 관찰하여야 한다.

넷째, 내담자의 보조에 맞게 상담을 하여야 한다.

다섯째, 내담자의 감정 변화에 민감하여야 한다.

여섯째, 내담자와 견해가 다를 때에는 적절하게 선택하도록 하여야 한다.

나. 감정 표현의 원리

이것은 내담자의 감정을 솔직하게 표현하도록 상담자가 모든 노력을 기울여야 한다는 것을 말한다. 내담자가 자신의 문제와 관련된 감정이든 상담 과정에서 느낀 감정이든 솔직하게 표현할 수 있을 때 상담은 성공할 가능성이 그만큼 높아진다. 상담자는 내담자의 감정 표현을 비난하거나 낙심시키는 행동을 하지 않고 끝까지 인내심을 가지고 경청하고 격려해야 한다.

다. 통제된 정서 관여의 원리

내담자의 정서에 관여한다는 말은 내담자가 표현한 감정에 민감하고 의도적이고 적절하게 반응하여야 한다는 것을 의미한다. 상담자는 내담자의 정서 변화를 이해하고 적절하게 반응하는 등 내담자의 정서에 적극적으로 관여하는 것이 필요하다.

라. 수용의 원리

내담자를 수용한다는 말은 내담자를 인격체로 존중한다는 의미이다. 상담자는 내담자에게 따뜻하고 명랑하고 친절하게 대하여 주고 내담자를 수용하는 자세를 지녀야 한다. 만약 내담자의 의견에 동의하지 못할 일이 있더라도 동의하지 않는다는 점은 분명하게 전하되 그것을 표현하는 말이나 자세는 어디까지나 온화하여야 한다는 것이지 내담자의 말에 무조건 동조하여야 한다는 것은 아니다. 상담자는 내담자와 의견이 일치하지 않는 것과 수용하지 않는 것을 구분할 줄 알아야 한다.

내담자를 수용한다는 것은 구체적으로 내담자의 장단점, 성격의 긍적적 측면과 부정적 측면, 긍정적 정서와 부정적 정서, 건설적 태도와 파괴적 태도 등 있는 그대로를 이해하는 가운데 내담자의 인격을 존중하는 것을 말한다. 상담자가 권위적 이거나 강압적인 태도를 취하면 상담은 결코 성공할 수 없다.

마. 비심판적 태도의 원리

비심판적 태도란 내담자의 행위에 대하여 상담자가 판단이나 비판을 하지 않는다는 것을 의미한다. 상담은 상담자가 내담자에게 이래라 저래라 하는 것이 아니라 내담자가 스스로 자신의 문제에 대하여 시로운 통찰을 얻어 결정하도록 하는 것이기 때문에 상담자가 내담자의 행위에 대하여 심판자와 같은 행동을 하는 것은 상담의 기본 취지와도 어긋난다. 또한 내담자는 기본적으로 자신의 잘못이나 문제에 남이 비판하는 것에 대하여 불안을 느끼고 있기 때문에 실제 이러한 비판을 받으면 자신도 모르게 자아 방어 행동을 하게 되어 성공적 상담을 하기 어려워지진다.

상담자가 비심판적 태도를 견지하려면 다음 사항에 유념하는 것이 좋다.

첫째, 내담자에 대한 편견이나 선입견을 갖지 않아야 한다.

둘째, 내담자와 보조를 맞추고 성급하게 결론을 내리려고 하지 않아야 한다.

셋째, 어떤 행동을 미리 상정해 놓고 내담자가 그러한 행동을 수용 하도록 몰아가지 않아야 한다.

넷째, 상담자에 대하여 내담자가 부정적 감정을 느낄 수 있다는 것도 받아들여야 한다.

바. 자기결정의 원리

자기결정의 원리란 어떤 경우이든 상담에서는 내담자가 선택하고 결정한다는 것을 의미한다. 내담자는 스스로의 가치와 존엄성을 지니고 있으며 스스로 문제를 해결할 수 있고 성장할 수 있다는 신념을 가져야 한다. 따라서 상담자는 내담자가 스스로 자신을 수용하도록 하고, 자신의 잠재 능력을 발견하고 계발함으로써 인격 성숙을 도모할 수 있도록 하여야 한다. 그러기 위해서는 자기 선택과 결정에 필요한 광범위한 정보에 접할 수 있도록 안내하는 것이 필요하다.

사. 비밀보장의 원리

비밀보장이란 상담 과정에 있었던 모든 사항을 제3가가 알지 못하도록 하는 것을 의미한다. 이것은 매우 중요한 상담의 윤리 중의 하나이다. 상담의 내용은 물론 내담자가 상담을 받았다는 것조차 비밀로 해야 한다. 상담에 대한 비밀이 유지 되지 않는다면 내담자는 자신의 문제를 솔직하게 밝히지 않는다. 그리고 상담과정에서 오고 간 얘기는 내담자 입장에선 프라이버시 문제이다. 이러한 비밀보장이 철저하게 보장될 때에만 내담자는 상담자를 신뢰하고 상담을 성공적으로 할 수 있다.

그러나 비밀보장은 실제로 생각만큼 그렇게 쉽지 않다. 무엇보다 비밀 보장의 범위가 애매하다. 그 범위가 상담자 한 사람에게 국한할 것인지, 아니면 상담 기관 종사원까지로 할 것인지 등 한계가 불분명한 부분이 있다. 상담 기관이나 학교 상담과 같은 경우, 상담 기록을 하고 그것을 보관한다. 그런데 그 기록을 상담자 이외에 아무도 열람하지 못한다면 상담 기관을 운영하는 데에 여러 가지 어려움이 있다. 따라서 가능하면 비밀 보장의 인적 범위를 상담 기관에 종사하는 사람까지로 하는 것이 여러 모로 편리하다. 그러나 내담자는 흔히 비밀 보장의 범위를 상담자 한 사람에게만 국한되는 것으로 생각할 가능성이 있기 때문에 비밀 보장의 범위를 다소 확대하는 것이 불가피하다는 것을 내담자에게 납득시키는 것이 필요하다. 만약 내담자가 이것을 받아들인다면 상담자 이외의 인사들 역시 상담자처럼 내담자에 대하여 비밀보장의 윤리를 준수할 준비가 되어 있어야 한다. 만약 내담자가 상담자 이외의 사람에게는 비밀을 보장해 주기를 희망한다면 그렇게 할 수 밖에 없다. 어떤 상담 기관에서는 상담 기관 종사자까지로 비밀보장의 범위를 내담자가 받아들이는 조건으로 하고 상담을 하기도 한다.

4. 정신분석 이론

지그문트 프로이드는 자유연상법으로 무의식 세계를 연구하여 정신분석이론을 수립하였다. 이 이론은 인간행동에 대한 이해와 정신치료에 새로운 장을 열었을 뿐만 아니라 20세기 정치, 사회, 문화, 예술, 경제 등 각 방면에서 현대 생활에 지대한 영향을 미쳤다. 리치몬드를 비롯한 대부분의 사회복지사들은 프로이드의 의료적 모델에 관심을 기울였으며 분석적 치료와 동일시할 정도로 정신분석이론을 지대한 영향을 받았다.

프로이드의 견해는 지금도 영향력을 발휘하고 있다. 그의 기본적 개념들은 지금도 다른 이론들을 형성하거나 발달시키는 데 있어서 기초가 된다. 어떤 치료접근은 정신분석 모형을 확장시켰고 어떤 것들은 정신분석 모형의 개념이나 절차를 수정하였으며 또 다른 것들은 정신분석 모형에 대한 반발로 나타났다. 많은 이론들이 정신분석의 원리나 기법을 차용하거나 통합하였다.

프로이드의 정신분석적 체계는 성격 발달 모형인 동시에, 인간에 대한 철학이며, 심리치료의 방법이다. 프로이드는 심리치료에 새로운 시각과 지평을 제공했다. 그는 행동을 동기화 하는 정신역동적 요소에 주의를 기울였으며, 무의식의 역할에 초점을 두었으며, 기본적인 성격의 구조를 이해하고 수정하는 치료절차를 가장 먼저 만들었다.

가. 인간관

Freud가 본 인간은 무의식적 본능의 지배를 받는 비합리적이고 수동적인 존재이다. 인간의 모든 행동, 사고, 감정은 신체적 긴장상태에 의해 유발되는 무의식적인 성적 본능과 공격적 본능에 의하여 결정되며, 인간은 이러한 긴장상태를 해소하기 위하여 행동을 한다. 이러한 인간의 기본적 성격구조는 만5세 이전에 어떠한 경험을 하였는가에 따라 결정되어 성인기까지 지속되므로 현재보다 과거가 중시된다. 환경과의 관계에서는 인간을 투쟁적 인간으로 묘사하는데, 쾌락을 추구하려는 속성을 지닌 인간이 이를 방해하는 사회에 대해 지속적으로 대항하는 존재인 것이다. 특히 문화가 발달할수록 인간 내적 충동의 만족도는 낮아지게 된다.

나. 주요개념

1) 경제적 모델

인간의 모든 행동은 본능의 지배를 받으며, 정신 에너지를 발산하는데 그 목적이 있다. 본능은 네 가지 요소로 구성되는데, 원천은 신체내의 긴장상태, 목표는 긴장상태의 해소를 통한 쾌락의 획득, 대상은 목표성취에 활용되는 수단, 추동은 본능의 강도를 말한다. 정신 에너지는 어떠한 형태로든 이용가능하며, 폐쇄체계로서 에너지의 양은 고정되어 있다. 이 고정된 양의 에너지가 삶의 본능과 죽음의 본능에 어떠한 비율로 배분되는가에 따라 개인의 행동이 달라지게 된다. 삶의 본능은 생존과 번식에 목적을 둔 것으로 생명을 유지하고, 유쾌한 신체적 접촉을 갖고, 개인의 창조적 발전을 도모하는 본능이며, 성적 에너지를 리비도(libido)라고 한다. 죽음의 본능은 개인, 타인 그리고 환경을 공격, 파괴하는 것으로 이 본능이 강하게 되면 자학적 행위, 살인, 강도, 전쟁 등을 일으킨다. 하지만 이 두 가지 본능은 혼재해 있는 것이며, 병적으로 합해졌을 때 인간은 변태적 성행위를 하기도 한다.

2) 지형학적 모델

이 모델에서 인간의 정신은 의식(conscious), 전의식(preconscious), 무의식(unconscious)으로 구성되며, Freud는 이것을 일종의 지도로 가시화하였다. 의식은 감각, 지각, 경험, 기억 등과 같이 한 개인이 어느 순간에 인식하고 있는 모든 것을 대표한다. 그러나 이것은 빙산의 일각에 불과하며, 일시적이고 예외적인 것이다. 전의식은 조금만 노력하면 의식할 수 있는 영역이며, 무의식은 본능이 깊게 자리하고 있는 영역으로 인식할 수 없다.

개인의 사고와 감정의 대부분은 의식 외부에 존재하며, 심리적 생활을 의식적인 것과 무의식적인 것으로 구분하는 것이 정신분석의 기본적 전제가 된다. 아울러 개인의 내적 고통이나 쾌락의 강도가 임계치를 넘어설 때 개인은 그것을 의식하게 된다. Freud는 무의식에 흥미를 가졌으며, 꿈을 '무의식적인 어떤 것을 왜곡하여 대치한 것'으로 보고, 무의식을 파악하기 위해서는 꿈을 해석해야 한다고 보았다.

3) 구조적 모델

성격은 원초아(id), 자아(ego), 초자아(superego)라는 개념화된 세 부분으로 구성되어 있다.

(1) 원초아

원초아는 성격의 원형이며, 본능을 포함하고 있으며, 출생시부터 타고나는 것이다. 원초아는 법칙, 논리, 이성, 가치에 대해 알지 못하며, 단지 긴장을 해소시키려고 한다. 이러한 원초아가 지배적이 된다면 인간은 충동적이고 비합리적인 행동을 하게 될 것이다.

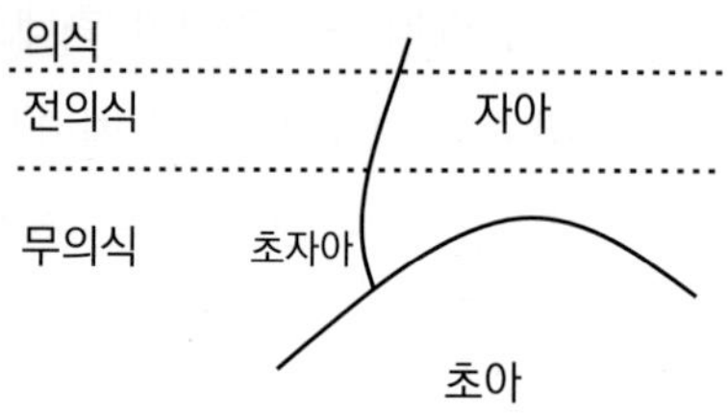

원초아의 첫번째 특징은 1차적 사고과정이다. 이것은 신체적 긴장을 경감시키기 위하여 실제 대상을 대신할 수 있는 가상적 정신표상을 만들어내는 것으로, 마술적이고 낙천적이다. 원초아의 두번째 특징은 고통을 피하고 쾌락을 추구하는 쾌락원칙에 따르는 것인데, 이러한 행동은 사회로부터 처벌을 받게 되므로 고통을 증가시킬 뿐이다.

(2) 자아

원초아에서 분화된 자아는 합리적인 체계로서 성격의 경영자이다. 자아의 에너지는 초자아와 원초아 사이의 갈등을 조절하고 원초아를 통제하는데 사용된다. 자아는 현실원칙에 따르는데, 사회적으로 바람직한 대상과 방법이 발견될 때까지 긴장을 참아내고 실제적인 만족을 얻어내게 한다. 자아의 또 다른 특성은 2차적 사고과정을 활용한다는 점이다. 이것은 긴장감소를 위해 수립한 행동계획의 실현가능성을 판단하는 것으로 현실검증이라고 하며, 이것을 통하여 환상과 현실을 구분할 수 있는 능력이 강화된다. 자아가 현실원칙을 활용하지 못하고 불안anxiety-신체의 내부 기관에서의 흥분에 의해 생기는 고통스러운 감정의 체험-을 경험하게 되었을 때에는 자아방어기제가 작동하게 된다.

(3) 초자아

초자아는 사회의 전통적 가치와 이상으로 구성되어 있으며, 현실적인 것보다는 이상적인 것과 완전을 추구한다. 초자아는 성격의 도덕적인 부분이며 심판자로서, 개인의 행동을 통제하게 한다. 초자아의 발달은 남근기 갈등의 산물이며, 아동의 초자아에는 부모(부성 또는 모성인물)의 초자아가 반영되어 있다. 초자아는 두 개의 하위체계로 구성되는데, 자아이상은 부모의 칭찬에 의해 형성되며, 양심은 부모의 처벌에 의해 형성된다.

4) 역동적 모델

이 모델에서는 충동과 긴장을 해소하려는 욕구가 모든 행동을 일으키는데, 개인의 이러한 쾌락을 추구하려는 힘과 이를 억제하는 사회적 환경 사이에는 갈등이 존재한다. 유아는 유목적적으로 대상에 에너지를 표출하는 충동을 지니고 있는데, 각각의 심리성적 발달단계에서 적절한 대상에게 에너지를 투입하게 되고, 대상의 중요성이 크면 클수록 투입되는 정신에너지의 양은 많아진다. 또한 성격은 에너지체계이며, 에너지는 원초아, 자아 그리고 초자아 사이에 지속적으로 배분되는데, 배분정도에 따라 성격이나 행동이 다르게 나타난다.

5) 자아방어기제

내적 긴장을 완화시키고 불안에 대처하기 위하여 자아가 활용하는 여러 가지 심리적 책략들을 자아방어기제라 한다. 자아방어기제는 무의식적으로 채택되며, 불안을 감소시키므로 정상인들도 자주 사용하게 된다. 그러나 과다하게 사용할 경우에는 다른 자아기능의 발달에 투입되어야할 정신에너지를 고갈시키기 때문에 심각한 정신증상을 야기하게 된다. 여러 가지 방어기제를 균형적으로 적절히 사용해야 정상적이라 할 수 있다.

(1) 억압(repression)

억압은 고통스러운 사건을 무의식 속으로 추방시켜 의식화되는 것을 막는 것이다. 기억상실이나 하기 싫은 과제를 하지 않고'깜빡 잊었다'고 말하는 경우가 그 예이다. 이와 유사한 방어기제가 억제(suppression)인데, 억제는 받아들이고 싶지 않은 욕구나 기억을 의식적으로 잊으려고 노력하는 것으로 무의식적인 억압과는 구별된다.

(2) 반동형성(reaction formation)

반동형성은 억압과 마찬가지로 어떤 충동을 의식에서 추방하는 것인데, 용납할 수 없는 감정이나 충동을 정반대로 대체시켜 표현하는 것이다. 이 방어기제는 '미운 놈에게 떡 하나 더 준다' 는 속담에 잘 반영되어 있으며, 어떤 사람에게 지독한 증오심이 있음에도 걱정해주고 잘해주는 경우가 그 예이다.

(3) 퇴행(regression)

퇴행은 실패가능성이 있거나 불안한 상황에 대한 해결책으로 초기의 발달단계나 행동양식으로 후퇴하는 것이다. 동생이 태어나자 갑자기 대소변을 못 가리는 네 살 어린이의 경우가 그 예이다.

(4) 동일시(identification)

동일시란 용납할 수 없는 충동 자체는 부정하고 그 충동을 갖고 있는 사람과 동일화하여 받아들이는 과정을 말하는데, 강한 공격적 충동을 억압하고 있는 사람이 공격적인 히틀러와 동일시하는 것이 그 예이다. 어떤 이상과 공생하려고 노력함으로써 권력을 쥐고 있다는 느낌을 얻기 위하여 애쓰는 경우가 있는데, 이것을 병적 동일시라 한다. 그 예로는 어렸을 때 부모로부터 버림받은 아이가 부모가 되었을 때에 자기 자녀들에 대해 지나치게 걱정하는 태도를 지니게 되는 경우를 들 수 있다.

(5) 보상(compensation)

보상이란 심리적인 약점이나 제한점이 있는 사람이 이를 보상받기 위하여 다른 것에 몰두하는 경우를 말하며, 이것은 신경증적 욕구에 대한 보상일 수도 있다. 자신의 부모에게 효도하지 못한 사람이 이웃의 노인을 극진히 부양하는 경우가 그 예이다.

(6) 합리화(rationalization)

합리화는 의식하지 못하는 동기에서 나온 용납할 수 없는 충동이나 행동에 대해 그럴듯한 이유를 대는 것이다. 신포도형, 달콤한 레몬형, 투사형, 망상형 등이 있다.

(7) 대치(substitution)

대치는 정서적으로 아주 중요하지만 수용할 수 없는 대상을 수용 가능한 비슷한 다른 대상으로 무의식적으로 대치하는 것을 의미한다. 오빠를 좋아하는 여동생이 오빠와 비슷한 사람과 사귀는 것이 그 예이다.

(8) 전치(displacement)

전치는 실제하는 어떤 대상에 대한 감정 그대로를 다른 대상에 표현하는 것이다. 대치는 대상 자체를 강조하며, 전치는 대상에 대한 감정을 강조한다. 자기의 도덕적 타락에 대해 무의식적 죄책감을 느끼는 사람이 계속 옷을 갈아입고 손을 씻는 경우가 그 예이다.

(9) 투사(projection)

투사는 용납할 수 없는 자신의 문제나 결점이 자기 외부에 있는 것으로 생각하는 것이다. '잘못되면 조상 탓한다' 는 속담이 여기에 해당하며, 부도덕한 성적 충동을 강하게 억압하고 있는 부인이 '남자는 모두 도둑이다' 라고 말하는 경우를 그 예로 들 수 있다.

(10) 상징화(symbolization)

상징화는 어떤 사람이나 사물에 부착된 감정적 가치를 상징적 표현으로 전치시키는 것이다. 여기에 사용되는 대상과 주제는 주로 사회가 금기하는 것이며, 원래 대상은 중립적인 대상으로 전치되는 경우가 많다. 남근을 뱀으로 상징화하는 것이 그 예이다.

(11) 분리(isolation) 혹은 격리

분리 혹은 격리는 고통스러운 기억과 그에 수반된 감정을 분리시키는 것으로, 고통스러웠던 사실은 기억하지만 정서는 지각하지 못하게 된다. 아버지의 죽음에 대해 말할 때는 슬픈 감정을 느끼지 못했던 청년이 아버지를 연상시키는 주인공이 죽는 영화를 볼 때는 비통하게 우는 경우를 그 예로 들 수 있다.

(12) 부정(denial)

부정은 의식화되면 감당할 수 없는 현실을 무의식적으로 부정하는 것이다. 어머니가 사망했음에도 불구하고 돌아가신 것이 아니라 며칠 동안 여행가신 것으로 생각하는 경우, 암환자가 자기의 병을 부정하는 경우가 그 예이다.

(13) 승화(sublimation)

승화는 용납되지 않는 충동을 억압할 수 없을 때 사회적으로 용납되는 유익한 다른 형태로 전환하여 표출하는 것으로, 가장 건전하고 바람직한 기제이다. 성적 욕망을 예술로, 잔인한 충동을 의사가 되어 승화시키는 것이 그 예이다.

(14) 해리(dissociation)

해리는 불편하게 하는 근원인 성격의 일부가 그 사람의 의식적 지배를 벗어나 다른 독립된 성격인 것처럼 행동하는 경우로, 이중인격자 등을 들 수 있다.

(15) 저항(resistance)

저항은 억압된 감정이 의식화되면 너무 고통스럽기 때문에 억압된 재료들이 의식화되는 것을 방해하는 것으로, 이럴 경우 기억이 없다고 하는 경우가 많다. 무의식의 내용을 의식화시킬 때 심층수준에서 의식화를 방해하는 방어기제가 바로 저항이다.

(16) 내면화(introjection)

내면화는 외부의 대상을 자기 내면의 자아체계로 받아들이는 것이다. 특히 애증과 같은 강한 감정을 직접적으로 표현하는 것을 피하기 위해 다른 사람을 자기로 간주하는 경우로, 투사와 반대되는 개념이다. 어머니를 미워하는 감정을 수용할 수 없기 때문에 자기 자신을 미워하는 것으로 대치하는 경우가 그 예이다.

(17) 원상복귀(undoing)

원상복귀는 무의식에서 어떤 대상에게 품고 있는 자기의 성적 또는 적대적인 욕구로 인해 상대가 당할 것이라고 생각되는 피해를 원래 상태로 되돌려놓은 것을 의미한다. 이것은 굿과 같은 의식에서 주로 활용되며, 불안하게 하는 행동을 취소하고 다시 행동한다.

(18) 전환(conversion), 신체화(somatization), 역전(reversion)

전환이란 심리적 갈등이 신체감각기관과 수의근계통의 증상으로 표출되는 것으로, 글쓰기 싫은 소설가가 팔이 마비되는 경우가 그 예이다. 신체화란 심리적 갈등이 감각기관, 수의근계를 제외한 신체부위의 증상으로 표출되는 것으로, 사촌이 땅을 사면 배가 아픈 경우이다. 역전은 감정, 태도, 관계를 반대로 변경하는 것으로, 감정의 역전에 해당되는 반동형성과 구별된다. 그 예로는 극도로 무기력한 어머니에게 무의식적으로 반항하면서 유능한 여성으로 성장한 사람이 자신의 성공에 대해 죄책감과 불안을 경험하는 경우를 들 수 있다.

(19) 지성화(intellectualization)

지성화는 고통스러운 감정과 충동을 누르기 위해 그것들을 직접 경험하는 대신 그것들에 대해 생각을 많이 하는 것이다.

다. 심리성적 발달단계

1) 심리성적 발달이론의 특징

정신분석이론에서는 성적 에너지의 전환을 비롯한 특별한 과업이 포함되어 있는 사전에 결정된 단계가 전개됨에 따라 심리적 성숙이 이루어진다고 보는데, 이러한 단계가 심리성적 단계이다. 성격은 이러한 심리성적 발달단계가 해결된 결과이며, 개인이 각 발달단계를 성공적으로 통과하기 위해서는 적절한 만족을 얻어야 한다. 특정 단계에서의 만족이 지나치거나 과도한 에너지를 투입한 경우에는 고착(fixation)이 이루어지게 되는데, 이것은 개인의 대인관계 유형을 결정한다. 이처럼 초기 아동기의 경험에 의해 성인기의 성격이 결정된다.

2) 구순기(oral stage)

이 단계는 생후 약 1년 반 정도까지이며, 이 시기의 성감대는 구순영역에 집중된다. 출생부터 8개월까지는 구순동조적단계로 빨기, 삼키기에서 쾌락을 느낀다. 생후 8개월 정도부터는 구순공격적 단계라 하여 깨물고 싶은 충동을 느끼게 되고 공격성이 발달하게 되며, 어머니를 자신과 분리된 타인으로 인식할 수 있게 된다. 이러한 구순기의 욕구를 적절히 충족시키게 되면 개별화, 분리가 잘 되고 타인과 친밀한 관계를 형성할 수 있지만, 그렇지 못한 경우에는 철퇴, 극도의 의존성, 친밀한 관계를 형성하지 못하는 문제를 일으키게 된다.

3) 항문기(anal stage)

1.5~3세 사이 아동의 성감대는 항문이며, 이 시기에는 배변의 보유 및 배설 행동을 중심으로 성격이 발달된다. 이 시기에 부모는 아동에게 배변훈련을 시키게 되는데, 부모와 자녀 사이의 통제문제가 성공적으로 해결될 경우 아동은 권위에 대해 존경을 표시할 수 있게 된다. 그러나 부모가 지나치게 엄격한 훈련을 할 경우에는 항문폭발적 성격을 갖게 되어, 잔인하고 파괴적이 된다. 반대로 부모의 규칙에 순응하는 아동들은 항문강박적 성격을 갖게 되는데, 지나치게 통제되고 소극적이며 완고한 행동을 하게 된다. 한편 부모가 달래서 배변을 조절하는 경우에는 창조성과 생산성으로 연결된다. 이러한 배변훈련의 시기에 아동의 원초아에서 자아가 분화되기 시작한다.

4) 남근기(phallic stage)

3~5세 사이 아동의 관심은 성기에 집중되어, 자신의 성기를 관찰하며 자위행위를 하기도 한다. 이 시기의 남아는 어머니를 사랑하여 아버지와 경쟁적 관계를 맺으며, 아버지로부터 거세불안의 공포를 경험하게 된다. 그러나 자신의 감정이 수용되지 않는다는 점을 인식하고는, 아버지에 대한 적대감을 억압해버리고 아버지와 동일시함으로써 갈등을 해결한다. 이것이 오이디푸스 콤플렉스이다.

여아의 경우에는 자신이 거세된 것이 어머니 탓이라고 보고 어머니를 미워하게 된다. 그리고는 남근선망으로 아빠를 소유하고 싶어한다. 그러나 여아는 남근을 갖는 것이 불가능하다는 것을 인식하게 되고, 자신과 같은 처지에 있는 어머니와 동일시하게 된다. 이것이 엘렉트라 콤플렉스이다.

이처럼 동성의 부모와 동일시하는 과정에서 초자아의 분화가 이루어지며, 외상적 갈등을 성공적으로 해결할 경우 성적 역할의 동일시와 성적정체감을 형성하게 된다.

5) 잠재기(latency)

6세부터 사춘기까지의 시기는 유아적인 성적 에너지가 무의식 속으로 잠복한다. 이 시기에는 평온한 상태를 유지하며, 또래집단과의 놀이를 통해 사회적 기술을 습득한다.

6) 생식기(genital stage)

사춘기에는 성적 관심이 되살아나는데, 이 시기에는 정신적인 사랑을 하게 된다. 사춘기 초기에는 동성애단계를 거치며 그 관심이 이성관계, 결혼, 가족형성 등으로 옮아간다. 이 시기에는 생산적으로 활동하거나, 성적 오르가즘을 느낄 수 있는 능력이 형성된다.

라. 사회체계에 대한 이해

Freud는 개인의 쾌락원칙과 문명화된 사회 사이에는 갈등이 존재한다고 보았다. 그는 원초적 충동을 사회가 수용할 수 있는 방향으로 전환하면 문명의 발달이 가능하다고 보았으며, 이 과정을 승화라고 하였다.

1) 가족

Freud 이론에서는 성격의 내적 역동성과 치료자 - 내담자 관계의 분석에 관심을 두고 있다. Freud는 상담자가 한 명 이상의 가족성원과 관련성을 맺는 것이 비생산적이라는 신념을 남겨놓았다는 지적을 받기도 하지만, 현대적 가족치료에서는 그가 제시한 많은 개념들을 활용하고 있다.

1940년대 후반~1950년대 초반의 가족치료자들은 정신분석적 접근방법을 활용하여 가족기능의 심리적 역동성과 치료자-내담자 사이의 전이현상을 해석함으로써 개인보다는 가족의 정서적 관계체계를 이해하는 데에 초점을 두었다. 대상관계이론은 관계의 속성에 초점을 둠으로써 초기의 정신분석이론과 같이 개인주의적 시각에서 개인을 고립시키는 것을 방지하게 해주었다. Scharff(1982)는 이 대상관계 개념을 활용하여 성관계의 다양한 측면과 가족에 미치는 영향을 분석하였다.

2) 집단

Freud는 집단이 초자아의 힘을 약화시키고 1차적 사고과정이 지배적이 되도록 만드는 등 개인에게 부정적인 영향을 미친다고 보았다. 정신분석적 집단치료에서는 정신내적 과정을 탐색하고, 내담자-원조자의 상호작용을 분석하는 등 정통 정신분석적 개념에 기반을 두고 있다.

3) 사회문화체계

Freud는 문화가 성격발달에 미치는 영향을 과소평가하는 경향이 있었으며, 그가 필연적인 것이라고 규정한 것 중의 많은 것들은 그 시대에서 특수하게 나타나는 것이었다.

Freud의 이론은 남성 지향적이고, 정상성의 모델로 남성성을 강조하는 이론이라 하여 많은 비판을 받아왔다. 또한 남근기적 상황이 성적 동일시가 조직화되는 주요 원리라는 Freud의 관점도 많은 도전을 받게 되었고, 특히 여권주의자들은 남근선망에 대해 의문을 제기하였다. 남성의 우월성 또는 지배성에 대한 관점은 생리적으로 결정된다기 보다는 문화적으로 결정된다는 것이다.

동성애가 정상에 속하는 것이 아니라는 Freud의 관점도 도전받는 부분인데, Isay(1989)는 이러한 Freud의 관점이 동성애자들의 발달경로를 개념화하는 것과 문화적 편견이 없는 정신치료를 실시하는 것을 방해하고 있다고 지적하였다.

마. 사회복지실천에의 적용

1) 심리적 건강과 증상에 대한 관점

Freud는 성인기에 정신건강을 성취하기 위해서는 적절한 양의 만족을 얻으며 심리성적 발달단계를 성공적으로 통과해야 한다고 보았는데, 충동이 과도하게 좌절·충족되었을 때 그리고 구순기, 항문기, 남근기에 외상을 입었을 때에는 병리가 발생하게 된다. 따라서 아동기 초기에 해결되지 않은 무의식적 갈등은 성인의 심리적 문제의 중요한 원인이 된다. 상대적으로 건강한 개인은 성격부분들이 조화를 이루고 있으며, 외부세계와 적절한 교류를 할 수 있고, 방어를 효과적으로 사용하고, 만족을 지연시키고, 자신의 성적 및 공격적 충동을 통제하는 능력을 가지고 있다.

Freud는 불안은 항상 존재하며 개인의 행동을 형성하는데 중요한 역할을 한다고 보았다. 이러한 불안은 행동을 일으키는 자극이기는 하지만, 그 정도가 심해지면 사람을 무능력하게 만든다. 특히 신경증적 불안은 원초아의 충동이 너무 위협적이어서 통제를 못하고 처벌받을 것 같다는 느낌을 받을 때 일어나는데, 강력한 원초아나 과도하게 처벌적인 초자아가 연약한 자아를 압도하였을 때 불안이 심해진다. 이러한 경우에 불안, 공포증 또는 공황장애가 발생한다. Freud가 말하는 건강한 성격이란 자아가 잘 발달되고, 불안을 효과적으로 처리하는 것인데, 자아방어는 자아를 과도한 불안에서 구제해주는 수단이 된다.

2) 치료목표

정신분석적 치료는 비정상적 행동이나 증상의 원인을 파악하고 이를 제거하며, 심리장애로 인해 중단되었던 발달과정을 재구성하는 것이 그 목표이다. 그리고 자아를 강화하고, 자아를 초자아에 덜 의존적이게 만들고, 상황을 잘 파악하기 위해 자아의 지각의 장을 확대하고, 자아의 조직을 복구하고 증축하여 원초아가 자아가 되도록 한다. 이러한 정신분석적 치료방법을 사회복지실천에 적용할 때 사회복지사가 수용해야 할 기본가정은 다음과 같다.

- ▶ 증상의 상징적 속성을 파악·해석하는 것이 과거 사건을 재구조화하는 첩경이다.
- ▶ 지속적으로 억압된 무의식을 발견하여 의식수준으로 끌어올리는 것은 필수이다.
- ▶ 정서적 갈등을 표출하는 것은 외상적 기억에서 벗어나는데 도움이 된다.
- ▶ 초기의 어려운 생활사건을 이해하고 재구성하는 것이 치료적이다.
- ▶ 치료자와 내담자 사이의 원조관계에는 이전의 중요한 경험이 내포되어 있다.
- ▶ 자아의식과 자아통제력을 증진시키는 것이 치료적 개입의 목적이다.

3) 치료자의 역할과 실무원칙

치료자의 역할은 내담자가 자신의 문제와 문제를 변화시키는 방법을 인식해서 자신의 삶을 합리적으로 통제할 수 있도록 도와주는 것이며, 여기에서 변화는 내담자 자신의 몫이다. 내담자는 과거의 중요한 타인들에게 느꼈던 감정을 치료자에게 무의식적으로 옮기는 전이현상을 통하여 자신의 무의식의 정신역동성을 통찰할 수 있게 된다. 현대 정신분석치료에서 치료자는 Freud의 기법들을 활용하면서 내담자가 효과적인 대인관계를 맺고 자신의 잠재력에 대해 현실적 평가를 하도록 원조하는 것에 초점을 맞추고 있다.

4) 치료적 기법

(1) 자유연상(free association)

자유연상은 보통 내담자는 장의자에 눕고, 치료자는 내담자의 연상의 흐름을 방해하지 않기 위해 장의자 뒤에 앉아 실시한다. 이 때 내담자는 어떤 감정이나 생각도 억압하지 않은 채 마음에 떠오르는 것은 무엇이든지 말하는데, 이 과정에서 치료자는 연상의 흐름을 살펴서 무의식 속에 억압되어 있는 생각이나 감정들을 찾아낸다.

(2) 해석(interpretation)

해석은 내담자가 무의식의 자료를 탐색할 수 있도록, 치료관계에서 나타나는 내담자의 행동의 의미를 설명하는 것이다. 해석이 이루어지기까지의 준비기간과 해석을 통해 통찰에 이르고 이것을 행동화하기까지의 모든 과정을 통틀어 해석과정이라고 한다. 해석은 내담자의 준비정도에 따라 내담자가 받아들일 수 있는 수준부터 접근해야 한다.

(3) 꿈의 분석(dream analysis)

꿈에는, 고통스럽고 위협적이기 때문에 위장되고 숨겨진 무의식적 동기들로 구성된 〈잠재적 내용〉과 이러한 잠재적 내용이 용납 가능한 내용으로 대체되어 나타나는 〈명시적 내용〉이 있다. 치료자는 내담자의 꿈의 명시적 내용 속에서 잠재적 의미를 찾아내야 한다.

(4) 저항(resistance)의 분석과 해석

저항은 치료의 발전을 방해하고 내담자가 무의식적 욕구를 표출하지 못하도록 하는 것으로, 자신의 억압된 충동을 알아차렸을 때 느끼게 되는 불안으로부터 자아를 보호하려는 무의식적 역동이다. 치료자는 내담자를 배려하면서 이 저항을 지적하고 해석해주어야 한다.

(5) 전이(transference)의 분석과 해석

전이는 내담자가 과거의 중요한 타인과의 미결사항으로 남아있는 부분을 치료자에게 투사하는 것을 말한다. 이러한 전이의 분석은 내담자로 하여금 자신의 미결사항을 통찰하고 변화할 수 있게 한다. 역전이(countertransference)는 치료자가 내담자에게 보이는 반응을 일컫는 용어로 치료자는 자신의 정신분석에 철저해야 한다.

(6) 경청(listening)과 감정이입(empathy)

경청은 내담자의 언어적, 비언어적 표현에 귀를 기울여 의사소통의 숨겨진 의미를 이해하는 것이며, 치료자는 객관성을 유지한 상태에서 내담자에게 감정이입이 이루어져야 한다. 감정입에는 내담자가 의식적으로 체험하는 것을 자신이 체험하는 것과 같이 느끼는 것과 무의식에 숨겨진 것과 동일시하는 것이 있다.

(7) 버텨주기(holding)와 간직하기(containing)

내담자가 불안과 두려움을 견딜 수 있도록 힘을 제공하는 것을 버텨주기라고 한다. 치료자는 이러한 버텨주기 기법을 활용하기 위하여 내담자를 수용하고 일관성 있게 대함으로써 신뢰를 쌓아야 하며, 내담자의 현실과 환상을 구분하고 약한 자아를 보조해주어야 한다. 간직하기는 내담자가 두려워하는 모든 충동과 경험들을 간직하여 위험하지 않도록 변화시키고 완화시켜주는 기법으로, 치료자는 강한 감정을 통제할 수 있는 능력을 갖추어야 한다.

5. 행동주의 이론

행동주의 학습이론(고전적 조건 학습, 조작적 조건 학습, 사회학습이론)에서 전제로 삼고 있는 것은 다음과 같다. 우선 유기체인 인간과 동물은 여러 가지 행동을 모방한다는 것이다. 그리고 행동의 결과를 관찰하고 판단하여 미래의 자신의 행동을 감소시키거나 증가시킨다는 것이다. 또한 행동의 결과는 유기체의 환경에 의해 결정된다는 것이다. 따라서 환경과의 상호작용 속에서 적응해 살아남기 위해 특정 행동의 결과를 관찰하여 모방해 자신의 행동을 조절한다는 것이라고 정리할 수 있다.

가. 기본가정

행동은 살아있는 유기체의 기본적 특성이라고 가정한다. 특정한 경험을 통해 유기체는 환경에 적응하여 살아남고자 행동을 변화하고 통제한다. 따라서 여러 경험을 통해 학습하는 과정에서 행동이 수정된다는 것이 행동주의 학습의 기본가정이다. 유기체의 행동을 변화시키는 것은 주변 환경의 자극과 경험이기 때문에, 행동과 환경자극의 기능적 관계에 중요성을 부여하는 이론이라 할 수 있다.

외현적인 행동을 주된 핵심요소로 설정하기 때문에 조작적 정의를 통해 행동, 학습, 경험이라는 행동주의 학습의 용어는 다음과 같이 이해되어야 한다.

행동은 유기체가 하는 측정가능한 모든 것이다. 학습을 측정하는 유일하게 확실한 방법은 행동의 변화밖에 없기 때문이다.

경험은 행동에 영향을 미치는 사건 혹은 자극에 대한 노출을 말한다. 이 때 자극이란 유기체의 신체 내에서 일어나는 물리적인 사건들만 나타내는 것이다.

(이상의 개념들을 바탕으로) 학습이란 경험으로 인한 행동의 변화이다. 주의할 것은 행동상의 모든 변화가 경험으로 인한 것이 아니기 때문에, 노화나 부상, 약물, 질병으로 인한 행동의 변화는 학습으로 분류하지 않는다는 것이다.

학습은 오류 개수의 감소, 행동의 양상 변화, 행동의 강도, 빈도 및 속도의 변화를 토대로 측정되어야 한다.

학습의 의미: 경험이나 관찰의 결과로 유기체에게 일어나는 비교적 영속적인 행동의 변화.

1) 고전적 조건화

고전적 조건화에 의한 학습을 주장한 대표적인 학자로 파블로프(Pavlov)를 들 수 있다. 파블로프는 개의 소화기관에 관한 연구를 하던 중 음식이 입에 들어가기도 전에 개가 침을 흘리는 것을 관찰하고, 그러한 현상을 체계적으로 연구하기 시작하였다.

조건반사란 조건자극을 무조건 자극과 결합시켜 조건반응을 일으키는 것을 뜻한다. 그의 조건반사 실험은 먼저 종소리를 울리고 몇 초 뒤에 고기를 개가 먹도록 하는 것으로부터 시작했다. 처음에 개는 고기를 보고 입 속에 고기가 들어갈 때는 침을 흘렸으나, 나중에는 종소리만 울려도 침을 흘리게 되었다. 이 때, 개의 먹이인 고기는 무조건 자극(UCS)에 해당하며, 먹이에 의해 유발되는 타액분비 반응은 무조건 반응(UCR), 먹이와 연결된 종소리는 조건자극(CS), 종소리와 연관된 타액분비 반응인 침은 조건반응(CR)에 해당한다.

고전적 조건화의 이론은 전지현의 17차 광고 사례에도 적용될 수 있다. 17차 광고에서 전지현이 림보를 하는 모습을 보고 섹시하다고 느껴서 기분이 좋아지며, 나중에는 림보 또는 17차 음료만 보아도 기분이 좋아지게 된다. 여기서 전지현은 무조건 자극에 해당하고 섹시하다고 느껴서 기분이 좋아지는 것은 무조건 반응에 해당한다. 이후 중성자극이었던 림보대나 17차 음료가 무조건적 자극인 광고 속에서의 섹시한 전지현의 모습과 함께 조건화 되면, 조건화 된 후에는 림보대나 17차 음료만 보아도 기분이 좋아지게 되는 것이다.

2) 고전적 조건형성의 주요 현상

고전적 조건형성에서는 다음과 같이 6가지의 정도의 주요 현상을 볼 수 있다. 먼저, 조건자극과 무조건 자극을 짝짓는 횟수가 증가할수록 일정한 수준까지는 조건반응의 정도가 급속도로 증가하지만 횟수가 더욱 많아지면 그 속도가 점차 줄고 어느 수준에 이르면 증가를 멈추게 되는데 이를 조건반응의 형성이라고 한다. 그리고 개가 종소리를 듣고 타액을 분비하는 것을 학습한 뒤 비슷한 톤의 종소리에도 타액을 분비하는 반응을 보이는데 이와 같이 비슷한 자극에 동일한 조건반응을 보이는 현상을 자극의 일반화라고 한다. 이러한 조건반응의 형성과 자극의 일반화 외에도 변별, 소거, 자발적 회복, 고차적 조건화가 있다. 특정한 톤의 종소리에만 음식을 제공하여 유사한 다른 자극에는 반응을 하지 않도록 개에게 가르칠 수 있었는데 이러한 현상을 자극의 변별이라고 한다. 그리고 소거는 조건화된 자극이 계속 제시되는 데도 불구하고 음식이라는 무조건자극이 뒤따르지 않으면 조건반응(타액분비)이 서서히 사라지게 되고 결국은 소멸되는 현상을 말하는 것이다. 또한 종소리와 타액분비 사이의 조건화가 소거된 다음 일정한 시간이 경과한 후 종소리를 제시하면 타액이 다시 분비되는 현상을 자발적 회복이라고 한다. 새로운 중립자극, 예를 들면 부자소리를 종소리 이전에 제시하고 이를 여러 번 반복하게 되면 개는 부자소리에도 타액을 분지하게 되는데, 한 번 조건화된 자극은 차후 무조건 자극으로서의 역할을 할 수 있기 때문에 이를 이용한 또 다른 조건화가 가능하며, 이 과정을 고차적 조건화라고 한다.

3) 고전적 조건형성의 원리

고전적 조건형성의 원리에는 크게 네 가지, 시간의 원리, 강도의 원리, 일관성의 원리, 계속성의 원리가 존재한다. 시간의 원리란 조건자극이 무조건 자극과 시간적으로 동시에 혹은 그에 조금 앞서서 주어져야 효과적이라는 것이다. 예를 들어, 아이들이 떠들고 있을 때 선생님이 헛기침을 하고 아이들을 조용히 쳐다본 뒤 3~4초 이내에 탁자의 종을 치면 아이들은 조용해진다. 이런 절차를 몇 번 반복하면 아이들은 선생님의 헛기침만 들어도 조용해지게 된다.

그리고 무조건 자극은 조건자극보다 그 강도가 강하거나 동일하여야 하는데, 즉 나중의 자극이 먼저의 자극보다 강하거나 동일해야 바람직한 반응 유발이 효과적이라는 것이 강도의 원리이다. 예를 들어, 종을 더욱 세게 치거나 횟수를 늘리면 아이들은 더 정숙해지는 것을 말한다.

또한 조건자극과 일관된, 질적으로 같은 자극물을 제시해야 효과적이라는 것이 일관성의 원리이다. 수업시간에 선생님이 시킬 때 날짜의 끝자리와 일치하는 번호의 학생들에게만 질문하는 경우가 이에 해당한다.

마지막으로 자극과 반응의 결합관계가 반복되는 횟수가 많을수록 조건화가 잘 성립된다는 원리가 계속성의 원리이다. 피아노, 한글학습 등은 계속적으로 이루어져야 학습이 된 결과라는 점이 이에 해당한다.

4) 고전적 조건형성의 교육적 적용

이러한 고전적 조건형성을 교육적으로 적용시킬 수 있다. 먼저 아동들은 학교생활이나 일상생활에서 고전적 조건화 과정을 통하여 불안증, 공포증 등의 정서적 반응을 학습한다. 이 때, 유능한 교사는 고전적 조건화를 통해 부정적인 감정이 학습될 수 있는 상황을 미리 예견하여 그러한 상황이 일어나지 않도록 노력할 수 있다. 만약 어떤 학생이 바람직하지 못한 행동을 했다면 이미 한 행동에 대해 훈계하기보다는 다음에 더 잘할 것으로 기대한다고 얘기해 주는 것이다. 이는 곧, 고전적 조건화를 통해 부정적인 정서반응이 나타나지 않도록 할 수 있다는 것이다.

또한, 학습과 긍정적인 정서를 연결지을 수 있다. 고전적 조건화를 통해서 학습에 대한 부정적인 정서반응이 나타나지 않도록 불안을 일으키는 과목과 긍정적인 감정을 반복적으로 짝지어 줄 수 있다. 예를 들어, 교사는 읽기장애를 가지고 있는 학생에게 편안하고 자유롭게 읽기 연습을 할 수 있는 영역을 만들어 주고 그 곳에서 읽기 연습을 할 수 있도록 배려해 준다. 그 결과 그 학생은 읽기 영역에서 느낀 편안함과 읽기 과제를 연합할 수 있게 되고 그로 인해 읽기에 대한 부정적인 반응을 없앨 수 있다. 이러한 과정을 통해, 학교생활에서 잦은 성공감을 맛보는 아동들은 모든 새로운 학습과제에 대해 불안감보다는 자신감과 안정감을 가지고 임하게 되며 사소한 실패에 대하여 굴하지 않게 된다. 마지막으로 단계적 둔감화에도 적용될 수 있다. 이는 조건화된 부정적 반응에 이완법 또는 평온법 등의 활동을 대립시켜 놓은 후 부정적 조건자극을 단계적으로 조금씩 강도를 높여 제시함으로써 부정적 반응을 억제하는 방법을 말한다. 시험공포가 있는 아동에게는 쉬운 문제에서부터 곤란도가 다른 여러 단계의 간단하고 재미있는 퀴즈놀이를 통하여 비경쟁적으로 즐거운 경험을 가지게 하면서 차츰차츰 시험공포를 줄이는 것이 이에 해당된다.

2) 조작적 조건화

조작적 조건화란, 인간이나 다른 유기체가 환경과의 상호작용과정에서 보여주는 능동적이고 적극적인 행동에 대해 보상하거나 벌함으로써 학습이 이루어지는 것을 말한다. 여기서 조작적 행동은유기체가 환경에 어떤 작용을 가하는 것이다.

가) 조작적 조건화의 발견

조작적 조건화는, Thorndike의 실험을 통해 발견이 되었는데, 실험내용은 다음과 같다. 퍼즐상자 안의 굶긴 고양이를 넣고 고양이가 버튼을 누르면 밖으로 나와 보상으로 먹이를 먹을 수 있다. 여러 시행착오의 과정을 거쳐 고양이는 상자를 여는 방법을 배워 상자에 갇혔을 때 즉시 버튼을 누르고 밖으로 나오게 된다. 이 실험으로부터 나온 것이 Thorndike의 효과의 법칙인데, 인간이나 유기체는 보상하거나 벌함으로써 학습이 이루어진다는 것이다. 즉, 유기체가 어떤 반응을 한 후 보상을 받게 되면 그 반응의 빈도는 높아지고 벌이 뒤따르면 그 반응의 빈도는 낮아진다는 것이다.

3) 조작적 행동에 영향을 주는 요인

가) 강화

강화물은 조작적 행동의 비율을 증가시키는 자극으로, 정적 강화물과 부적강화물이 있다. 정적 강화물은 학습된 행동에 뒤따르는 보상으로 학습이 일어날 확률을 높인다. 정적 강화물과 그에 대한 반응을 연합하여 정적 강화라고 한다. 정적 강화물의 예는 스티커 제도가 있는데 그에 대한 동영상의 내용은 다음과 같다. (가방을 정리하고 수저통을 정리하고 손을 씻으면 엄마가 각 일을 해낼 때마다 스티커(보상)를 줌으로써 재연이는 정적 강화가 일어난다. 스티커를 줌으로써 바람직한 행동을 증가시킨다. 이 스티커제도로, 100% 달라진 것은 아니지만, 재연이는 예전의 떼쓰고 자기 할일을 안 하던 모습과는 많이 달라졌다.)

부적 강화물은 어떤 조작적 행동을 중단시키거나 제거시키는 불쾌한 자극으로 이러한 불쾌한 자극을 제거해 줌으로써 행동이 일어날 확률을 증가시키는 것을 부적 강화라 한다. 불쾌한 자극을 줌으로써 행동이 일어날 확률을 감소시키는 벌하고는 다르다. 부적강화의 예로 SBS의 우리아이가 달라졌어요 코너의 울보 예빈이편 동영상 내용은 다음과 같다. 예빈이가 할아버지께 장난감을 사달라고 계속 조르자 할아버지는 어쩔 수 없이 장난감을 사줌으로써 예빈이의 장난감을 사달라고 떼쓰는 조작적 행동이 증가한다. 이는 장난감을 못사게 하는 불쾌한 자극을 제거함으로써 조작적 행동인 떼쓰기가 늘어난 것이다. 예빈이 자체는 떼쓰기를 하니까 보상이 주어졌으므로 떼쓰기를 더하게 된 것이다. 예빈이 자체는 정적 강화가 일어난 것이다. 이것을 울화행동이라고 한다. 아이의 시끄러움을 없애기 위해 아이의 요구에 지고 말게 되므로, 아이들은 시끄러운 행동을 더 강화하는데, 이처럼 자기도 모르는 사이에 아이들에게서 바람직하지 않은 행동을 조성하는 경우를 울화행동이라 한다. 이는 저학년 학생들을 가르치는 학교 학습장면에서 조심해야 할 사항을 지적해준다.

나) 강화물 선택하기

어떤 강화물을 선택하냐는 교사 입장에서 매우 중요한데, 강화물에는 두가지가 있다. 일차적 강화물은 즉각적인 만족이나 즐거움을 주는 요소이다. 따라서 유기체의 생존, 생리적 욕구와 관련되는 것으로 자연적 혹은 선천적으로 강화적인 것들을 가리킨다. 예로써 음식, 물, 공기, 성적자극, 더위와 추위에서 벗어나는 것, 휴식이나 놀이 등이 있다. 즉 다른 강화물들과 연합에 의존하지 않고도 강력한 것인데, 진보된 사회에서는 인간학습에서 제한된 역할만을 하는 것들이다. 현대 인간사회에서 보다 강력한 효과를 발휘하는 것들은 이차적 강화물이다. 이차적 강화물은 일차적 강화물과 연관되어 강화의 가치가 발생하는 보상을 말한다. 예를 들면, 칭찬, 인정, 미소 등이 있는데 다른 강화물들에 의해 유도되는 종속적인 강화물이지만, 일차강화물처럼 강화가 빨리 상실되지 않고 오래 지속된다는 점에서 강력하다고 볼 수 있다. 이런 이차강화물을 응용한 사례는 스티커 10개를 모으면 비디오를 볼 수 있게 해주는 것이다.

❖ Premack에 의하면, 모든 사람은 강화물에 대한 선호도면에서 자신만의 위계를 가지고 있고, 가장 좋아하는 강화물이 덜 좋아하는 강화물보다 더 많은 조작행동을 유발한다. 즉, 좀 더 선호하는 활동들이 덜 선호하는 활동들을 강화한다는 것이다. 가장 선호하는 강화의 위계체계를 이용하여 보상하는 것을 Premack의 원리라고 한다.

강화를 언제 어떻게 제시하느냐 하는 것을 강화계획이라고 하는데 행동 할 때마다 강화 주는 것을 연속적 강화라고 한다. 연속적 강화는 빨리 증진되고 한번만이라도 강화를 주지 않으면 학습자의 행동이 빨리 소거되는 특징이 있다.
간헐적 강화는 어쩌다가 강화를 주는 것으로 줬다가 주지 않았다가 하므로 학습자의 행동이 쉽게 소거가 되지 않는다. 연속적 강화로는 중간, 기말처럼 정기적으로 보는 시험을 들 수 있는데, 그 때마다 학습자들은 정해진 기간 전후로만 반짝공부(일명 벼락치기)하는 전략을 부릴 수 있다. 즉 실제 꾸준히 공부하지 않고도 위와 같은 전략을 통해 높은 성적을 유지해 꾸준히 공부한 척 할 수 있는 것이다. 반면 간헐적 강화물은 불시로 보는 퀴즈가 예가 될 수 있는데 이는 학생들을 계속 공부하게 한다.

다) 조작적 행동의 비율 감소

① 벌

벌이란, 바람직하지 못한 행동에 대해 불쾌한 자극을 줌으로써 그 행동이 일어날 확률을 줄이는 방법이다. 즉, 바람직하지 못한 행동을 줄이기 위해 혐오자극이나 불쾌한 자극을 사용하여 고통을 주거나 유쾌한 자극을 제거하는 방법이다. 벌의 종류에는 체벌과 덕벌과 지벌, 타임아웃 등이 있다. 먼저 체벌이란, 신체에 직접 고통을 주는 벌로 일정한 교육 목적으로 학교나 가정에서 아동에게 가하는, 육체적 고통을 수반한 징계를 말한다. 그러나 최근 들어 체벌의 강도가 지나치게 되면서 체벌의 많은 문제점들이 사회적 문제로 대두되었다.

② 그 이외의 방법으로 조작적 행동 비율 감소시키기

무시하기 방법이 있는데 이는 아이가 잘못된 행동을 하여 부모의 관심을 끌었을 때 부모가 관심을 보이지 않으면 그 행동을 줄이는 방법이다.
반대되는 행동 강화하기 방법이 있는데, 이는 나쁜 행동을 제지하기 보다는, 문제행동과 반대되는 바람직한 행동을 찾아내 그 행동을 강화함으로써 문제행동을 감소시키는 방법이다.

적절한 환경을 제공해주기 방법은 다음과 같다. 바닥에 앉아서 수업할 때 몸을 꼬거나 서로 부딪혀서 힘들어한다면 의자에 앉도록 환경을 바꾸어 주면 그런 행동들이 사라질 것이다

라) 행동수정

행동수정은 학생의 행동을 변화시키는 것이다. 행동수정 프로그램의 궁극적인 목표는 자신의 행동을 통제하고 수정할 수 있는 자기조절력을 가진 학생을 만드는 것이다.

점진적 접근법을 통해 바람직한 행동을 증가시킬 수 있는데 점진적 접근법이란, 표적행동에 가까운 행동이 나타날 때마다 보상을 해줌으로써 궁극적으로 표적행동을 습득하도록 하는 방법이다.

6. 스포츠 발달심리란?

가. 발달심리학의 탄생

'발달심리학'이란 용어가 쓰이게 된 것은 1950년대 무렵부터이다. 그 때까지는 일반적으로 아동심리학이라는 명칭이 쓰였다. 아동심리학에서 발달심리학으로 명칭이 바뀐 이유는 과거 인간의 수명이 50세 정도였을 때는 인간이 태어나서부터 약 20세까지의 성장 과정만 밝혀도 충분하다고 생각했다. 그런데 제2차 세계대전 후 1950년대에 접어들면서 세계 정세도 안정되고 수명도 현저히 늘어났다. 그러자 연구자들의 관심은 유아에서 노인에 이르기까지 사람의 일생을 단계별로 개관하여 각 단계의 특징을 분명히 밝히는 것으로 확장되었다. 그리고 피아제의 인지발달 단계 이론이나 에릭슨의 심리사회적 발달 이론은 발달심리학이라는 용어를 정착시키는 원동력이 되었다. 그런 흐름을 이어받아 미국 심리학회에서는 1950년대에 그 부회의 명칭을 '아동심리학'에서 '발달심리학'으로 개칭하고 심리학연평은 1957년판부터 장의 명칭을 '발달심리학'으로 개정했다.

나. 발달심리학 연구

1) 17세기까지의 아동관

학문으로서의 발달심리학이 탄생하기 전, 유럽에서 아동을 바라보는 시각은 프랑스의 중세 연구가이자 가족과 아동에 관한 역사학자인 아리에의 저서 『아동의 탄생』에서 보면 중세에서 근세에 이르기까지 서구 사회에서는 아동을 어른과 다른 독자적인 존재로 여기

지 않았다고 하고 17세기 이전까지는 아동기라는 개념이 존재하지 않았다고 한다. 당시 유럽에서는 아동 사망률이 매우 높았던 탓에 아이에 대한 관심도가 낮았고 아이는 어른의 축소판으로밖에 대접받지 못했다.

가) 루소: 아이는 어른의 축소판이 아니다

중세에 아이를 보는 견해에 이의를 제기한 루소는 '아이는 어른의 축소판이 아니라 독자적인 존재다'라고 주장했다. 그는 저서 『에밀』에서 아이를 선천적으로 착한 마음을 지닌 '선한 존재'라고 보고 인간도 말을 길들이듯 조련해야 한다고 설명했다. 즉, 루소가 제창한 사상의 중심에는 인간의 본질은 선하다는 견해가 있으며 루소는 그 본질을 옳은 방향으로 키우는 것이 교육이라고 생각했다.

이러한 루소의 사상은 '인간의 원점은 악하다'고 보았던 서양의 성악설과 대립하는 인간관으로, 현대 교육사상의 출발점이 되었다.

나) 프뢰벨: 세계 최초로 유치원을 창설

유치원 교육의 창시자라고 불리는 프뢰벨은 1839년에 유아교육 지도자 양성소를 설립, 유아를 모집하여 '놀이·작업 학원'을 열었다. 이 학원이 1840년에 '일반 독일 유치원'으로 바뀌면서 세계 최초의 유치원이 탄생한다.

프뢰벨도 루소와 마찬가지로 '아이의 본성은 신적인 것이며 선하다'고 보고 '유아교육의 임무는 유아의 본성을 망가트리지 않고 있는 그대로를 발전시키는 것이다'라고 주장한다. 또한 교육자는 아이의 본질에 맞게 성장을 촉진할 수 있어야 한다고 생각했다. 이러한 발상에서 아이의 성장을 식물의 생장에 비유하여 이 학원을 아이의 정원이라고 이름 지었다.

또 프뢰벨의 보육방법은 놀이가 중심이었다. 장난감을 가지고 놀거나 화단을 가꾸는 등 놀이는 유아가 자기 내면을 자유롭게 표현하는 것으로서 모든 선의 원천이라고 보았다.

다) 프라이어: 전기적 - 일지적 방법을 실천

유럽에서는 아동의 발달을 체계적으로 밝히기 위해 일상생활에서 아이를 관찰하고 기록한 내용을 공표하는 사람들이 등장했다. 1787년에 티데만이 쓴 『아동의 정신능력의 발달 관찰』이라는 책은 아동심리학을 최초로 엮은 문헌이라고 한다. 그 후 진화론을 제창한 것으로 유명한 찰스 다윈은 1877년에 아들을 관찰하고 기록한 관찰일지 『유아의 자전적 소묘』를 영국의 철학 잡지 〈마인드〉에 발표했다. 이는 아이를 관찰하여 그것을 일지로 정리한 연구로서 인간 연구의 초석이라는 의미에서 동시대의 연구자들에게 큰 영향을 미쳤다. 그 후 독일인 프라이어는 후세에도 영향을 미치게 되는 『아동의 정신』(1882)을 발표했다. 전기적 방법을 확립하는데 지대한 공을 세운 그를 독일에서는 '발달심리학의 아버지'라고 부른다. 그는 원래 진화론의 신봉자이며 태생학자였다. 『아동의 정신』에서는 아들이 태어난 후, 3년 동안 관찰한 정신 발달에 관한 기록을 '감각과 정서의 발달, 의사의 발달, 지성의 발달(언어 발달)'이라는 시점에서 상세하게 기술하고 있다.

라) 홀: 발달심리학의 기초를 세우고 질문지법을 고안

미국 메사추세츠 주에서 태어난 심리학자인 스탠리 홀도 다윈의 영향을 크게 받은 인물로서 그는 미국에 아동 연구 운동을 일으켜 발달심리학의 기초를 세운 사람으로 유명하다. 홀은 질문지를 통해 아동의 행동, 태도, 흥미 등의 정보를 수집하고 아동에 관해 체계적으로 연구했다.

이 질문지법은 오늘날 흔하게 사용되지만 당시로서는 새로운 연구 방법이었다. 예를 들어 질문지에는 연못, 호수, 산토끼 등 아이들이 주변에서 쉽게 찾아볼 수 있는 대상 75항목을 선정하고 이를 얼마나 본 적이 있는지 묻는 질문의 결과 여자아이와 남자아이는 지식에서 큰 차이가 났을 뿐만 아니라 유치원에 다니는 아이는 그렇지 않은 아이보다 아는 것이 많았다. 오늘날에는 당연하다고 할 수 있는 결과지만 당시에는 획기적인 발견이었다.

그 후에도 그는 질문지법을 이용하여 아이에 관해 다양한 각도에서 연구했다. 또 1893년에는 아동 연구소를 설립하여 당시 미국의 신교육의 추진자였던 존 듀이와 함께 아동중심주의를 설파했다. 홀은 아동심리학·발달심리학의 창시자라고 불린다

다. 스포츠 발달심리학의 기초이론

1) 생애 발달

가) 새로운 발달관: 생애 발달

1980년대에 들어서면서 인간의 발달을 수태에서 죽음에 이르기까지 평생에 걸쳐서 봐야 한다는 '생애 발달' 이론이 등장했다. 이 이론을 제기한 발테스는 '발

달은 평생토록 획득과 상실이 결합되어 일어나는 과정이다'라고 정의한다. 생애 발달에 대해 연구한 야미다는 이런 발테스의 이론을 받아들여 "어린아이만이 아니라 어른도 사물이 '사라지고' 난 후에야 비로소 그 존재를 인식하는 경우가 많다. 만남보다 '이별'이 뇌리에 강하게 남는다."고 설명했다.

신체적인 성장이나 기억력은 약 스무 살을 기점으로 완만하게 쇠퇴한다. 반면, 일생을 살아가는 지혜나 기술은 날로 발전한다. 평균 수명이 80세를 넘는 요즘, 획득과 증대뿐만 아니라 쇠퇴와 상실도 의연하게 받아들이며 인생을 살아가는 것이 진정한 발달이라고 할 수 있다.

나) 발달의 8단계

인간의 일생 변화를 명확하게 파악하는 것은 매우 어려운 일이다. 지금까지는 주로 발달 단계마다 발달 과정의 특징을 파악해 왔다.

고대 아테네의 입법가이자 그리스의 칠현 중 한 명인 솔론은 7년을 주기로 인생을 10단계로 나누었고 그리스의 의학자인 히포크라테스는 인생을 7단계로 분류했다. 후일 교육제도에도 큰 영향을 끼친 코메니우스는 교육의 시기(1~6세), 모국어를 통한 학교 교육의 시기(7~12세), 고등교육 준비 과정으로서의 학교 교육의 시기(13~18세), 대학 교육의 시기(19~24세)로 발달 고정을 4단계로 나누었다.

오늘날의 발달심리학에서는 발달을 8단계로 구분한다. 태아기, 신생아기, 유아기, 유아기, 아동기, 청소년기, 성인기, 그리고 고령기다. 또 프로이트는 인간의 성 발달을, 피아제는 사고의 발달을, 에릭슨은 심리사회적 발달을 각자 평생의 관점에서 연구했다.

2) 유전과 환경

가) 유전설이 먼저 탄생했다

인간의 발달을 연구할 때 가장 논란이 된 문제는 유전과 환경 중 어느 쪽의 영향이 강하냐는 점이었다. 이 대립 개념은 선천적이냐 경험적이냐의 표현으로 바꿔 말할 수 있다. 역사적으로 봤을 때, 인간의 발달은 전적으로 유전에 의해 결정된다는 성숙설이 가장 먼저 등장했다. 그 후 인간이 처한 환경적 요인이 발달에 영향을 미친다는 환경우위설(학습설)이 제기되었다.

나) 인간의 일생은 태어나기 전부터 결정될까?

16~17세기 무렵에 나온 그림책에는 정자미인이 등장한다. 당시 사람들은 태어나기 전 정자 단계에서 사람의 일생이 모두 결정된다고 생각했다. 그리고 그것을 상상하여 그린 것이 정자미인이다. 이 이론에 따르면, 구두수선공 가정에서 태어난 아이는 태어나기 전부터 구두수선공이 된다고 결정된다. 이렇듯 인간의 발달은 유전에 의해 100% 결정된다는 견해가 1930년대 무렵까지 쭉 이어졌다. 유전설(성숙설)을 지지하는 대표하는 연구로는 게젤과 톰슨이 실시한 쌍생아 연구가 유명하다.

(1) 게젤의 쌍생아 실험: 성숙우위설

게젤과 톰슨은 유전자가 발달 과정의 방향을 정하는 메커니즘을 '성숙'이라고 부르고 환경이 발달의 순서에 영향을 미치지 않는다고 보았다. 이 이론을 뒷받침하기 위해 게젤과 톰슨은 다음과 같은 실험을 실시했다.

생후 46주가 된 쌍둥이 A군과 B군이 있다. A군에게 6주 동안 훈련을 시켰더니 계단을 오르는 데 26초가 걸렸다. 그러나 그 후, 변화는 없었다. 한편 B군에게는 어떤 훈련도 하지 않은 상태에서 6주 후에 계단을 오르는 시간을 측정했더니 45초가 걸렸다. 그 후, 2주 동안 B군을 훈련시키자 계단을 오르는 데 10초가 걸렸다.

결과적으로 겨우 2주 동안 연습한 B군이 그보다 세 배나 오래 연습한 A군보다 계단을 빨리 올라갔다. 이 실험은 훈련받은 아이나 훈련받지 않은 아이나 계단을 오르는 시간이 실질적으로 다르지 않다는 것을 보여주었다. 게젤은 이 실험 결과를 통해 조기 학습효과는 성숙에 이르지 못한다는 자신의 이론을 입증했다. 즉, 아이의 운동 능력이 성숙하지 않으면 이른 나이에 훈련을 시작해도 소용없다는 것이다. 이렇게 학습효과는 성숙에 영향을 주지 않는다는 학설을 성숙우위설이라고 한다.

(2) 발달은 환경으로 결정된다.: 환경설

게젤의 견해와 달리 인간의 발달은 그 사람이 처한 환경에 의해 결정된다는 학설이 환경설이다. 다른 말로 학습설이나 경험설이라고도 한다. 행동주의 심리학자 왓슨은 학습설을 신봉하여 학습을 통해 인간의 행동이 성립된다고 생각했다. 그의 이론은 인간의 행동에 고전적 조건형성 모델을 적용한 것이다.

왓슨은 갓 태어난 아기를 자신에게 맡겨주면 부모가 바라는 능력과 기술을 가진 인물로 키워서 어릴 때 정한 직업을 갖게 할 수 있다고 주장했다.

(3) 유전도 환경도 중요: 상호작용설

한편, 독일의 심리학자 슈테른은 인간의 발달은 유전 요인과 환경 요인이 폭주하여 결정된다고 주장하며 유전설과 환경설의 이론 논쟁을 조정하는 폭주설을 제창했다. 슈테른의 폭주설은 지금의 상호작용설에 근접했다고 볼 수 있지만 발달은 유전과 환경을 단순히 더한 것이 아니라는 점, 유전화 환경이 인간의 특성·재능·소질의 개화에 어떤 영향을 미치는가에 대한 상세한 논의가 없다는 점이 결점으로 지적된다.

한편 젠센은 상호작용설의 하나인 환경역치설을 제창했다. 유전을 통해 부여받은 재능을 키우기 위해 필요한 최대한도의 환경을 역치라고 한다. 환경역치설은 선천적인 재능을 키우기 위해서는 그에 상응하는 환경이 필요하다는 이론이다. 예를 들어, 키처럼 환경의 영향을 많이 받지 않으면 역치가 낮다고 하고 음감처럼 환경 요인의 영향을 많이 받으면 역치가 높다고 한다. 최근에는 유전적 요인과 환경적 요인이 서로 영향을 미치며 발달하므로 어느 한 쪽이 우위에 서지는 않는다고 보고 있다.

마. 발달 과제

1) 하비거스트의 발달 과제의 특징

하비커스트의 이론은 유아기부터 고령기까지의 각 발달 단계의 시기에 '또래 친구들과 사이좋게 지낸다', '취업 준비를 한다' 등의 발달 과제를 설정한 것이 특징이다. 그는 에릭슨의 발달 과제보다 더 다양한 과제를 인생의 발달과제로 삼았다. 하비거스트는 신체적 성숙이나 지능에 관한 것, 사회·문화적으로 규정된 것, 개인의 가치나 선택에 관한 것 등으로 영역을 세분화하고 발달 과제를 구체적으로 설정했다. 그의 이론은 학교 교육의 목적을 찾아내거나 설정할 때 굉장히 유용하다.

사. 스포츠 발달심리학의 원리

1) 발달의 개념

가) 수정에서부터 죽음에 이르기까지 전 생애에 걸쳐서 신체, 심리(인지, 정서, 성격 등의 변화), 사회적인 측면에서 나타나는 질서정연하고 연속적이고 상승적이고 또는 퇴행적인 변화과정

나) 양적 변화(크기와 양)와 질적 변화(본질, 구조, 비율, 기능)를 포함 한다.

2) 인간발달의 원리

가) 발달은 유전과 환경의 상호작용이다

나) 발달은 전 생애에 걸쳐서 이루어 진다

다) 발달에는 결정적인 시기가 있다: 민감기라고도 하는데 어떤 행동이 필요한 시기에 이루어지지 않으면 나중에 이루기가 힘든 경우가 있다. 언어발달에는 14세 까지가 적당한 것도 한 예이다. 단, 절대적인 것은 아니다

라) 발달에는 일정한 방향이 있다: 주로 머리에서 발 쪽으로 사람의 몸 중심에서 말초 신경 쪽으로 변화가 일어나게 된다

마) 발달의 속도는 일정하지 않다: 일정하지 않지만 연속적인 과정이다

바) 발달은 점성적 원리를 따른다: 앞서 얼마만큼 발달했는냐가 뒤의 단계에 영향을 미친다.

사) 발달에는 개인차가 존재한다.

3) 발달단계와 발달 과업

가) 발달단계: 발달상에는 어떤 과제의 성취와 특정한 측면의 발달이 강조되는 삶의 기간

나) 발달과업: 각 발달단계에서 요구되는 신체적, 인지적, 사회적, 정서적 기술의 획득

다) 인간발달단계의 구분: 영아기 (0~2세)

아. 발달단계별 특징

1) 태내기

가) 3개월 전후

(1) 남녀 성의 구별이 가능

(2) 신경망이 생기기 시작해 온 몸의 구석구석까지 퍼져 뇌와 연결됨.

나) 12주

(1) 팔다리를 움직이기 시작함

(2) 20개의 젖니 뿌리가 형성됨

(3) 성대가 생겨나 소리를 냄

다) 16주~20주

(1) 머리털이 나기 시작함

(2) 뼈가 생김

(3) 태동을 느낌

다) 5개월

(1) 출생 때 키의 반 (25Cm)

(2) 몸무게는 400~500g정도이며 코, 귀, 입의 모양이 완성돼 얼굴도 구분된다 (태아기 특징: 태반의 형성)

태아는 양수에 의하여 형성되는 안전한 수중 공간에서 충분한 운동과 발육(임신 5개월 초반)이 있고 이전에는 유산의 위험이 크다

라) 23주

- 신생아처럼 잠을 자고 깨며 수면을 위해 편안한 자세도 취한다

마) 24주

- 눈을 감고 뜨기도 하며 엄지손가락을 입으로 빨기도 하고 딸꾹질도 함

바) 25주

- 자궁 환경 내에서 활발한 기능을 하나 자궁 환경을 벗어나면 생존 할 수 없

다. 수정 후 약30주가 지나면 모체에서 분리되어도 조산아 인큐베이터에서 생존이 가능하다. 임신 210일을 생존가능연령으로 본다.

자. 태아 발달에 영향을 미치는 요인

가) 유전적 요인

(1) 유전 인자 자체로 인한 이상: 우성인자에 의한 이상, 열성인자에 의한 이상, 성과 관련된 이상

(2) 우성인자에 의한 질병 중 대표적인 것: 헌팅톤 병(헌팅톤 병(HD)은 상염색체 우성으로 유전하며 진행성으로 선택적인 부위의 세포들이 파괴되는 퇴행성 질환으로서 특징적으로 무도증(chorea) 및 치매증상이 보인다

(3) 열성인자에 의한 질병 중 대표적인 것: 흔하며 이러한 질병이 있는 경우에는 영유아기에 죽는 경우가 많다

(4) 염색체 이상: 불완전 세포분열에 의해 염색체의 수가 많거나 적은 경우(5) 가장 흔한 염색체 이상으로는 정자 또는 난자가 감수분열할 때 잘못 되어서 23쌍의 염색체 중에서 21번째 염색체가 2개 대신 3개의 염색체를 가지게 되는 경우인 다운 증후군이 있다.

나) 환경적 요인

(1) 임산부 영향: 임신연령, 임신부의 건강상태, 약물 복용

(2) 임산부의 정서

7. 신생하기

가. 출생 후 1개월 동안의 아기

18~20시간 수면

전적으로 어머니의 보호 하에 생명을 유지 한다

1) 신체적 발달

머리 크기는 신장의 1/4정도로 매우 크고 두개골을 이루지만 뼈가 아직 봉합되지 않는다. 신생아의 운동은 전신운동과 신체 특정 부위의 운동으로 분류한다. 영아 돌연사증후군: 잠을 자다 아무 이유 없이 죽는 경우

2) 반사운동유형

가) 생존반사

- 젖찾기반사: 입 주위에 자극을 주면 자극이 있는 쪽으로 고개를 돌려 빨려고 함.
- 빨기반사: 입에 닿는 것은 무엇이든지 빨려함
- 연하반사: 음식물을 삼키는 행동

나) 원시반사

- 바빈스키반사: 발가락을 펴고 오무리는 반사운동으로 생후 1년 경에 사라짐.
- 모로반사: 껴안는 반사운동, 확 피니 후 껴안는 운동. 생후 3~4개월에 사라짐.
- 파악반사: 손에 잡힌 것을 꽉 쥐고 놓지 않으려는 반사운동으로 3~4개월이 되면 소멸됨.
- 걸음마 반사: 겨드랑이 잡고 살짝 들어올려 발을 바닥에 닿게 하면 걸어가듯이 무릎을 구부려 발을 번갈아 바닥에 내려 놓음

나. 인지적 발달

피아제에 의하면 신생아는 인지적 발달의 대상이 아니다. 신생아는 자신이 접하던 대상이 사라졌을 때 그것을 찾으려 하지 않는다.

다. 정서적 발달

1) 정서: 외적, 내적 사건에 대한 반응으로 나타나는 생리적 변화 또는 일련의 행동
2) 신생아의 정서: 본능적인 정서이고 울음은 신생아가 정서를 표현하는 방법이며 세상과 소통하게 하는 중요한 기제

3) 정서발달

가) 엄마의 얼굴, 목소리, 냄새를 구별

나) 놀람도 표현한다

다) REM (Rapid Eye Movement): 수면 상태 시 꿈을 꿀 때 연속적인 미소

라. 사회적 발달

어머니의 보호가 필요하고 아기가 정서적으로 긴장 상태를 나타낼 때 즉각적으로 반응하고 이를 만족시켜 주어야 한다

8. 영아기

출생 후 1개월에서 2세 까지를 의미를 말한다

신체적 발달>심리적 발달> 사회적 발달 (애착의 확립, 낮가림, 격리 불안)

가. 신체적 발달

기본적인 대근육 또는 ㅅ근육 운동 기술을 형성한다: 머리 들기, 구르기, 뒤집기, 혼자서 앉기, 붙잡고 서기, 붙잡고 걷기, 혼자서 서기, 혼자서 걷기, 손잡고 계단 오르내리기, 개인차가 있으며 운동 능력이 발달 됨에 따라 다양한 환경 과의 접촉을 통해서 자발적인 탐색과 목표추구가 가능하다.

나. 심리적 발달

1) 대뇌의 발달: 출생 시는 성인 뇌의 25%, 생후 1년 사이 66%, 2세경에는 75%, 5세경에는 90%에 이른다. 좌반구와 우반구의 기능 분화되고 반사운동이 사라지고 의도적인 운동이 나타나게 된다.

2) 감각 및 지각 발달: 청각(출생 후 얼마 되지 않아 성인 수준까지 발달), 시각(감각 중 가장 늦게 발달), 후각(생후 1주일 정도면 어머니의 젖냄새와 다른 것을 구별 할 수 있다)

3) 인지적 발달: 영아는 자극에 반응하는 반사적 유기체로 발달하고 감각기관과 운동 기관을 통해 이루어진다. 또한 인과관계를 이해 할 수 있게 된다.

4) 정서적 발달: 출생 시 미분화된 상태에서 점차 성숙과 학습을 통해 분화한다.

5) 언어발달: 생후 2개월 된 영아가 즐거운 경우 소리를 내는 것-쿠잉(cooing), 4~5개월이면 옹알이(babbling)을 시작한다. 쿠잉이나 옹알리를 할 때에는 어머니나 주위 사람들의 격려를 받아야만 그 소리가 다양해진다. 때문에 그것을 들으면 그래도 따라하지 말고 그것에 대해서 반응을 해주되 성인의 언어로 반응을 해주면 언어 발달이 빨라질 수 있다.

* 영아기의 언어발달 특징: 자기중심적인 언어를 사용한다.

다. 사회적 발달

1) 기본적 원천

가) 모성인물과의 애착관계 형성

나) 대상 영속성(대상 불변성)의 확립기질, 한 개인의 행동 양식과 정서적 반응 유형이다. 타고나는 것으로 유전의 영향을 많이 받는다. 비록 타고나는 것이라 해도 모성인물과의 관계가 중요한 영향을 미친다.

2) 애착

가) 영아와 보호자 사이에 형성되는 긍정적인 관계

나) 선천적으로 갖고 태어난 행동으로 종 특유의 본능적인 것으로 다양한 이론적 시각에 따라 애착 형성에 입장은 다르지만 애착의 중요성은 모두 인정하고 있다.

3) 애착형성의 4단계

출생 후 3개월: 대상에 머물러 있으려 하며, 3~6개월 경: 낯가림 시작하고 7개월부터 걸음마기 까지: 영아가 능동적으로 타인과의 신체적 접근을 추구한다, 9개월: 분리 불안이 나타나고 12개월: 눈에 보이지 않아도 그 대상이 존재한다는 사실을 인식 할 수 있는 대상 불변성이 형성된다.

4) 애착 유형의 4가지

안정애착형, 회피애착형, 저항애착형, 혼란애착형

5) 영아기의 문제

신체적 문제〉 인지적 문제 〉 사회적

9. 유아기

유아기는 대략 2세말에서 6세까지로 아동전기 또는 학령전기라고도 한다. 유아기의 특징. 첫째, 신체적 발달은 영아기에 비해 다소 느린 경향이 있지만 경험과 연습을 통해 점진적으로 분화되고 정교한 발달을 보인다. 둘째, 심리적 발달은 언어발달과 더불어 학습, 지각, 추론 및 기억발달을 통해 타인과의 접촉범위가 넓어지고 아울러 관계의 질적, 양적 발달이 향상된다. 이러한 과정은 사회화에 큰 영향을 미치고 개인의 기본적 행동양식 및 가치체계를 형성하는데 중요하게 작용한다.

가. 신체와 운동능력의 발달

유아기에는 신체의 발달로 인해 근육이나 골격의 발달과 더불어 운동능력이 점차 분화되고 정교해진다. 또한 대소변 통제는 개인차가 있지만 약2세부터 가능한데, 괄약근의 성숙도와 성별, 부모의 태도에 따라 개인차가 있다. 이러한 개인차를 무시한 부모의 강압적 배변훈련이나 질책은 정서발달에 부정적 영향을 줄 수 있다. 프로이트는 이 시기에 특정히 고착된 유아는 강박적 성격이나 지나친 소유욕을 갖는 항문에 성격이 되기 쉽다고 하였다.

나. 인지능력의 발달

인지능력은 지각능력의 발달과 밀접한 관계가 있다. 사물을 지각하는 능력의 발달은 피아제의 첨가설과 깁슨의 분화설을 근거로 설명되는데, 첨가설에 의하면 어떤 사물을 자주 접할수록 그 사물에 대한 지식이 점점 늘어난다는 것이고, 분화설은 사물을 지각할 때 먼저 형태와 크기, 부피 등 부분적요소로 변별하고 이를 분명히 지각한다고 보는 입장이다.
이시기 아동의 인지발달의 중요한 특징은 보존개념의 획득인데, 보존이란 아동이 사물의 외형상의 변화에도 불구하고 특정한 양과 질은 변하지 않는다고 판단하는 능력을 뜻한다.

다. 정서발달

감정은 쾌,불쾌 차원의 분화되지 않은 흥분상태이고, 정서는 분노,공포,환희,격정과 같이 분화된 상태로 신체적 변화와 동기화된 행동이 수반된다. 감정은 대체로 생래적인 반면, 정서는 문화적이거나 부모의 양육방식에 따라 연령증가와 더불어 점점 분화되고 다양한 형태로 표현된다. 일반적으로 연령이 증가함에 따라 외형적인 정서표현은 억제되고, 내적 경험으로 바뀐다.

라. 성격과 사회성의 발달

유아는 연령이 증가함에 따라 새로운 사물이나 사건에 대한 호기심과 탐색의 욕구가 더욱 커지는데, 이러한 욕구를 또래들과 더불어 성취하려는 경향이 있다. 에릭슨에 의하면 유아 초기에 어떤 일을 능동적으로 시도하여 성공한 경험이 있는 유아는 자율감이 생기는 반면, 실패한 유아는 수치와 회의를 느낀다고 한다.
성격이나 사회성에서 나타나는 두드러진 특징은 성유형화이다. 성유형화는 남성 혹은 여성에게 알맞다고 생각되는 행동, 태도, 가치 등을 획득 하는 것이다. 성유형화의 원인은 생득적으로 타고는 남녀의 생리적 차이와 개인이 속해있는 문화권의 영향으로 볼 수 있다.

유아기의 사회관계는 또래나 친구를 통한 관계가 시작되고 확대되지만, 아직도 부모의 영향이 절대적이다. 부모의 양육방식은 민주형과 통제형으로 나뉘는데, 민주형의 가정에서 자란 유아들은 적극적이고 경쟁적이며, 독창적, 외향적이고 호기심도 더 많고 진취적이지만, 통제형의 가정에서 자란 유아들은 대개 싸움을 잘하고 거부성향이 높으며 비순종적이고 겁이 많다고 한다. 이러한 유아의 사회화에는 유아가 행동한 결과에 대한 보상과 처벌이 큰 영향을 미친다.

10. 아동기

아동기는 7세에서 12세까지로, 생활의 중심이 가정에서 학교로 옮겨지는 학동기를 말한다. 이시기는 부모와 가정의 영향권에서 벗어나 또래와의 인간관계가 크게 확장되는 시기여서 또래시대라고도 한다.

가. 신체적 발달

아동기의 신체적 발달은 일반적으로 완만한 상승곡선을 보이는 경향이 있다. 이시기의 운동발달은 이미 획득한 운동기술이나 근육의 협응체계가 더욱 정교화되는 특징이있다.

나. 정신능력의 발달

아동의 정신능력은 학교라는 집단에 속해 교사의 학습지도와 또래와의 관계를 통해 새로운 장면에 대한 호기심과 탐색의 욕구를 추구하는 과정에서 많은 발달적 변화를 겪게 된다. 지능발달에 영향을 미치는 요인으로는 유전적 요인과 환경적 요인이 있는데, 유전적 요인은 이미 생득적으로 결정된 요인이므로 일단 태어난 이상은 환경적 요인을 개선 내지 보완시키는 것이 중요하다. 환경적요인은 가정환경이 가장 기저를 이루는 요인이다.

피아제에 따르면 아동기는 구체적 조작기로서 전조작기에서 습득하지 못한 개념을 획득하고 자아중심에서 탈피하기 시작한다고 한다.

다. 성격 및 사회성의 발달

아동기는 초등학교 입학과 더불어 생활장면에서 많은 변화가 생기고 많은 또래들과 집단생활을 통해 학업과 새로운 인간관계를 맞이하기 되므로 개인의 성격이나 사회성 발달에 아주 중요하다. 에릭슨에 의하면 아동기의 성공적 경험은 능력감, 숙달감, 근면감을 느끼게 한다고 한다. 한편 아동이 실패했다고 생각되면 열등감과 자신은 아무곳에도 쓸모없다는 느낌을 갖게된다. 이러한 근면감과 열등감 발달에는 아동에 대한 부모의 태도가 중요하다.

11. 사춘기와 청년기

사춘기는 아동기가 끝나고 청년기를 준비하는 약 12세부터 14세까지 과도기를 말한다. 이 시기는 2차 발육급등을 보이는 시기로 심한 신체적 변화와 더불어 심리적 변화를 경험하는 격동기이다. 피아제에 따르면 이시기는 형식적 조작기로, 구체적 조작기에서 불가능했던 현실적인 세계를 추상적으로 사고할 수 있게 된다.

에릭슨은 이 시기를 정체감 형성시기로 보았는데 청년기는 급격한 신체적 발달과 생리적 변화로 자기 신체에 대한 미묘한 느낌을 갖는다. 이처럼 신체, 생리적 변화는 급격한데 반하여 심리적 발달은 이에 미치지 못하므로 균형이 깨지기 쉽다. 또한 여러 환경적 변화, 진학이나 직업선택, 친구, 이성 관계 등이 주변과 사회의 강력한 압력에 부딪혀 심리적 혼란을 겪기도 한다.

마샤는 자아정체감 수준을 성취지위에 따라 분류하였다. 첫째, 가장 낮은 성취지위는 정체감 확산 상태인데, 이러한 정체감 확산상태가 지속되면 사고과정이 비조직화되고 대상관계가 혼란한 양상을 띄게 된다.

두 번째로 낮은 성취지위는 정체감 유실로서, 위기를 경험하지 않은 채 부모나 기타 권위주의에 의해 주어진 가치관을 선택의 여지없이 그대로 받아들여 동조하고 있는 상태이다.

세 번째는 정체감 유예상태인데, 여기서는 여러 대상에 적극적인 참여를 보이나 참여의 안정성과 만족이 결핍되 있으며 대개는 위기를 경험한다.

마지막으로 가장 높은 성취지위는 정체감 성취상태인데, 이 수준은 이미 위기를 경험하고 비교적 강한 참여를 할 수 있게 되어 상황적 변화에 따른 동요없이 성숙한 정체감을 소유하게 된다.

12. 성인초기

성인기(adulthood)는 대략 25세부터 40세까지를 말한다. 성인 초기는 사회 적응에 따른 환경 변화를 겪기 때문에 다양한 인간관계를 가지게 된다. 즉, 새로운 조직에 들어가거나 사업을 함에 있어서 상사, 동료 또는 타인과의 새로운 인간관계를 넓혀 가는 시기이다. 그리고 배우자 선택 과정과 결혼, 직업 선택과 직장 적응 그리고 주거 문제 등은 새로운 적응 문제이다.

특히 새로운 가정생활의 시작인 부부생활은 타인과의 만남에서 일심동체가 되어 공동의 목표를 추구하고 가치 있는 삶을 누려야 하기 때문에 무엇보다도 상호 협조와 이해가 중요하다. 직장 또는 사업에 종사하는 것 역시 새로운 환경 변화에 따른 중요한 적응 문제이다.

에릭슨은 이 시기를 친밀감(intimacy) 대 고립감(isolation)의 형성 시기로 보았다. 즉, 새로운 대인관계에서 지속적인 친밀 관계를 유지하지만, 진정한 인간관계를 이루어 나가지 못하는 정도에 따라 고립감을 갖는다고 하였다.

13. 중년기

중년기(middle age)는 대체로 40세에서 60세까지를 말한다. 문화 수준이 향상 되고 수명이 길어짐에 따라 65세까지로 보기도 한다. 이 시기는 경제적으로 안정되고 사회적 지위가 확립되어 안정된 분위기 속에서 자신의 역할을 수행하며, 아울러 자녀교육 및 진로에 관심을 갖는 가장 생산적인 인생의 황금기이다. 이 세대는 세력과 책임의 두 측면에서 실질적으로 사회를 이끌어 가는 연령집단이다.

에릭슨은 중년기를 생산성(generativity) 대 침체성(stagnation) 형성 시기로 보았다. 그래서 이 시기의 사람들은 생산성을 성취하는 데 전념하게 된다고 한다. 여기서 생산성이라 함은 자녀를 낳고 기르는 것뿐만 아니라, 직업을 통하여 각자의 생산성을 높이고 이상을 세우는 것도 의미한다. 따라서 이 시기에 생산성이 결여되면 성격이 침체되어 마치 이 세상에 자기 혼자만 남겨진 것처럼 자신에게로 빠져들기 시작한다고 한다. 그래서 이 시기의 갈등은 생산성 대 자기 침체성의 형성이 주축이 된다고 한다.

레빈슨은 중년기를 좀 더 세분화하면 전화기의 시기인 (40~45세)로 시작하고 인생구조를 설계하는 중년기로 진입한다(45~50세). 그 다음에 이 구조는 평가되고 수정되어서 (50~55세), 중년기의 최고 절정기에 이른다(55~60세).

초기에 주로 남성들을 대상으로 성인발달을 연구한 그는, 중년 전화기인 40~45세 미국 남성의 80%가 정서적 갈등, 실망감 등을 포함하는 위기감을 경험했다고 보고했고, 그 후 여성을 대상으로 15년에 걸친 심층적인 전기적 면접법을 통한 연구에서 중년 전환기에 처한 거의 모든 여성이 중간 정도의 또는 심한 발달적 위기를 겪고 있다고 밝히고 있다.

가. 여성의 중년기 발달

중년 여성의 발달에 대한 그의 연구는 가정주부군과 경력여성군으로 나누어 이루어졌으며, 전자에는 전통적 가정주부 또는 간호사나 교사와 같은 여성적 직업을 가진 직업여성이 포함되었고, 후자에는 남성 전유의 고위 직업을 가진 기업, 재정계의 경력여성과 학문세계의 경력여성(교수)이 포함되었다.

여성은 내면에 전통적 가정주부 형상, 독립적이고 자신을 스스로 돌볼 수 있는 반전통적

형상, 또는 전통적 결혼기획과 직업적 꿈을 절충하여 일과 사랑, 결혼, 가족 사이의 균형을 이루어 나가겠다는 신전통적 형상을 갖고 있었다.

가정주부들은 자아발달의 실패라는 삶의 대가를 받았으며, 대부분이 실망감, 씁쓸함, 후회, 환멸 속에서 침체를 경험하고 있었다. 경력여성 역시 많은 노력을 요하는 경력과 가족의 요구 사이에서 끊임없이 고된 삶을 살고 있는 자신을 발견했을 뿐이며, 극적인 재조정이 필요하면서도 새로운 출발을 할 기반이 부족하다고 느끼면서 침체를 경험하고 있었다.

여성의 인생에서 가장 큰 장애물은 '성의 분리'였다. 즉, 인간생활의 모든 면, 가정적 장면과 공적, 직업적 장면에서 여성은 보살피는 자, 남성은 공급자로 각각 하는 일이 분리되어 있었고 자아 안에서도 여성성과 남성성이 분리되어 있었다. 이러한 분리는 가부장적인 사회에 의해 고무되고 있었고, 분리 그 자체가 그러한 사회의 유지를 돕고 있었다.

그러나 어떠한 인생구조도 자아의 모든 면을 실현시키도록 허용할 수가 없기 때문에 레빈슨은 중년기에 이르러 그 동안 소홀히 되거나 최소화되어 왔던 자아의 부분이 긴박하게 표현되고자 하는 징표인 위기감이 발달상의 정상적이고 보편적인 과정이라고 평가했다.

나. 인생구조 수정하기: 성 유사성과 차이점

중년기 성인은 젊었을 때의 어떤 특성을 포기하고, 다른 사람들에게 표현하기 위한 적절한 방법을 찾으며 나이 듦을 받아들이고, 그것에 의하여 그들 인생의 조화를 위해 젊은 세대 때의 특성과의 균형을 맞추려고 한다. 일반적으로 여성이 남성보다 더 노화에 대해서 잘 적응하지 못한다.

한 연구에 따르면 나이든 여성은 여성의 전형적 이미지를 싫어하며 사랑할 수 없게 되는 것에 극도의 공포를 느낀다. 또한 여성은 젊음을 유지하기 위하여 얼굴에 화장을 많이 한다. 정말로 여성들은 남성들이 그러한 것보다 나이에 비해 젊어지기를 원하는 것 같다. 특별히 여성에게 있어서 주관적 나이와 객관적인 나이의 차이는 나이를 먹음에 따라 간격이 벌어진다.

중년기 성인은 그들의 죽음과 동년배의 임박한 죽음에 직면할 때 부모와 친밀한 파트너, 아이들, 친구, 직장동료에 대하여 파괴적으로 행동할 수 있다. 반대로 인간생활의 복지 향상을 위한 노력을 통하여 창조적이 되기를 원할 수도 있다. 예컨대, 자비로운 선물, 자발적인 봉사, 젊은 사람과의 상담 등 중년생활을 번창하게 하기 위한 다양한 방법 등이 사용될 수 있다.

또한 중년기는 자신의 남성 부분과 여성 부분을 조화시키는 시기이다. 남성의 경우 이것은 양육과 보살핌이라는 여성적 특성을 더욱 받아들이는 것을 의미하며, 여성의 경우 일반적으로 남성적인 것(자율적인 성격, 우월성, 독단성)에 대하여 열려야 한다는 것을 의미한다. 남성성과 여성성의 특성을 잘 조화시킨 사람은 양면적성 정체성을 가지고 있다. 양면성은 호의적인 성격과 관련된다는 것을 알게 될 것이다.

마침내 중년생활은 외부세계와 관련된 일의 참여와 분리의 균형을 요구한다. 남자는 일반적으로 야망과 성취에 관련된 것을 줄이고 자신에 대해 더욱 관심을 가질 필요가 있다. 역으로, 성인 초기 때 자녀양육에 헌신했거나 직장생활을 충실히 하지 못한 여성들은 자주 다른 방향으로 살기를 느낀다.

다. 사회적, 문화적 배경에서 인생의 구조

인생구조를 재설계하는 것은 그들 자신과 다른 사람들의 재평가에 의존한다. 가난, 무직 그리고 사회에서 소외된 위치에 있을 때 인생구조는 만족을 추구하기 보다는 생존을 위한 것이 된다. 심지어 그들의 직업이 안정되고 즐거운 이웃과 함께 살아가는 성인도 직업적으로 생산성과 이익만을 너무 강조하고 일 자체에 의미를 두지 않는다면 그것에 의하여 성장의 가능성을 제한 받는다.

승진을 위한 기회는 성인 초기 꿈의 실현을 가져다 주며 그것에 의하여 중년기 전환이 편안히 이루어진다. 꿈의 실현은 남자보다 여자에게 현실화되기 어렵다.

교육은 개인적으로 일을 잘하는 데 결정적이다. 아직까지 세계적으로 성인 인구의 26%는 문맹자이다. 여성의 문맹률은 남성의 두 배이다. 비록 국민 문해율을 높이기 위한 많은 노력이 있지만 남아시아, 아프리카, 중동 국가 여성의 상당수가 비문해인이다. 많은 성인들은 학교에 다니는 것을 제한 받는다. 교육이 없다면 성인 중기를 변화시킬 수 있는 어떤 꿈도 없다.

14. 노년기

노년기(aging)는 대략 65세 이상을 말한다. 이 시기에는 체력이 서서히 쇠퇴하기 시작하고 아울러 노쇠를 촉진시키는 질병이 나타나기 시작한다.

에릭슨은 이 시기의 질병은 체념 상태의 무력감을 가져오고 아울러 죽음에 대한 내적인 투쟁의 일환-마지막 단계의 성숙과 지혜에 대한 잠재력을 갖기 위한 투쟁-임을 강조하고 있다. 이런 이유로 그는 이 시기를 자아통합(self-integrity) 대 절망(despair)의 형성 시기로 보았다. 대부분의 노인들은 이 시기에 죽음을 생각 하면서 삶을 음미한다.

따라서 자신의 일생을 돌아보고 과연 가치가 있었는지에 대해 의문을 갖는다. 자신의 인생이 성공적이었다고 생각되는 사람은 초연히 죽음을 맞이하면서 자기통합감을 느끼는 반면에 그렇지 못한 사람은 초연히 죽음을 맞이하면서 자기통합감을 느끼는 반면에 그렇지 못한 사람은 지나온 생애가 없다는 느낌에 가슴 아파한다.

그러나 다행스럽게도 늙음이 문제임에도 불구하고 70세에서 79세 노인들을 대상으로 한 연구는 늙는 것이 그리 나쁘지 않다고 한다. 즉, 75%가 은퇴 후의 생활에 만족한다고 보고하였다. 이러한 결과는 대부분의 노인들이 꽤 적극적이며 외롭지 않다고 느끼는 데에서 비롯된 것이며, 소수만이 노쇠와 정신병의 증후를 보였다.

레빈슨은 단기 횡단법을 이용하여 인생 계절론을 제시하였다.

인생 계절론의 핵심개념은 '생의 구조', 즉 일정한 시기에 있어서 개인의 생에 내재된 양식과 설계이다.

이것은 개인과 환경과의 관계를 형성해 주며, 이러한 주요한 구성요인은 배우자, 자녀, 직장상서, 동료 등 다양한 사람들과의 관계뿐만 아니라 교회나 동호회 같은 중요한 집단이나 사회구조와의 관계이다. 레빈슨은 인생주기를 네 개의 계절로 구분하고, 각 계절은 약 20년간 지속되며, 대략 5년간의 전환기와 연결되어 있다고 설명했다.

가. 성인 후기 전환기(60~65세)

60대 초반은 중요한 전환점으로 중년기를 끝내고 노년을 준비하는 시기이다. 레빈슨은 신체적 변화와 성격과의 관계에 주목하는데, 이 시기에는 한두 가지 질병에 걸리기 쉽고, 정신적, 신체적 능력의 변화로 노화와 죽음에 대한 인식이 강화된다. 또한 이 시기에는 심장질환, 암, 시력 또는 청력의 감퇴, 우울증과 같은 질병에 걸린 확률이 높아진다. 성인 후기 전환기는 자기 자신뿐만 아니라 동료들의 노화를 다시금 확인하는 시기이다.

나. 노년기(65세 이상)

노인들은 이제 무대의 중앙에서 물러나게 된다. 이는 인정, 권력, 권위에 손상을 가져오므로 정신적으로 큰 상처를 받게 된다. 그러나 가정에서는 조부모 세대로서 자녀들에게 지혜, 인도, 지원의 원천으로 도움을 줄 수 있다. 인생의 마지막 단계에서 노인들은 죽어가는 과정을 이해하게 되고 자신의 죽음을 준비한다. 이전 단계의 끝 무렵에는 새로운 단계의 시작과 삶에 대한 새로운 이유를 기대했던 반면 이제는 죽음이 곧 닥쳐올 것이라는 것을 알고 있다.

이 시기에 노인들은 자아에 대한 궁극적인 관심과 인생이 과연 무엇인가에 대해 최종적으로 마음의 정리를 하게 되는데, 레빈슨은 이것을 삶의 끝자락에서 하게 되는 '다리 위에서의 조망(one's view from the bridge)'이라고 표현하였다. 이러한 분석은 에릭슨의 자아 통합감과 유사하다.

Ⅲ. 레이저 사격

Ⅲ. 레이저 사격

1. 레이저 사격의 의미

레이저 사격은 일반적인 사격과 마찬가지로 조준, 정지, 격발, 추적의 네 가지 기능으로 이루어진다. 이 과정에서 심리적 능력은 높은 기록을 달성하고 유지시켜주는 비장의 무기로 작용한다. 다만 기존의 사용방법인 실탄을 사용하지 않는 안전한 스포츠로 거듭나고 있으며, 사수가 장비와 자세와 심리 현상에 쏟는 주의력은 초보자에서 챔피온으로 성장하는 과정을 통해 변화해 가는데, 초보자는 주로 기본적인 자세를 찾고 장비를 자세에 맞도록 조정하는데 집중한다. (소총사격술, 1986)

레이저사격은 안전을 기준으로 연구 개발 되어진 사격용구(정밀타겟, 스크린타겟, 레이저 총기등)로 간단하게 구성되어 있으며, 교육용은 방과후 학교 프로그램으로 학생들에게 제공하고, 일반용은 각종 동호회를 통하여 생활체육의 일환으로 제공하며, 선수용은 사격, 근대 5종 선수들의 연습용으로 제공하여 이를 통한 지역사회 구성원의 기초 체력 함양과 사회성 증진 및 생활체육 저변 확대를 목적으로 합니다.(오룡)레이저 권총은 총포 도검류 단속법의 규제에 들지 않는 스포츠 장비로 동호인들이 복잡한 절차를 거치지 않고 원할때마다 손쉽게 활용이 가능하며, 기존의 납탄으로 실탄, 화약, 종이표적, 프레온가스를 활용하였던 기능적 측면에서 벗어나 디지털 타겟을 겨냥하여 적외선 레이저가 발사되는 안전설계로 되어 있어서 지구환경문제에 도움이 되고, 안전을 가장 우선시 하였기 때문에 사용자 입장에서 휴대하는데 부담감이 없고, 타인에게 불편함을 주지 않기 때문에 보급의 유용성이 기대된다.

2. 레이저 사격의 필요성

비대면 또는 비접촉 방식의 ICT 기반 미래스포츠가 많은 주목을 받고 있는 요즘 학교체육과 생활체육으로 인기가 높은 레이저사격에 대해 알아보자. 레이저사격은 오룡 에듀건 대표이자 한국레이저사격협회장이 대한체육회 정식종목단체 등록과 정규 체육과 교육과정의 적용을 목표로 2015년에 시작된 종목이다. 학생체육교육과 스포츠산업에 많은 노하우를 가지고 있던 오 대표는 황사, 미세먼지 등의 기후변화에 적합한 실내 체육과 비대면 온라인 체육의 필요성을 미리 예측하여 남녀노소 누구나 즐길 수 있는 양성평등의 평생체육교육프로그램인 레이저사격시스템을 2015년 상반기에 개발했다. 레이저사격은 2017년부터 방과 후 학교의 교육프로그램으로 선풍적 인기를 끌었고, 현재 정규 체육과 교육과정의 표적활동, 유초중등 체육교사 직무연수, 학교스포츠클럽대회, 초중등 학생들의 진로교육, 스포츠센터 교육프로그램 등 체육교육뿐만 아니라 평생체육의 한 종목으로 자리 잡게 되었다. 레이저사격은 크게 올림픽 사격과 플레이 슈팅의 두 종목으로 구성되어 있다. 참여 인원, 거리, 시간제한에 따라 다양하게 종목으로 세분화됐다. 현재 남녀노소 누구나 쉽게 참여 할 수 있는 다양한 종목개발 연구가 진행 중에 있다. 2021년 현재 레이저사격은 대한체육회 종목단체 신청을 진행 중에 있다. 또 지역 스포츠센터로 운영하고 있으며 학교체육의 표적활동으로 적극 활용되고 있다. 특히 체육교육전문가와 학교 지도교사연구회의 현장 교사들과의 교류와 연구가 활발히 진행되고 있다. 2020년 하반기에는 코로나 19로 학교스포츠클럽대회가 전면 취소되거나 축소되는 상황에서 경기도 의정부교육지원청 학교스포츠클럽대회의 종목으로 선정돼 지난해 11월 '학교로 찾아가는 학교스포츠클럽 레이저사격 대회'를 운영하였습니다.

이 대회는 유·초·중등 남녀 모든 학생들이 참여한 국내 최초의 레이저사격대회. 학교 현장의 선생님들과 학부모님뿐만 아니라 학생들에게 최고의 학교스포츠클럽대회로 인정받았다. 그리고 2021년에는 서울시교육청을 중심으로 전국 각 시도 교육청의 학교스포츠클럽대회로 확산하기 위해서 한국레이저사격협회를 중심으로 노력하고 있다.
(김진회 기자 manu35@sportschosun.com).

3. 사격과 지도자

1) 사격지도자로서의 역할

스포츠에서 지도자는 코치(coach)라고 할 수 있다. 코칭(coaching)이란 선수가 운동에 참가하는데 관련된 지식이나 체력, 기술, 전술 및 전략, 태도, 철학 등을 효과적으로 습득하기 위해 해야 할 총체적인 행위를 의미한다(신동성, 1997).팀에서 코치의 역할은 팀의 성공 기회를 높이기 위해서 선수들에게 동기를 부여하고 있기 때문에 실제로 많은 연구 결과에서 코치는 선수들에게 많은 영향력을 발휘하고 있다고 밝혀지고 있다(Snyder, 1972). 코치의 일차적인 목표는 선수 개인의 경기 수행능력을 최대한 향상시켜 주고,

경기에 임했을 시에는 평소 훈련으로 증강 시켰던 경기력을 최대한 발휘 할 수 있도록 이끌어주는 것이다. 선수 자신의 연습이나 훈련도 중요하지만, 코치는 선수에게 경기 수행을 위한 보다 효율적인 훈련방법을 제공해 주어야 하며, 선수들로 하여금 의욕적으로 훈련에 임할 수 있도록 여러 가지 여건형성을 위해 노력해야 한다. 선수는 스스로가 주어진 환경과 상호작용을 하면서 발전해 나가려는 유기체이기에 코치의 역할은 더욱 중요하다고 할 수 있는 것이다. 유능한 코치란 선수의 경기력을 최대한 향상시켜 줄 수 있고, 일상적 훈련에 의욕적으로 임할 수 있도록 동기유발을 잘 시켜줄 수 있는 지도자를 말한다. 이에 선수는 훈련과정에서 코치로부터 가장 크게 영향을 받는다. 코치는 선수의 경기력 수준, 해당과정에 대한 동기와 즐거움에 직접적인 영향을 미친다. 코치는 또한 도덕적, 사회적으로 선수들에게 영향을 줄 수 있다. 선수는 격려와 지원을 아끼지 않는 코치로부터 선수로서 성장에 가장 큰 도움을 받는다. 격려와 지원을 하는 코치로부터 훈련을 받고 있는 선수는 그렇지 못한 코치로부터 훈련을 받고 있는 선수보다 운동을 더 좋아하며 긍정적인 자아상을 가지게 된다(강상조 외 2인, 1994). 코치는 선수의 운동기술 뿐만 아니라 일반적 태도에도 영향을 미친다. 코치가 폭넓은 지식을 갖추고 선수들로부터 존경을 받을수록 그들에게 미치는 영향력은 더 커진다. 아무리 어린 선수나 후보선수라 할지라도 코치의 자질이나 능력을 나름대로 평가할 수 있기 때문에 코치는 지도하는 선수의 능력 수준과 관계없이 훈련에 대한 새로운 지식과 효과적인 지도방법을 찾도록 노력해야 한다. 최근 올림픽을 비롯한 아시안게임, 세계사격선수권대회 등 중요한 사격대회에서 우리나라 사격계가 좋은 성적을 거두고 있다. 우리 선수들이 세계적인 선수들과 견주어 오히려 기량이 앞서게 된 이유는 선수 개개인의 역량도 향상되었고, 정부와 대한사격연맹의 전폭적인 지원도 일조를 했으며, 또한 사격 지도자들이 선수를 지도하는데 있어서 체계적이고 효율적이며 각 선수의 상황에 맞는 최신의 훈련법을 도입하고 고민하는 과정이 효과를 거두었다고 본다. 앞으로도 이렇게 좋은 성적을 지속적으로 거두기 위해서는 지도자들이 최대한 역량을 발휘하여 좋은 선수의 발굴과 관리, 효과적인 훈련방법의 개발에 전념해야 하고 이에 대한 지속적인 지원이 병행되어야 할 것이다.

2) 업무에 있어서 사격지도자의 역할업무에 있어서 사격지도자의 역할에 대해서는 명확한 이론적 근거가 제시된 바는 없지만, 사격지도자의 역할을 논하려면 선수 지도에 대한 부분 이외의 팀과 관련된 행정적인 업무를 빼놓을 수 없다. 이에 사격지도자의 업무적 역할에 대한 내용을 보면 아래와 같다. 경기 관련 업무는 각종 경기 참가여부의 결정과 참가 일정의 조율, 경기 참가를 위한 이동과 숙식문제 해결, 경기 후 성적의 정리와 분석

등이 있다. 팀 운영에 관한 업무에서는 원활한 운영을 위한 예산확보, 팀 운영경비의 정산, 훈련과 경기에 필요한 총기, 실탄, 기타 소모품의 구입과 확보 등을 들수 있다. 그리고 사격 팀은 대부분 고유의 사격장에서 훈련을 하게 되므로 소속 사격장의 유지 관리에 대한 책임도 지도자의 중요한 업무가 된다. 훈련업무에 관해서는 일상적인 훈련과 전지훈련, 개인훈련에 대한 일정과 프로그램 구성이 중요시 된다. 또한 소속팀 상급기관이나 상위인사와의 협의와 긴밀한 관계 유지도 지도자의 중요한 업무 중 하나이며, 새로운 선수의 발굴, 스카우트도 빼놓을 수 없는 사격지도자의 업무이다.

4. 레이저 사격에 미치는 영향

(1) 레이저사격이 건강에 미치는 영향

규칙적인 신체활동을 하지 않는 사람은 심장질환, 당뇨병, 암, 모든 만성퇴행성 질환이 쉽게 발생하여 사망률이 높고, 노화과정도 빨라서 수명이 단축된다. 심폐기능의 저하 및 면역수준도 낮아서 불안한 노후생활을 하게 되어 전반적인 삶의 질이 떨어진다(김형호, 2010). 규칙적인 신체활동을 하는 사람은 스트레스 해소, 우울증 감소 및 자신감 증진, 긍정적이고 활기 넘치는 등 적극적인 생활 영위하게 되며 전반적인 삶의 질이 높다(김연수, 2014). 레이저 사격은 역동적이지도 않으면서 정신적 스트레스를 해소할 수 있는 유일한 정적운동이다. 남녀노소를 구분하지 않고 자기 스스로 운동감각을 조절하여 사격을 하게되면 건강을 유지하는데 많은 효과가 있을 것이다.

(2) 레이저사격이 집중조절에 미치는 영향

사격선수가 시합 전에 수행하는 인지, 행동적 전략으로 구성된 수행 전 루틴은 심상조절, 자신감, 성취동기, 각성조절 요인에 긍정적인 영향을 미치고 경기기록이 향상된다는 연구결과가 있으며(김병현, 김진호, 황중민, 2000), 또한 단일사례 사격선수의 집중루틴훈련의 효과 연구에서도 심리기술훈련은 집중조절능력을 향상시켰으며, 주의유형은 긍정적인 형태는 증가하고 부정적인 형태는 감소하였다(장덕선, 김병준, 구해모, 신동성, 2004). 사격경기는 주어진 시간 내에 한발 한발에 대한 선수 자신의 기량과 사격행위에 집중하기 위하여 혼신의 힘을 다하여야 하며 더욱이 체력과 기술보다는 정신력이 결정적인 역할을 하기 때문에 심리적 요인의 중요성과 영향력을 깊이 인식하여야 한다. 사수의 기술이 숙련되고 경험이 풍부해질수록 정신력의 역할은 더 높아지고 경쟁에서 요구되는 정신력은 운동기술과 더불어 발달시키는 것이 가장 효과적이라는(장덕선 등, 2005) 결과도 있다.

(3) 레이저사격이 자신감에 미치는 영향

자신감 훈련은 선수들의 운동수행과 밀접한 관계를 갖고 있는 자신감(self-confidence또는 자기-효능감)에 대하여 스포츠 현장 지도자들이 가장 관심을 가지고 있기에 필요하다. 즉, 선수들에게 심리적인 자신감의 문제는 시합과 연습상황에서 가장 중요하고 필수적으로 갖추어야 할 심리적인 요인으로 인식되고 있다(Gould 등,1980;Highlen & Bennett, 1979;Meyers등, 1979; Mahoney등, 1987). 스포츠에서 자신감이란 운동 수행능력과 기술발휘에 대한 확신으로 경기결과에 영향을 주고 최상수행을 예측하는 심리요인으로(김태형, 2022) 상대방보다 주어진 과제를 더 잘할 수 있다는 내적인 마음의 상태이다. 선수들의 자신감은 경기를 승리하느냐 또는 실패하느냐를 결정하는 중요한 심리기술요인이다. 그러나 선수들이 운동수행의 경험과 심리적인 기술 및 전략 없이 "이길 수 있다" 또는 "잘할 수 있다"라는 심리적인 상태를 잘못된 자신감, 즉 자만심이라고 말한다. 이러한 자만심은 선수들이 시합상황과 상대방의 상태/전략 등을 판단할 때 오류를 범하게 하므로 선수들의 운동수행력을 저하시키게 된다. 선수들의 자신감을 향상시키는 가장 좋은 방법은 적합한 목표를 설정해주고, 선수들의 향상된 수행력의 결과를 그들에게 직접 제시해 주는 것이다. 또한 선수들에게 과거의 성공경험을 제시함으로써 선수들은 심리적으로 자신감을 가질 뿐만 아니라 미래의 수행에 대한 성공 기대감을 갖게 된다.

5. 레이저 사격 심리기술의 훈련방법

심리기술은 심리기술훈련을 통해 달성하고자 하는 개인의 심리적 상태로 다른 심리기술의 기초가 되는 기초기술, 경기력을 발휘하는데 관여해 영향을 미치는 수행기술, 스스로를 관리하고 다른 구성원과의 관계를 원활하게 유지하는데 영향을 미치는 촉진기술로 구분된다(서울대학교 스포츠심리학실, 2009).

첫째, 운동이나 스포츠에 참여하는 개인의 심리특성이 안정적으로 작용하는데 기여하는 기초기술은 관점에 따라 의지, 지각, 자아 존중감, 자신감 등의 네 가지 심리기술(Vealey, 1988), 축구 경기력 구성에서 자신감, 적극성, 자기관리의 세 가지 심리기술

(윤영길, 2005), 심리기술 측정 도구에서는 목표설정, 몰입, 자신감의 세 가지 심리기술 (Durand-Bush,Salmela & Green-Demers,2001)등 차이가 있다. 이처럼 기초기술을 다루고 있는 다양한 관점에서 자신감, 몰입 등은 공통적으로 지적되고 있다.

둘째, 운동을 하기 위해 동작을 할 때 그 종목에 적합한 운동기술이 필요하다. 동작에 적합한 운동기술이 습득되어 있을 때 원하는 동작을 구사할 수 있는 것처럼 심리적으로도 심리적인 경기력을 발휘하기 위한 수행기술이 존재한다. 수행기술은 자신감이나 몰입 등 기초기술을 토대로 신체적 긴장이나 정신적 각성, 주의집중 등은 심리적으로 안정된 경기력을 발휘하는데 영향을 미치는 심리기술이다.

셋째, 경기나 운동 상황에서 개인의 심리기술이 경기력을 발휘하는데 원활하게 작용하도록 조절해 주는 심리기술을 촉진기술이라 한다. 촉진기술은 대인관계기술, 라이프스타일 관리 등이 있다. 대인관계기술은 개인의 삶에서 주요타자(significantothers)의 존재 가능성과 관계가 있다.

이를 바탕으로 한 심리기술훈련의 방법은 심리기술을 발달시키기 위해 사용하는 방법이나 절차로써 심리기술훈련을 시행하는 기본적인 방법인 기초, 심리기술훈련 대상자와 이야기를 풀어가는 상담, 목표하는 심리기술을 달성하기 위한 훈련방법 등으로 구분된다(서울대학교 스포츠심리학실,2009). 심리기술훈련을 시행하는 기본적인 방법인 기초는 교육, 활동, 활용 등이 있다. 교육은 심리기술훈련 전반을 심리기술훈련 참가자에게 안내하고 심리기술훈련 프로그램의 소개, 심리기술훈련의 성과 평가 등의 단계에서 활용할 수 있는 방법이다.

6. 레이저 사격의 심리적 특성

사격경기에서 주의전환 과정에 가장 큰 영향을 미치는 요인은 기록일 것이다. 경기 진행 중에 사수들은 10점을 쏠 때 에는 안정된 심리적인 상태를 보이다가 10점 이하의 점수를 쏠 때에는 불안정한 심리상태를 보이며 잘못된 행위에 대한 분석과 재 집중에 대한 행위에 집중하기보다는 점수에 대한 아쉬움과 다음 발에 욕심을 일으켜 운동수행능력을 저하시키는 결과를 초래하기 쉽다. 이 과정에서 과거의 실수나 행복 등 지나간 사건에 집착하고, 다가오지 않은 미래의 사건을 염려하거나, 너무 많은 단서들에 주의를 기울이고, 신체 구조와 동작, 행위 등에 지나치게 집중할 경우 집중방해가 발생한다(Weinbery & Gould,1995).

사격의 전반적인 기술은 조준선정렬, 정조준, 격발, 추적, 예언 등의 기능으로 이루어지며, 이 과정에서 심리적인 통제 능력은 높은 기록을 달성하고 유지시켜 주는 중요한 요인

중 하나이다. 사격선수들의 심리변화는 매우 심하게 나타난다. 시합 직전 또는 시합 중에 느끼는 각성상태의 부적절함, 효율적인 운동 수행에 불필요하고 부적절한 사고, 주의 산만, 자신감 결여 등의 부정적 심리상태를 보이면 최상의 운동능력을 발휘할 수 없고, 긍정적인 심리상태에서 낮은 불안수준, 정신적 평온상태(무아의 경지), 강한 자신감과 주의집중, 낙관적이고 즐거운 생각, 자기통제 능력이 뛰어나면 최상의 운동능력을 발휘할 수 있다 하겠다(진성태 등 4명,1988).

7. 레이저 사격 시 경쟁불안

경쟁불안은 선수가 경쟁 과정에서 느끼게 되는 심리상태이다. Martens(1977))는 경쟁의 요인을 첫째, 객관적 경쟁상황, 둘째, 주관적 경쟁상황, 셋째, 반응, 넷째, 결과의 순환과정으로 개념화하였다. 객관적 경쟁상황은 직접적으로 경기력과 관련이 있기보다는 최소한의 상황적 행동의 집합으로 생각되어 왔다. 상태불안은 인체기관의 활성화에 연관된 염려와 긴장감의 느낌으로 특정된 정서적 상태이다. 즉, 이들 상태불안은 부정적 감정과 연결되어 있고, 특성불안은 특정의 환경적 자극을 위협적인 것이나 위협적이지 않은 것으로 지각하여 이러한 자극들에 다양한 수준의 상태불안으로 반응하는 성향으로 특정되어지며, 인지적 상태불안은 성공에 대한 부정적인 기대 또는 부정적인 자기평가로 발생되는 불안의 정신적 요인이라고 제시하였다.

8. 레이저 사격 권총의 기능

레이저 사격권총은 타임레코더가 내장되어 있어 발사 트레이닝을 할 수 있습니다.
착탄 데이터는 PC에 저장 할 수 있으며, 데이터를 비교하여 자기분석을 할 수 있습니다.
발사음은 소프트웨어에서 작게 하거나 지우거나 할 수 있습니다.
소프트웨어에는 여러 종류의 발사음이 준비되어 있기 때문에 원하는 소리를 이용할 수 있습니다. 시스템의 특징 중 하나가 짧은 거리에서도 즐길 수 있도록 되어 있습니다.
대상 장치와 사격위치 사이는 10m를 기본거리로 하고 있지만 소프트웨어에 의한 거리 제한이 없습니다. 태양광선이 표적장치에 직접 또는 간접적으로 닿는 같은 조건에서는 사용할 수 없습니다.
실내에서도 창가 등에 매우 밝은 조건에서 오작동을 일으킬 수 있습니다. 이 경우 장치의 패널의 감도 조정 볼륨을 사용하여 조정하여 사용할 수 있습니다. 레이저 권총은 약 1kg의 무게가 있습니다. 초등학교 저학년이 사용하는 경우에 한손으로 레이저 권총을 유지하는 것이 곤란한 경우도 볼 수 있지만 양손을 사용하여 사격을 실시하고 지지대 등을 이용하여 사격을 즐길 수 있습니다.(오룡)

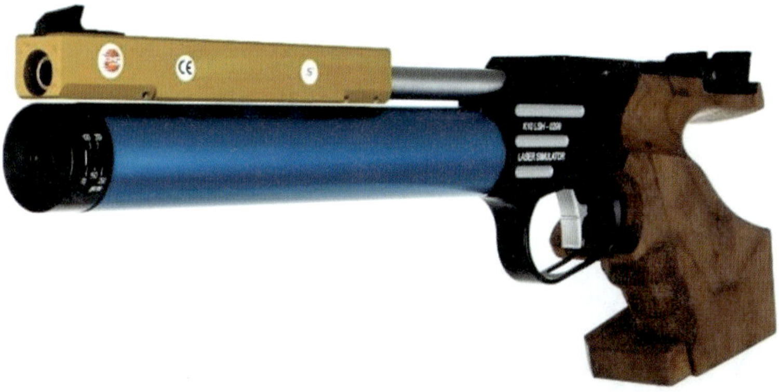

9. 레이저 사격의 방법

1) 레이저 사격전 이미지 훈련

레이저 사격을 원활하게 하기 위해서는 이미지 트레이닝이 필요하다. 실제 총기를 잡고 총을 쏘는 것과 같은 마음으로 훈련을 한 후 실제 권총을 잡고 쏘는 연습을 습관화하고 반복적으로 실시하여야 한다.

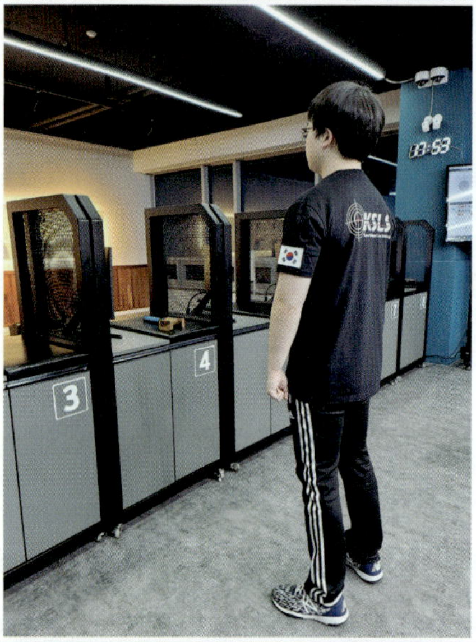

사격을 하기 전에 사대 앞에 서서 표적지와 총기 및 사대에 있는 주변 환경을 시야에 들어오도록 살핀다.

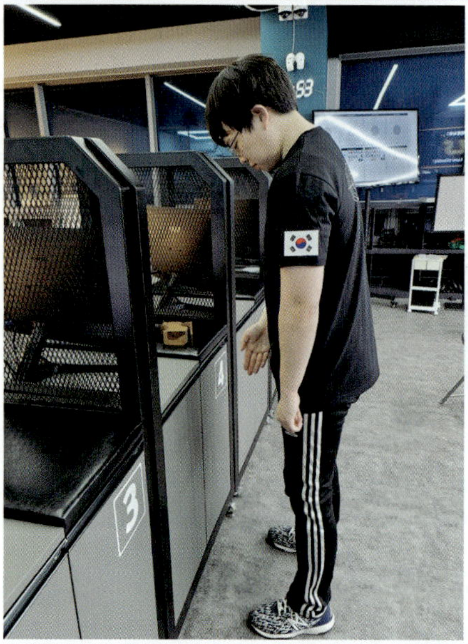

총을 쏘기 위해 총기 앞으로가서 무념을 하는 모습

2) 레이저사격 기술

레이저 사격을 하기 위해서는 총기를 잡는 방법을 이해하여야 한다. 총기 파지 방법에는 한손으로 잡는 법과 양손으로 잡는 방법이 있다. 또한 의탁사격과 무의탁 사격이 있다. 처음 사격에 입문하는 어린이나 저학년 및 노년층들은 의탁사격으로 경험을 쌓는 것이 자신감을 가질 수 있다.

(1) 의탁사격

의탁사격은 어린이나 노인들이 총기를 들고 사격을 실시하는 것이 매우 부담스럽기 때문에 총기의 무게를 지탱해줄 물건 위에 총기를 올려놓고 의탁하여 실시하는 사격을 말한다.

(2) 무의탁 사격

무의탁 사격은 일반선수들이 물건에 총기를 의지하지 않고 한손 또는 두 손으로 총기를 파지하여 사격을 하는 것을 말한다.

(3) 한손으로 잡는법

레이저 사격을 하기 위해서는 가장 기본적인 한손으로 파지하는 법을 이해하여야 한다.

이 방법은 숙련된 선수나 윗팔이 발달된 선수에게 유리하다.

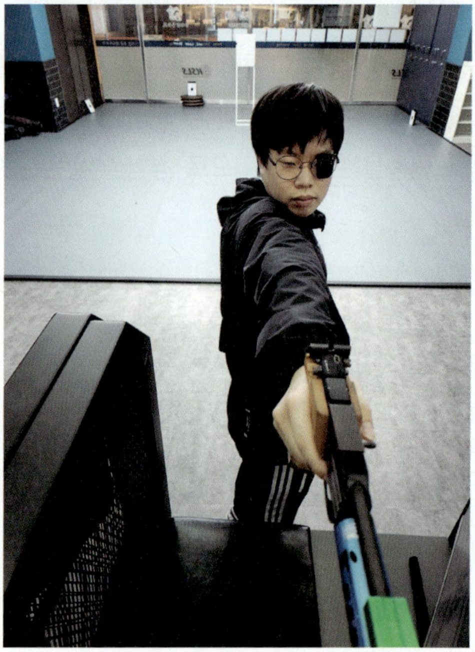

한손으로 잡는 법 사진(정면사진)

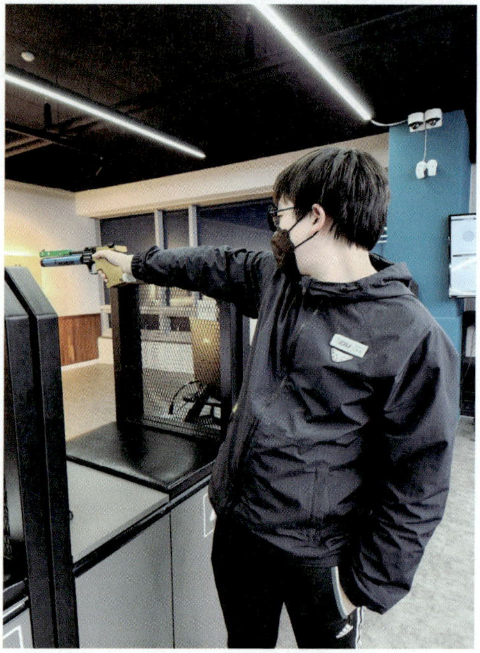

한손으로 잡는 법 사진(측면사진)

(4) 양손으로 파지하는 법

양손으로 파지하는 방법은 한손으로 잡는 것보다 움직임이 덜하기 때문에 초보자에게는 유리한 방법이라고 할 수 있다.

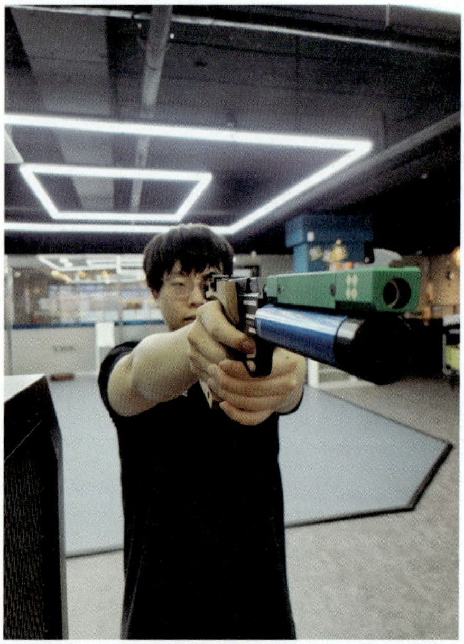

양손으로 파지하는 법(정면)

(3) 레이저 사격을 위한 기본적인 호흡법

① 들숨과 날숨을 구분하여 활용하여야 한다.

② 호흡의 방법에는 단식호흡법과 복식 호흡법이 있다. 이중에서 배로 호흡하는 복식 호흡법을 활용하는 것이 유리하다.

③ 조준과 호흡을 반복하여 연습한 후 실시한다.

④ 총을 들어 올리면서 들이마시고, 조준하면서 내쉬면 된다.

⑤ 호흡을 멈춘 후 조준선 정렬을 마친 후 격발을 한다.

2) 표적지 조준법

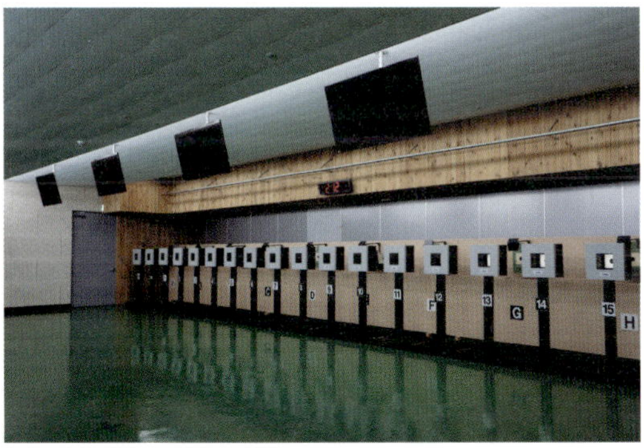

표적지

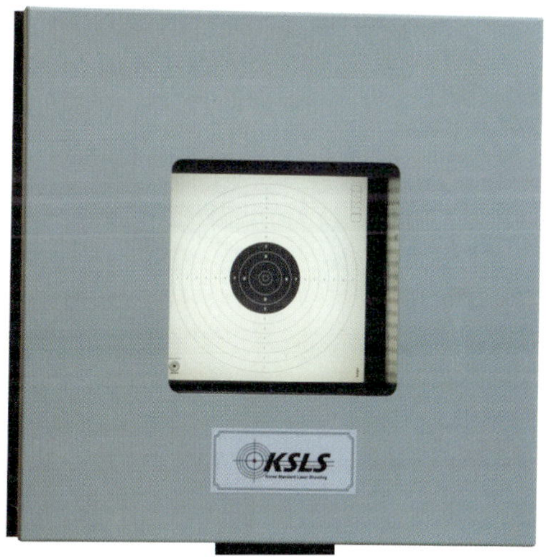

레이저 표적지의 설치

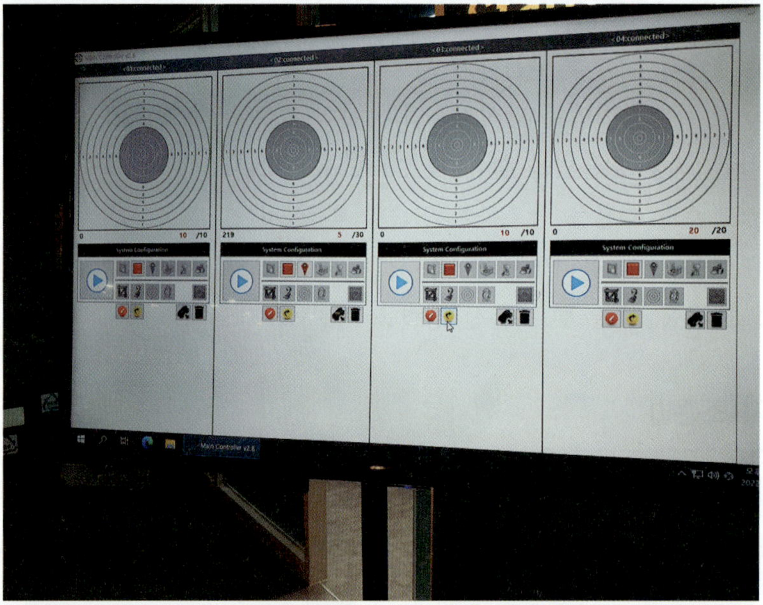

전자 표적지 결과 점수판

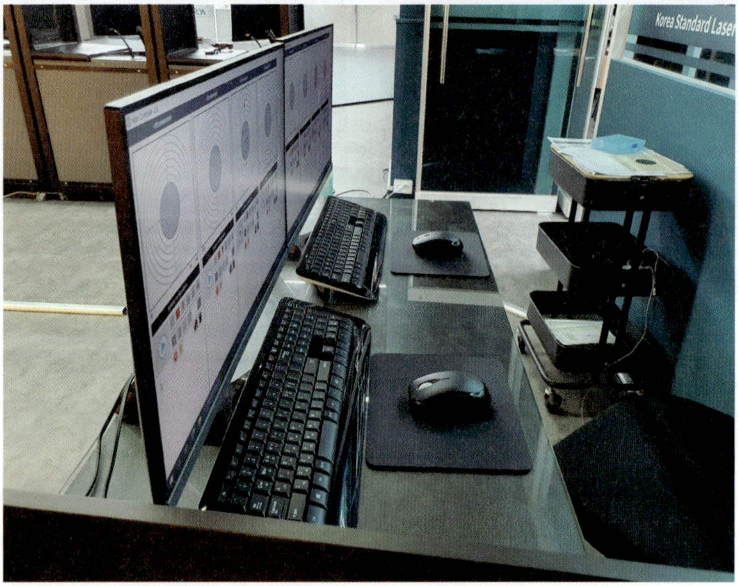

사격준비 조정 실 및 사격결과 평가판

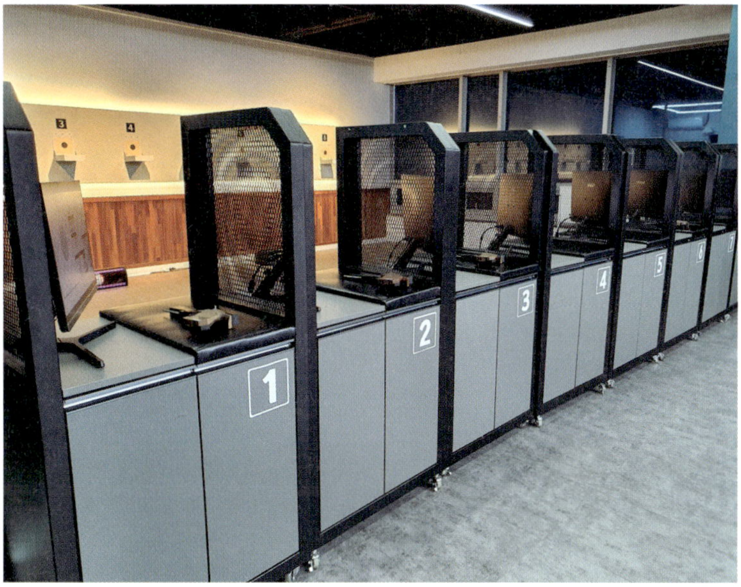

레이저사격 사대와 표적지 설치 모습

(1) 총을 표적지에 맞추기 위해서는 가늠자와 가늠쇠의 수평 수직 정렬을 맞추어야 한다.

(2) 조준선이 선명하게 보일 수 있도록 조준을 하는 것이 중요하다.

(3) 조준 구역은 흑점아래의 6점, 7점 사이를 조준하여 격발을 해본 후 표적에 따라 영점을 조절하도록 한다.

10. 레이저 사격의 장전

레이저 사격장전 시 사대 위에 레이저 건을 올려둡니다. 오른손으로 손잡이를 파지한 후 왼손으로 장전레버를 뒤로 살짝 당겨 장전한다. 마지막으로 방아쇠를 누르면 다시 1번의 과정으로 돌아가 새로 장전합니다.

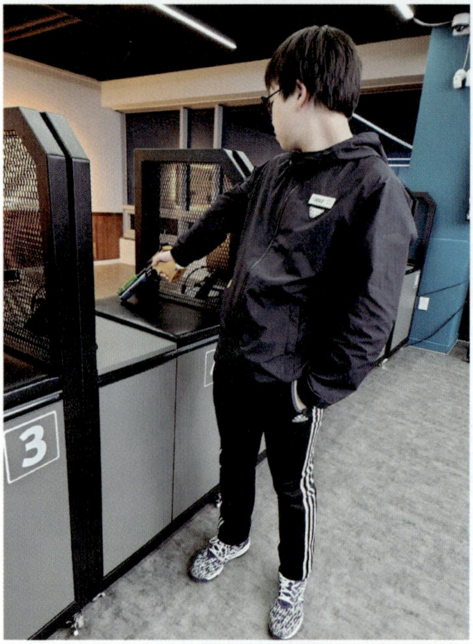

레이저 사격총을 발사하기 전에 사대위에 총을 올려놓는다.

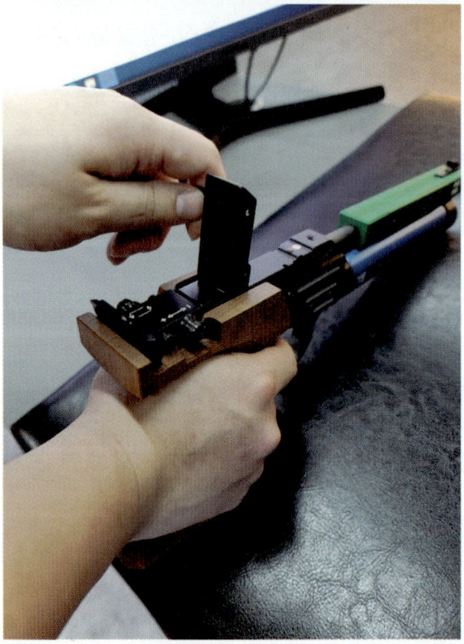

실탄 장전 손잡이를 잡는다.

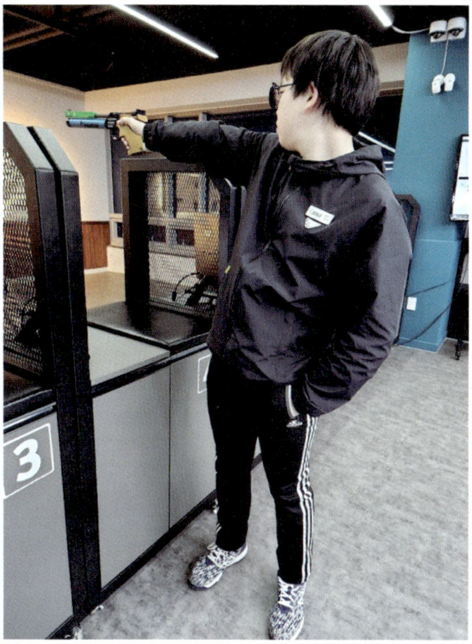

총구가 표적지의 위부터 내려오면서 멈춘 후 격발한다.

레이저 사격은 타겟 중앙에 맞춘 후 중앙선과 일치하도록 한다. 오른손으로 총을 파지할 경우 몸을 측면으로 선 후 오른발이 앞쪽에 잇도록 하고 왼발이 뒤쪽에 있도록 선다. 사대 위에 준비된 레이저 건을 오른손으로 손잡이를 잡고 왼손으로 장전 후 팔의 움직임이 없도록 왼손을 고정한다. 보통 주머니에 넣거나 벨트에 걸쳐 고정한다. 총을 파지한 손을 45도 이하로 오른팔과 총열을 직선으로 만들어 자세를 잡는다. 호흡을 들이쉬며 120도 위로 올린 후 호흡을 내쉬며 천천히 조준선 정렬하여 타겟의 조준점에 정조준한다. 45도 이하로 오른팔과 총열을 직선으로 만들어 자세를 잡는다. 격발과 추적 후 천천히 내리며 다음 발을 준비한다.

1) 레이저 권총 사격술

레이저 권총은 사격 기술에 있어서 권총과 비슷하며 사격은 총을 몸의 어떠한 곳에도 지탱하지 않고 손으로 들어 목표물을 쏘아 명중시킨다. 온전한 사격의 기술에 속하는 레이저권총 사격이 실탄권총과 다른 점은 단지 권총 구경이 없고 반동이 적으며, 레이저 사격에 익숙하면 어떤 실탄권총의 사격도 쉽게 익힐 수 있는 것이다(이태헌 2004).

(1) 레이저 사격의 자세

사수가 사격을 수행하는데 가장 기본적이고 절대적인 요건은 견고하고 안정적인 자세를 취하고 유지하는 능력이다. 이러한 사격자세는 사선에 입장 후 시사와 본사를 포함 100여 발을 1시간 내외로 쏘는 내내 동일성을 유지하는 것이 가장 중요하기 때문에 장시간 최소한의 에너지를 사용하며 편안하고 지속적인 수행을 위한 자세를 유지할 수 있어야 한다.

행여 잘못된 자세 또는 불편한 자세를 취하는 것은 동일성 유지는 물론 생리적인 근육작용에 부정적인 영향을 주어 사격 수행하는 데 있어 스스로가 만족하는 결과를 얻을 수 없게 하고, 결국은 좌절을 통해 지속적인 사격 수행을 어렵게 할 것이다. 그러므로 자신에게 적절한 좋은 자세를 만들기 위한 몇 가지 원칙을 고려해볼 필요가 있다. 첫째 사격 수행 중 몸의 중심이 흐트러지지 않고 쉽게 피로를 느끼지 않는 자신만의 편안한 자세를 만드는 것이다. 또한, 어색하고 불안하지 않은 총과 몸이 일치되어 하나가 되는 안정되고 균형 잡힌 자연스러운 자세를 만드는 것이 두 번째 고려사항이다. 마지막으로 처음에 강조한 것과 같이 본인의 체형에 알맞은 자세를 유지하므로 갖게 되는 동일성 즉 한결같은 자세를 만드는 것이다. 사격은 첫발의 자세를 한발 한발 유지하여 마지막 발까지 변하지 않게 하는 능력도 사수가 갖추어야 할 조건이며 이것이 마지막 고려사항이다.

모든 사수는 똑같은 체형을 가지고 있지 않기 때문에 사격 자세를 자신의 신체에 맞도록 수정 보완하는 과정은 필요하지만, 이는 사격의 기본적인 자세를 학습하고 숙달한 후에 생각해볼 문제이다. 따라서 사격에 처음 입문하는 초보 사수의 경우 양발은 어깨너비로 벌리되 더 넓어져서는 안 된다, 발 모양은 11자 모양으로 유지하며, 신체의 균형을 양발에 반반씩 균등하게 주어 지면을 밟고 서 있는 입사 자세를 숙달해야 한다. 이는 기본적인 자세로 한 손 또는 양손 사격술에 모두 적용되며 초보자는 꼭 익혀야 할 사격 자세이다.

든든하고 흔들림 없는 나무의 뿌리와 같이 지면을 지지하는 발 자세를 잡았다면 다음으로 서 있는 자세 그대로 눈을 감은 상태로 표적과 몸이 60~90° 각을 이루도록 하여 총을 들어야 할 팔을 편 상태로 들어 올려 총을 잡게 될 손이 자연스럽게 표적을 지향하고 있는지를 확인하므로 몸의 위치와 표적의 위치를 일치시키는 자연지향적(自然指向的)인 자세를 확인하는 수행절차도 필요하다. 혹시 손과 팔이 표적을 벗어나 있다면 수의적으로 팔 또는 손을 움직여 표적 안으로 옮기면 안 된다. 이 경우 처음부터 발자세를 표적과 일치시켜 다시 조절하고 팔을 들어 표적과 손 그리고 몸의 일치 여부를 확인해야 한다.

(2) 레이저 사격의 파지

사격술의 일부인 파지는 손으로 총을 잡는 것을 의미하고, 파지 역시도 자세와 마찬가지로 동일성과 균일성이 중요한 조건이 된다. 총이라는 기계적 장비를 손을 통해 사수와 연결하여 조작할 수 있는 최적의 상태와 조건을 만드는 과정이므로 이 역시도 중요한 사격술 수행과정이다. 따라서 불편함과 어색함이 없도록 한결같은 방법을 적용하기 위해 올바른 파지법을 숙달해야 한다.

① 한 손 파지 방법

매발 동일한 모양과 압력을 가해 파지해야 하며 그러한 요령을 숙달하기 위해서는 왼손을 사용하여 권총의 총열 아랫부분을 거머쥐고 오른손의 손가락을 편 상태에서 엄지손가락과 집게손가락을 직각(90°)으로 만들어 권총 가늠자 밑의 홈 파인 부분에 밀착시키고, 나머지 손가락으로 손잡이를 감싸 쥐어 동일한 압력을 유지하고, 방아쇠를 당길 손가락은 곧게 펴주어 방아쇠에 걸치지 않는다. 동시에 총열을 잡고 있는 손을 사용하여 총의 편안하고 올바른 파지가 이루어지도록 조정한다. 즉 오른손의 엄지와 집게손가락의 홈 파인 부분이 총과 너무 꽉 끼어 불편한 상태가 아닌지 살피고 편안하게 조절한 후 총신과 전열 부위 그리고 어깨까지 일직선이 되도록 만들었다면 견고하고 올바른 파지가 이루어진 것이다.

② 양손 파지 방법

한 손 파지 방법으로 파지를 시행한 후 반대 손을 사용하여 손잡이를 잡은 손의 중지와 약지 그리고 새끼손가락을 포개어 감싸 잡는다.

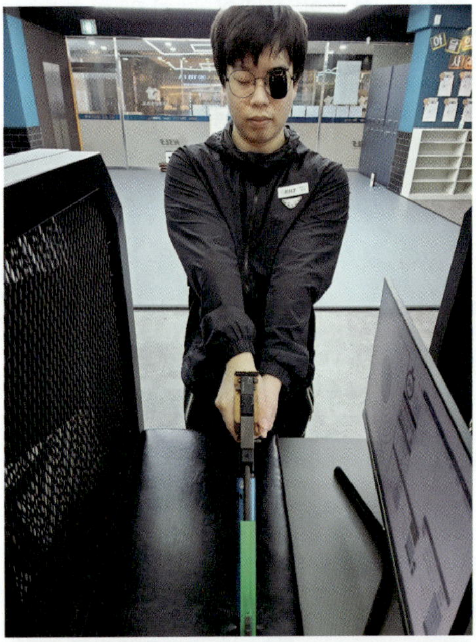

◁양손파지법

레이저 총을 서서 파지하는 방법은 사대에 총구가 닿도록 한 후 양손으로 총을 잡는다.

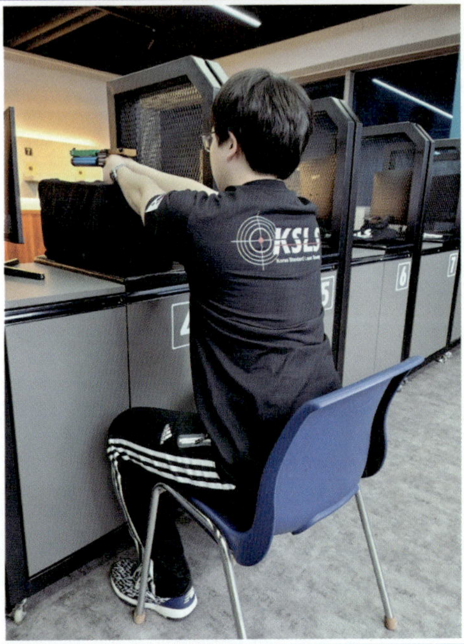

의탁으로 레이저 총을 파지하고자 할 때는 손을 사대 위에 놓고 양손으로 총을 잡는다.

(3) 레이저 사격의 호흡

호흡은 사격 수행과정에서 사수의 몸이 안정적이고 정신적으로 불안을 감소시켜 편안한 상태를 만들어 최상의 결과를 만들기위해 필요한 단계이며 사격술 단계의 하나이다. 사람은 평상시 들숨과 날숨을 쉬는 동안 심장박동과 함께 흉근이 운동하는 생리적인 현상이 발생하고 이로 인해 복부와 어깨를 비롯한 상체와 총을 들고 있는 팔에 움직임과 더불어 총을 들고 있는 동안에 발생하는 근육의 피로, 맥박과 혈류의 흐름에 의한 움직임 영향이 발생한다. 이렇게 움직임이 발생하는 동안 격발을 수행한다면 최상수행의 결과를 만들어 내기는 어려울 것이다. 따라서 짧은 시간 호흡을 멈추어 평온하고 안정적인 신경과 근육조직의 생리적 현상을 유지하는 것은 조준과 격발에 집중할 수 있는 여건을 조성해주는 역할을 한다.

호흡을 통해 혈액 속에 산소는 신체의 두뇌와 근육 그리고 신경을 효율적으로 사용할 수 있도록 만들어주며, 반대로 산소의 부족은 근육을 쉽게 피로하게 만들어 부정적 결과를 초래하게 만든다.

호흡을 멈춘다는 것은 숨을 쉬지 않는 것은 분명하다. 그러나 단순하게 멈추는 것은 사격에 필요한 호흡법이 아니다. 전형적인 입사 자세를 취하여 완사 사격을 실시하는 권총 사격은 매 격발 전 호흡을 중지해야 한다. 이러한 호흡의 기술적인 조절 과정을 통해 섬세한 움직임의 영향을 감소시킬 수 있다. 그러므로 자신의 체력상태에 맞는 알맞은 호흡법을 터득하고 숙달하는 것이 필요하다. 사격은 호흡이 중지된 짧은 몇 초안에 발생하는 결과이므로 짧은 시간 동안 어느 정도 총을 동요 없이 유지할 수 있는 능력을 가지고 있느냐에 따라 성공과 실패가 좌우되므로 중요성을 인식하고 더불어 성공의 신념을 가져야 한다.

① 평상시 호흡주기

보통 사람의 호흡은 1분간 약 12~15회 이루어지고 1회 호흡주기는 대체로 4~5초이며, 호흡량은 1회 500cm^{3}이며, 최대로 호흡을 들이마시면 약 1,500cm^{3}이다. 날숨 뒤에는 100~150cm^3 정도 공기가 허파에 남으며, 호흡주기에 의하여 1.5~2초간 호흡중지가 이루어진다.

② 사격 전 호흡조절

총을 들기 전 복식호흡을 사용해 코로 평소보다 조금 깊은 들숨과 입을 통한 날숨을 몇 차례 실시하여 몸의 안정을 유도하며 심리적으로도 사격행위를 수행할 준비를 한다. 사격 전과 후 호흡을 하는 동안에는 일정한 시간 간격으로 동일한 리듬의 호흡을 하도록 신경을 써야 한다.

③ 사격 중 호흡정지

이후 코로 충분하게 들숨을 마시며 총을 수직으로 들어 표적보다 조금 높게 올리고, 다시 반대로 총을 수직으로 천천히 내리며 가늠쇠 상단에 표적을 위치시키는 동안 들숨의 2/3가량을 입으로 내쉬고 나머지 1/3을 남기고 배나 가슴이 아닌 자연스럽게 목구멍에서 숨을 멈춘다. 최대 15초가 넘지 않도록 하며, 호흡이 멈춤과 동시에 방아쇠 조작에 들어간다. 모든 움직임과 호흡의 과정은 처음엔 인위적으로 이루어지겠지만, 점차 숙련을 통해 자연스러운 호흡주기로 숙달시켜 차분한 마음과 몸 상태에서 천천히 이루어지도록 해야 한다.

④ 호흡 시 주의할 사항

긴장감을 피하고, 폐 안에 공기가 없을 때와 너무 오래 호흡을 멈춘 상태에서 격발하지 마라.

(4) 레이저 사격의 조준

① 조준

권총의 조준은 오픈사이트(Open Sight) 방식으로 이루어지기 때문에 눈의 초점은 가늠쇠 상단(선단)에 두어 가늠쇠의 상단(선단)과 가늠자 상단이 수평을 이루어지도록 함과 동시에 가늠자 중앙에 가늠쇠가 위치할 때 좌·우 양쪽 공간이 똑같은 비율로 나누어지도록 만들어야 한다. 눈의 초점은 가늠쇠 상단에 두어 가늠쇠는 선명하게 보이지만, 흑점은 희미하게 보이게 된다.

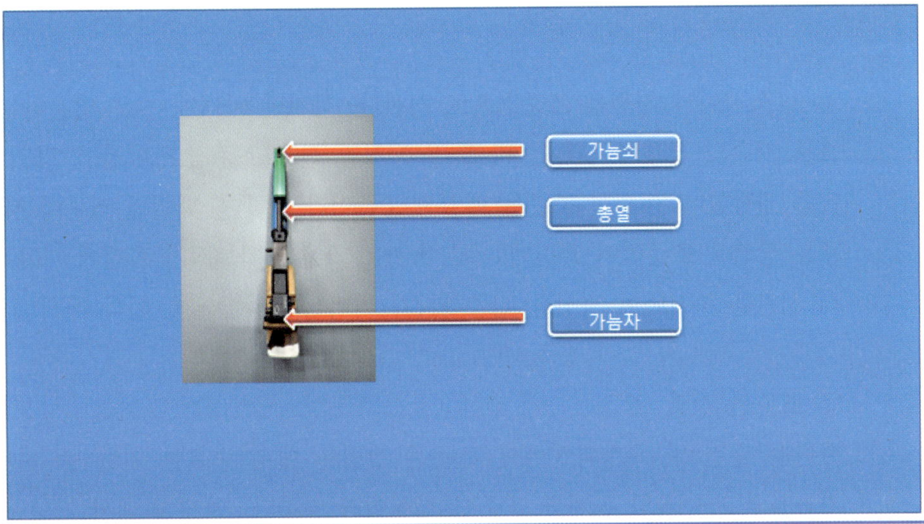
가늠쇠
총열
가늠자

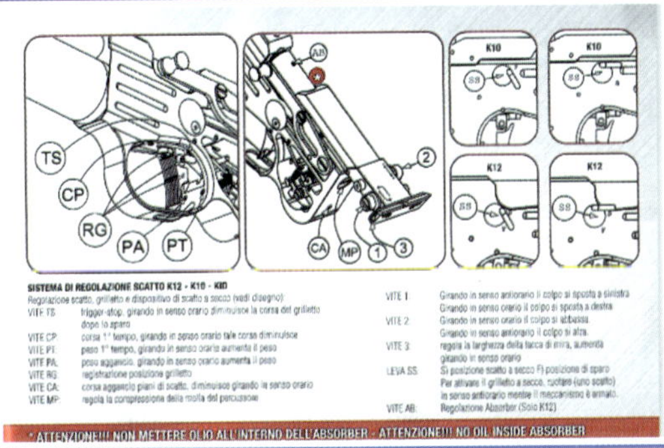
ATTENZIONE!!! NON METTERE OLIO ALL'INTERNO DELL'ABSORBER - ATTENZIONE!!! NO OIL INSIDE ABSORBER

◁방아쇠 장치 설명

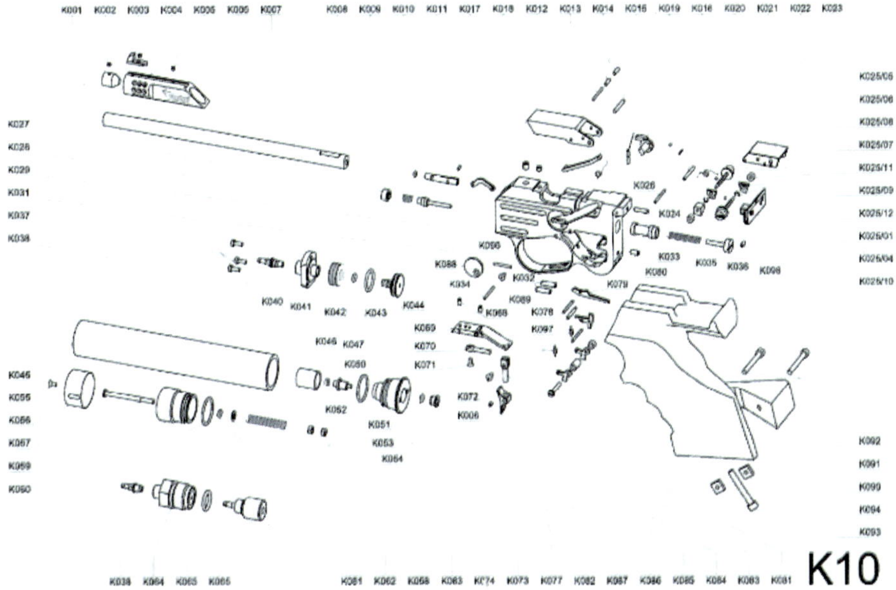
K10

② 조준점

대다수의 사수들은 표적의 제일 하단으로부터 흑점의 하단까지 거리에서 1/2 또는 1/3 사이의 지점을 조준점으로 정한다. 하지만 사격에 처음 입문하는 초보 사수의 경우에는 흑점 바로 밑 득점권 선을 조준점으로 삼아 정조준하는 것을 권장한다. 이러한 조준을 백일선 조준이라고 하며, 백일선 조준이 사수에게 주는 장점은 조준점이 흑점에 너무 가까울 경우는 가늠쇠가 흑점에 파묻혀 가늠쇠 선단을 주시하며 정신을 집중하기가 어려워지는 문제를 미리 제거해 준다.

③ 조준선 정렬

사격술 훈련 및 수행과정에서 조준선 정렬은 매우 중요한 기술 중 하나이다. 가늠자와 가늠쇠의 관계를 조준선 정렬이라 말한다. 쉽게 말해서 가늠자, 가늠쇠, 눈, 표적의 연결은 실탄의 탄도(비행)와 연관되어 탄착과 점수 결과로 나타난다는 것쯤은 누구나 알고 있지만, 결정적인 역할은 가늠자와 가늠쇠의 관계인 조준선정렬이 깊이 관여한다는 것을 이해해야 하며 모든 것은 조준선정렬이 좌우한다.

가늠자와 가늠쇠를 복합적으로 조합하는 과정에서 나타나는 상하좌우의 차이는 거리에 비례하며 결과로 나타나는 탄도의 편차(오차)는 마이크로미터로 발생하므로 이를 감지하기 위해서는 정신력 집중에 의하여 변별하고 판단할 수 있어야 한다.
따라서 조준선 정렬을 잘하기 위해서는 다음과 같은 사항을 고려해야 한다.

㉮ 자연스럽지 않은 자세를 기반으로 조준을 하는 경우 눈이 충혈 되거나 시야가 흐려져 눈에 비치는 조준선정렬의 영상에 영향을 주어 위치가 변경되면 편차를 알아낼 수 없을 뿐 아니라 잘못된 판단을 할 수도 있다. 그러므로 자연스럽고 편안한 자세를 바탕으로 정상적인 눈의 활동에 대한 역할이 보장되어야 한다.

㉯ 정확한 파지에 의해서 조준선정렬이 이루어져야 한다. 근본적으로 잘못된 파지는 정확하고 동일한 조준선 정렬의 형성을 할 수 없게 만든다. 사수가 스스로 인위적인 힘과 손목의 조정으로 가늠자와 가늠쇠의 복합편차를 없

애 보려 시도하면 조준선정렬은 더욱 부조합을 이루고 흩어지므로 항상 올바른 파지에 의한 조준선정렬을 잊지 않아야 한다.

㉰ 사격은 신체적인 사격기술 수행도 중요하지만, 정신적인 심리훈련도 중요하고 사수에게는 두 가지 조건이 모두 요구된다. 신체적 기술과 심리적인 안정에 의한 수행이 이루어지기 위한 선행조건은 정신통일이 되어야 한다. 사격이라는 스포츠는 경기가 시작되는 첫발부터 끝나는 마지막 발까지 철저하고 꼼꼼한 집중력을 요구하는 종목 특성상 타 종목에 비교하여 많은 양의 정신훈련을 요구한다. 고도화된 정밀성을 요구하는 가늠쇠 가늠자의 조준선정렬의 편차를 구분하기 위해서는 훈련된 선수의 인지능력이 필요하며 가장 정확한 상태에서 격발이 이루어져야 하므로 정신통일은 필수이다.

④ 정조준

가늠쇠와 가늠자가 복합적으로 조합된 조준선정렬 상태를 표적에 가져다 두는 것을 정조준이라 한다. 이때 시력의 초점을 가늠쇠 끝에 고정하므로 상대적으로 표적은 희미하게 보이고 흑점 역시 윤곽만 나타나 뚜렷하지 못하다. 사수는 훈련을 통해 숙달되고 정확한 자신의 조준점을 찾아 정조준을 하는 것이다. 사수는 대부분 표적의 흑점을 기준으로 6시 방향을 정조준하는 방법을 사용한다. 그러나 가끔 흑점의 정중앙을 직접 조준하는 중앙 정조준을 하는 선수도 있다. 상술된 조준점 내용을 참고하면 이해에 도움이 될 것이다.

(5) 레이저 사격의 격발

사격에서 정밀 사격은 방아쇠 동작의 정확성 여부에 의해 좌우된다(오주훈,1994). 정확한 자세, 파지. 호흡. 조절, 조준 등을 이루기 위해 노력을 하고 정신집중을 한다하더라도 격발을 잘못하면 아무 소용이 없다. 이 격발 동작은 인지에 의해 이루어지는데 압력을 정확하게 가하지 않으면 방아쇠를 당기는 순간 총이 움직이게 되어 잘 맞지 않는다. 그러므로 격발은 가늠쇠가 정확하게 표적지의 흑점 중앙 하단과 약간의 공간을 두어 조준점을 형성하여 지속적인 격발을 하여야 한다.

① 격발요령

격발지는 일직선상의 직후방으로 압력을 가하지 않으면 안 된다. 그러기 위해서 격발지는 방아쇠 위에 정확히 위치해야 한다. 그런데 격발지의 둘째 마디를 축으로 하여 작동, 방아쇠를 당기게 되면 둘째 마디를 축으로 원호를 그리며 움직이는 것을 볼 수 있고, 그 반면에 첫째 마디의 두툼한 부분을 이용하여 당기게 되면 일직선으로 움직이는 것을 알 수 있을 것이다. 격발지가 권총 몸통에서 떨어져 있지 않고 밀착되어 있는 상태에서 방아쇠에 압력을 가하게 되면 격발지의 근육이 오므라들게 되어 방아쇠를 당기는 순간 압력이 측면으로 가해지게 되고 실탄이 총신에 있는 동안 그 근육들이 팽창하게 될 것이다. 이와 같이 격발지의 정확한 동작을 위해서는 격발지는 직후방으로 균일하게 압력을 가할 적에는 최초의 압력을 신속히 걸어준 다음, 다른 모든 요소들이 (정신집중, 호흡조절. 안정성, 조준) 완벽하게 갖추어 졌을 때 방아쇠가 격발되도록 좀 더 급진적으로 압력을 증가시킨다. 다시 말하면 권총을 수직으로 들어 올린 다음 조준점에 수평으로 조준이 되었을 때 방아쇠에 압력을 가하기 시작해야 한다.

② 격발시기

정신집중과 호흡조절, 안정성, 조준 등이 최고점에 도달함과 동시에 방아쇠를 당겨야 할 것이다. 다시 말하면 권총의 가늠자와 가늠쇠가 조준점과 일직선이 되는 순간을 말한다. 그러나 아무리 정확한 상태라 할지라도 총구는 멈춰있는 상태가 아니고 계속 원호운동을 하고 있기 때문에 그 원호를 적게 축소해 가면서 계속 방아쇠에 압력을 가해야 한다. 그러나 이러한 상태를 오랫동안 유지하게 되면 곤란하다. 격발을 할 수 있는 시기는 아주 짧은 시간이다.

자세를 취하고 조준을 하게 되면 총구의 움직임은 처음 2-5초 동안은 크게 움직이다가 5초 후에는 거의 정지 상태와 같은 아주적은 총의 움직임이 생기고 8-10초 후에는 총의 동요가 다시 증대되어 방아쇠를 당길 수 없도록 되기 때문에 줄어드는 총구의 동요와 부드러운 격발은 시간적으로 일치되어야 한다. 비록 여전히 동요가 있기는 하지만 탄착의 변화에 있어서는 그다지 변화가 되지 않는다. 왜냐하면 이때의 동요는 조준지역 내에서 일어나고 있기 때문이며, 결과적으로 격발은 5-8초 사이의 어느 순간에서도 이루어질 수 있도록 방아쇠에 정확하고 균일한 압력이 가해져야 한다(이진택, 1995)

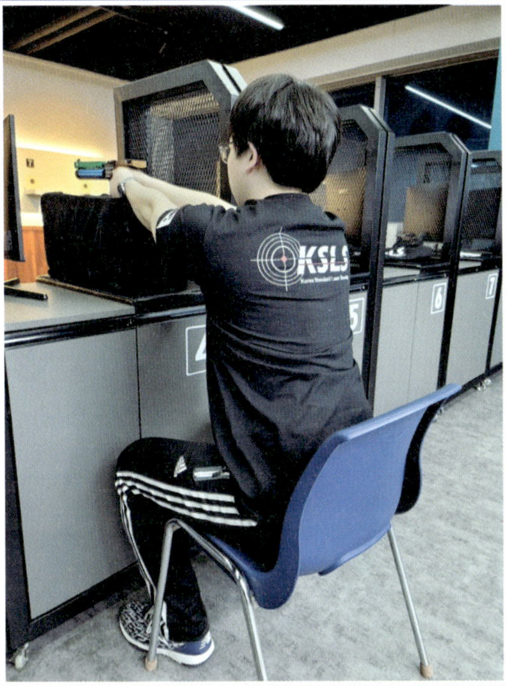

◁의탁 양손 격발자세

사대위에 엎드린 후 양손으로 레이저 총을 잡고 조준 및 격발한다.

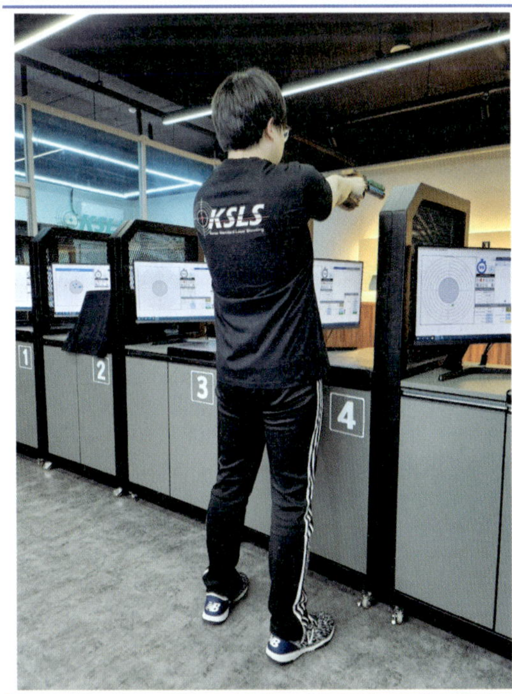

◁무의탁 양손 격발자세

사대앞에 서서 양손으로 레이저 총을 파지한 후 표적지를 향해 겨눈 후 조준 및 격발한다.

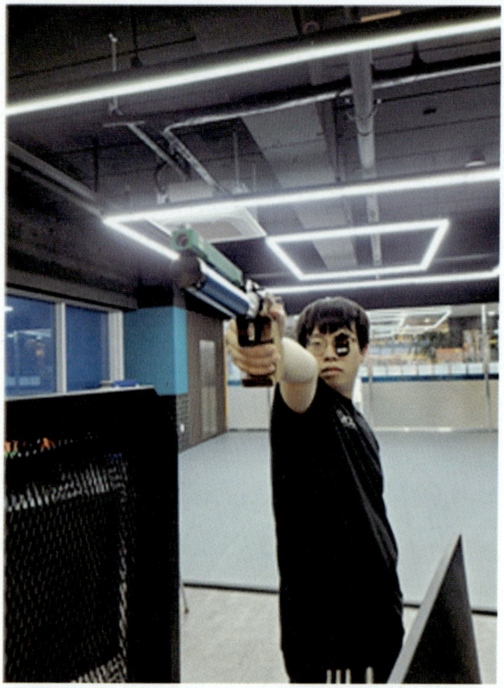

◁ 무의탁 한손격발자세

사대앞에 측면으로 자세를 잡고 서서 총구를 표적지를 향해 겨눈 후 조준 및 격발한다.

(6) 레이저 사격의 추적

운동생리학적 제어측면에서 사수가 지각하고 인지하는 과정을 통해 대뇌로부터의 촉발된 격발명령은 뇌신경과 중추신경을 통해 손가락의 말초신경에 전달되어 수행을 이룰 때까지 대략 0.18~0.22초 시간이 소요된다고 한다.

사수는 사격술을 수행하는 일련의 과정 중 조준선정렬에 의한 격발 전 또는 격발순간 격발 폭음(실탄을 발사시키는 촉매 물질에 의한 소음)을 예상하여 반사작용을 일으킬 수 있다. 따라서 반사작용의 영향으로 발생할 수 있는 부정적 결과를 방지하고 최소화하기 위해서는 격발이 이루어진 후에도 처음 상태를 유지하려는 노력을 해야하는 데 이것을 추적이라 한다.

(7) 레이저 사격의 예언

추적을 하는 동안 예상되는 실탄의 탄착점 위치를 대략적으로 헤아려 보아야 한다. 수행과정에서 추적이 잘 이루어졌다면 격발순간 조준 전과 후의 상태를 세밀하게 확인하고 머릿속으로 비교하여 편차를 예상한 결과인 탄착형성 방향 그리고 위치를 가늠하는 것을 예언이라 한다.

예언은 시계방향을 기준으로 방향과 점수를 예측하는 것이다. 예언이 적중하지 않는다는 것은 앞으로의 사격술 숙달과 발전에 많은 노력과 시간이 필요하다는 것을 의미한다. 따라서 정확한 예언은 사격술 연마와 정비례한다.

(8) 레이저 사격의 분석

추적과 예언을 통한 예측결과를 확인을 통해 비교 분석하고 이를 통해 사수가 잘못 수행하였거나 부족했던 점을 보완하기 위한 단서를 찾는 과정이다. 예를 들어 예언이 나쁜데도 탄착 결과가 좋은 때가 있다. 이럴 경우 다양한 분석결과를 생각하고 조치를 할 수 있을 것이다. 장비의 조준장치 이상 유무를 확인하고 사격술 과정에서 이루어지는 파지, 조준선정렬, 호흡, 격발, 자세 등 전반적인 기본기술을 돌이켜 보고 검토하는 것이다. 또한, 이 모두를 검토한 후에는 컨디션 또는 햇빛, 바람, 습도, 눈과 비의 환경적 영향도 함께 검토가 이루어져야 한다. 이 모든 절차에 이상이 없다면 크리크(click)를 수정해야 하고, 이후에도 예언과 탄착에 편차가 생긴다면 총기(장비)를 점검받고 원인 규명을 해야 한다. 이처럼 사수의 최상수행과 숙달을 통한 사격술 발전을 위해서는 분석의 과정이 꼼꼼하고 깊이 있게 이루어져야 한다.

(9) 레이저 사격의 코칭머신의 분석방법

공기권총의 사격행위 중에서 신체와 총구의 정지순간을 이용한 조준과 격발은 거의 동시에 일어나는 연속적 행위이다. 이때의 어려움은 정지자세와 정조준 상태가 만족하다고 판단되었을 때 인지는 신체 다른 부분의 방해 없이 신속하게 움직여야 하고, 나머지 부분은 발사가 완성될 때까지 정지자세를 지속적으로 유지해야 하는 등 모든 기술적 요인들이 서로 밀접하게 연관되어져 있다 (Billpullum & Frank, 1986).

코칭머신(Scatt system)은 이러한 사격선수의 욕구를 충족시켜 주기 위해 정보를 제공해 준다. 지금까지는 사수의 외형적 자세와 기록만을 가지고 그 수준을 주관적으로 평가하던 팀의 관계자에게 확실한 정보, 즉 격발 순간의 조준상태, 총구의 정지능력, 격발시기의 선택 및 격발의 오류 등을 정확한 수치와 비율 등으로 객관성 있게 평가할 수 있도록 자료를 제공하여 준다.

코칭머신(Scatt system)은 격발 전후의 총구의 움직임을 추적하여 득점, 조준시간, SP10.0, SP10.5점 원안에 정지하는 지속시간의 백분율, 조준의 길이, 조준점 편차 등을 화면에 출력하여 이에 대한 정보를 제공하고, 재 출력이 가능하도록 시스템 프로그램에 저장할 수 있다.

코칭머신(Scatt system)은 조준시점부터 격발 후 0.5초까지 총구의 움직임을 측정하여 자세의 안정성을 보여주며, 어느 순간에 격발을 시도해야 좋은지, 격발 순간 총구의 동요 폭에 변화가 있는지, 격발 후 추적은 일정하게 되고 있는지를 알 수 있을 뿐 아니라, 우수 사격선수의 훈련내용을 사전에 입력하여 총구의 움직임에 대한 비교가 가능하도록 프로그램화 되어있다(조충래, 2002

11. 레이저 사격의 효과

레이저 사격을 하게 되면 자신감, 집중력 및 자기조절능력을 향상시킬 수 있다. 특히 체력의 요소인 근지구력과 평형감각을 통해 스트레스를 해소시킬 수 있는 정적트레이닝의 대표적인 운동이라고 할 수 있다.

1) 자기조절능력

외부환경에 효율적으로 적응하고 자신의 목표 수행을 위하여 자발적으로 계획하고 행동하고 정서를 융통성 있게 관리 충동, 분노, 감정조절을 할 수 있다.

2) 집중력

긴장감을 조절하면서 마음이나 주위를 집중 할 수 있는 힘을 길을 수 있다

3) 자신감

성공적인 성취경험을 통해 스스로 문제점을 발견하고 목표에 도달할 수 있다는 자신의 능력에 대한 신념 “난 할 수 있어”, 긍정적 감정과 열정 의 동기요소를 갖을 수 있다.

4) 평형감각 강화

균형감각, 평형성은 우리 몸의 전체가 정적 또는 동적 자세를 취함에 있어서 공간에서의 위치의 지각과 실현능력이 발달된다.

5) 근지구력 강화

총을 들고 표적을 향해 정지동작으로 오래 버틸 수 있는 근력이 필요하며 연습을 통해 손, 팔, 어깨, 가슴, 코어 등의 지구력이 발달 된다.

12. 레이저 사격과 체력

1) 레이저 사격자세를 위한 근(筋) 해부생리

기본적으로 사격을 하기 위해서는 사격에 맞는 바른자세가 필요하다. 사격은 정적 트레이닝을 통해 근육의 떨림을 방지하고 심리적 안정을 유지하여 경기력을 향상시키는 운동 종목이다.

레이저 사격은 예민한 환경에 적응하기 위해 하체강화, 상체강화, 팔강화, 손가락 강화 등의 트레이닝을 세분화하여 실시하고 있다. 본 파트에서는 각각의 인체해부도를 적용하여 사용되어지는 관련 부분의 강화방법을 알아보고자 한다.

체력과 근력 향상을 통한 강화방법으로 최대부하법을 기반으로 근기능을 발달시키는 것이 중요하다. 이러한 방법은 많은 근섬유를 동원 시켜 운동단위 활성화를 증가시키는 효과와 일정시간 동안 지속되는 근지구력 향상에도 중요한 요소로 작용하는 장점을 가지고 있다. 따라서 이러한 점을 고려하여 관심을 가지고 향상시켜야 하는 필수적인 부분들을 단련시킬 필요가 있다.

(1) 다리근육 강화

사격에 있어서 다리의 역할은 매우 중요하다. 인체의 중심을 이루고 있으며, 허리를 잘 받쳐주는 역할을 하고 있다. 지면과 접촉되고 있는 발바닥과 대퇴근육은 인체의 중심인 골반을 지지해주며, 허리와 몸통의 움직임을 고정해 주는 역할을 한다.

자세	사용근육
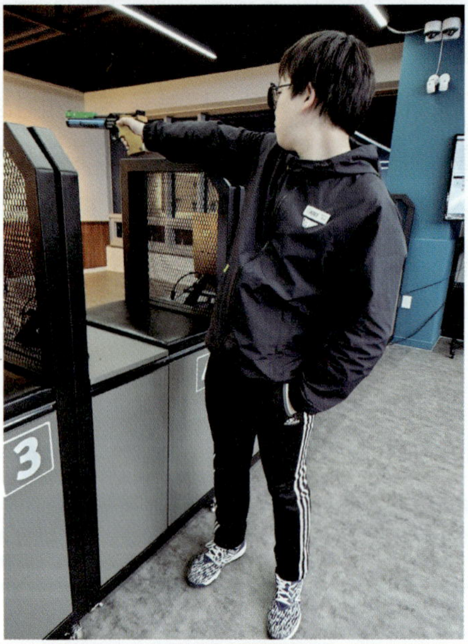	출판사에서 사진과 같은 전신 모양의 인체 근육도 넣어주세요
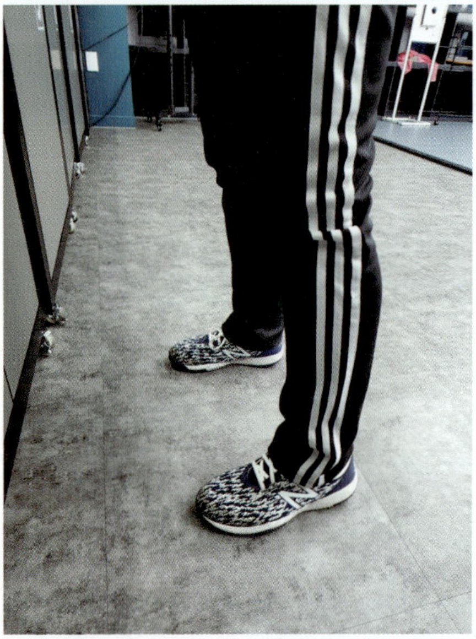	하체 해부도 출판사에서 사진과 같은 하체 모양의 인체 근육도 넣어주세요

(2) 팔근육 강화

자세	사용근육
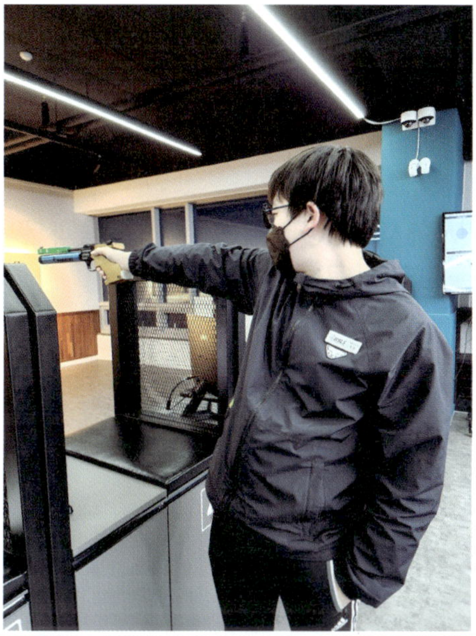	상체 근육도 출판사에서 사진과 같은 상반신 모양의 인체 근육도 넣어주세요
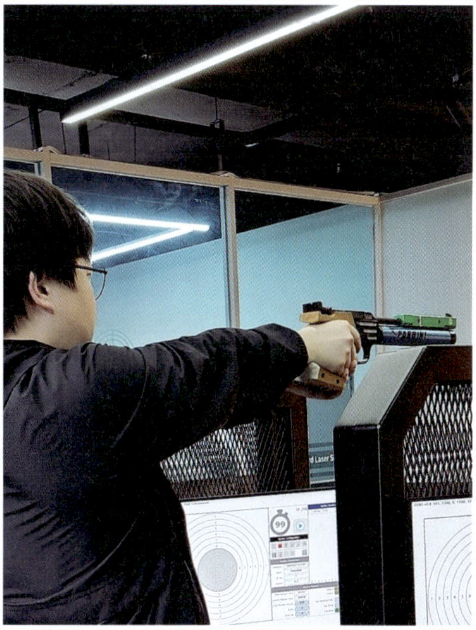	상완근 해부도 출판사에서 사진과 같은 상완근 모양의 인체 근육도 넣어주세요

(3) 손가락 근육 강화

자세	사용근육
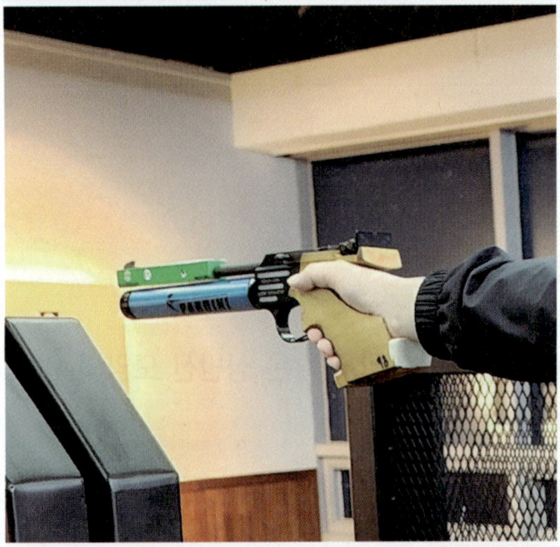	출판사에서 사진과 같은 우측 손목과 팔이 나온 모양의 근육도 넣어주세요
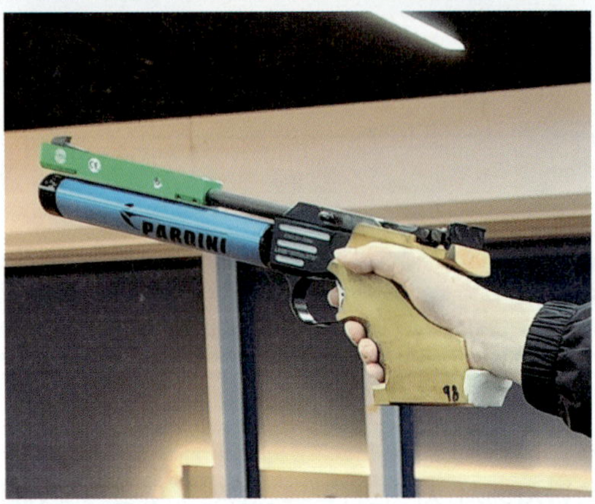	출판사에서 손바닥과 같은 모양의 인체 근육도 넣어주세요

(4) 발바닥 근육 강화

자세	사용근육
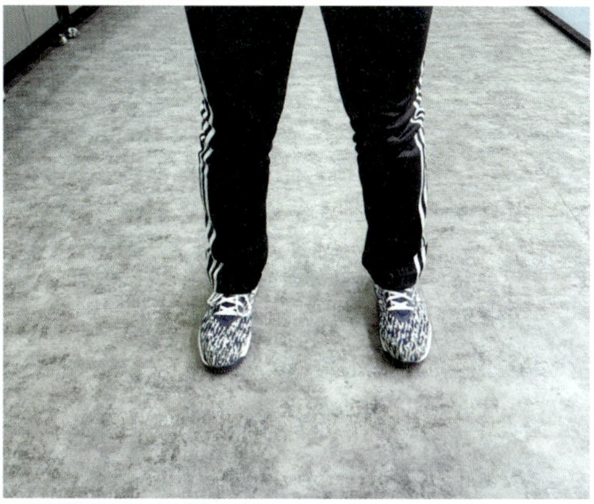	하체 근육도 정면 출판사에서 사진과 같은 정면 하체 모양의 인체 근육도 넣어주세요
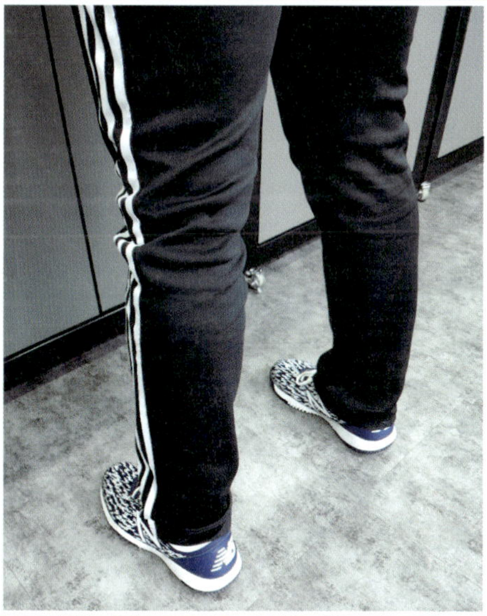	하체근육도 측면 출판사에서 사진과 같은 후면 하체 모양의 인체 근육도 넣어주세요

(5) 무산소지구력 트레이닝

젖산에 대한 내성능력을 의미하는 무산소지구력의 향상을 위한 훈련방법으로는 일정 시간(1분~1분 30초) 동안 다양한 가속주를 활용한 빠른 팔굽혀펴기, 달리기, 윗몸일으키기 방법을 사용하는 것이 좋으며, 러닝의 경우 빠른 속도를 사용하여 200~400m 거리를 5~6회 반복하는 것이 효과적이다.

13. 레이저 사격 주차별 강의계획서

사격을 체계적으로 숙련하기 위해서는 16주간의 프로그램 운용계획을 세워야 한다.

주차별 학습내용			
주차	관련 하위역량 (Keyword/능력단위요소)	수업내용	비고
1	대면 수업 (o.t) 수업방향 성적부여방법	▪ 레이저 사격을 익힐 수 있다. [기술] ▪ 레이저 사격 종류에 따른 적응력을 기를 수 있다. ▪ 레이저 사격을 통한 인간관계회복 능력을 기른다. ▪ 레이저 사격을 상대방에게 지도할 수 있는 능력을 기른다. [태도] ▪ 레이저 사격을 통해 안전의 중요성을 이해한다. ▪ 레이저 사격 능력을 향상 시킬 수 있는 개념을 이해한다.	대면 수업을 통한 레이저 사격 습득사진으로 설명하고 실제로 동작을 익힐 수 있도록 직접 제작한 동영상 탑재
2	1. 레이저 사격습득을 위한 기본자세 이해하기	1.1 레이저 사격을 위한 호흡법 종류와 실행방법 을 설명할 수 있다. [지식] ▪ 생활레이저 사격의 개념 및 중요성 이해 ▪ 레이저 사격 수련방법 이해 [기술] ▪ 레이저 사격 종류에 따른 적응력을 기를 수 있다. ▪ 레이저 사격을 통한 인간관계회복 능력을 기른다. ▪ 생활 레이저 사격을 상대방에게 지도할 수 있는 능력을 기른다. [태도] ▪ 레이저 사격을 통해 안전의 중요성을 이해한다. ▪ 레이저 사격 능력을 향상 시킬 수 있는 기술을 상호 교환한다.	대면 수업을 통한 레이저 사격 습득사진으로 설명하고 실제로 동작을 익힐 수 있도록 직접 제작한 동영상 탑재

<table>
<tr><th colspan="4">주차별 학습내용</th></tr>
<tr><th>주차</th><th>관련 하위역량
(Keyword/능력단위요소)</th><th>수업내용</th><th>비고</th></tr>
<tr><td>3</td><td>1. 레이저 사격</td><td>1.1 레이저 사격을 중심으로 직접 수련효과에 대해 설명할 수 있다.

[지식]
▪ 생활레이저 사격의 개념 및 중요성 이해
▪ 레이저 사격 수련방법 이해
▪ 레이저 사격을 익힐 수 있다.

[기술]
▪ 레이저 사격 종류에 따른 적응력을 기를 수 있다.
▪ 레이저 사격을 통한 인간관계회복 능력을 기른다.
▪ 생활 레이저 사격을 상대방에게 지도할 수 있는 능력을 기른다.

[태도]
▪ 레이저 사격을 통해 안전의 중요성을 이해한다.
▪ 레이저 사격 능력을 향상 시킬 수 있는 기술을 상호 교환한다.</td><td>대면 수업을 통한 레이저 사격 습득사진으로 설명하고 실제로 동작을 익힐 수 있도록 직접 제작한 동영상 탑재</td></tr>
<tr><td>4</td><td>1. 레이저 사격</td><td>1.1 레이저 사격 실습 중 주의사항을 이해할 수 있다.

[지식]
▪ 생활레이저 사격의 개념 및 중요성 이해
▪ 레이저 사격 수련방법 이해
▪ 레이저 사격을 익힐 수 있다.

[기술]
▪ 레이저 사격 종류에 따른 적응력을 기를 수 있다.
▪ 레이저 사격을 통한 인간관계회복 능력을 기른다.
▪ 생활 레이저 사격을 상대방에게 지도할 수 있는 능력을 기른다.</td><td>대면 수업을 통한 레이저 사격 습득사진으로 설명하고 실제로 동작을 익힐 수 있도록 직접 제작한 동영상 탑재</td></tr>
</table>

주차별 학습내용			
주차	관련 하위역량 (Keyword/능력단위요소)	수업내용	비고
		[태도] ▪ 레이저 사격을 통해 안전의 중요성을 이해한다. ▪ 레이저 사격 능력을 향상 시킬 수 있는 기술을 상호 교환한다.	
5	1. 레이저 사격	1.1 레이저 사격에 대한 개념을 이해하고 설명할 수 있다. 1.2 레이저 사격을 위한 사격술의 종류와 실행방법을 설명할 수 있다. 1.3 레이저 사격 실습 중 주의사항을 이해할 수 있다. [지식] ▪ 생활레이저 사격의 개념 및 중요성 이해 ▪ 레이저 사격 수련방법 이해 ▪ 레이저 사격을 익힐 수 있다. [기술] ▪ 레이저 사격 종류에 따른 적응력을 기를 수 있다. ▪ 레이저 사격을 통한 인간관계회복 능력을 기른다. ▪ 생활 레이저 사격을 상대방에게 지도할 수 있는 능력을 기른다. [태도] ▪ 레이저 사격을 통해 안전의 중요성을 이해한다. ▪ 레이저 사격 능력을 향상 시킬 수 있는 기술을 상호 교환한다.	대면 수업을 통한 레이저 사격 습득사진으로 설명하고 실제로 동작을 익힐 수 있도록 직접 제작한 동영상 탑재
6	1.. 레이저 사격	1.1 레이저 사격 능력을 향상시킨다. [지식] ▪ 레이저사격 훈련을 적절하게 혼용하여 숙련하는 방법을 익힌다. [기술]	대면 수업을 통한 레이저 사격 습득사진으로 설명하고 실제로 동작을 익힐 수 있도록 직접 제작한 동영상 탑재

주차별 학습내용			
주차	관련 하위역량 (Keyword/능력단위요소)	수업내용	비고
		▪ 레이저사격을 이해한다. ▪ 레이저사격 시 적용이 어려운 술기를 반복 숙달시킨다. ▪ 레이저 사격 단계에 따라 수련 방법이 달라져야 함을 이해한다. [태도] ▪ 레이저 사격 수련 시 상해가 일어나지 않도록 주의한다.	
7	1.. 레이저 사격	1.1 레이저사격 원리를 이해한다. [지식] ▪ 레이저사격 훈련 수련 시 원리를 이해한다. ▪ 레이저사격 훈련 수련 시 활용되는 기술을 이해한다. ▪ 레이저사격 훈련을 적절하게 혼용하여 숙련하는 방법을 익힌다. [기술] ▪ 레이저 사격 단계에 따라 숙련 방법이 달라져야 함을 이해한다. [태도] ▪ 레이저 사격 수련 시 상해가 일어나지 않도록 주의한다.	대면 수업을 통한 레이저 사격 습득사진으로 설명하고 실제로 동작을 익힐 수 있도록 직접 제작한 동영상 탑재
8	직무능력평가1 실시	1. 직무능력 평가1 -레이저 사격의 필요성, 레이저 사격과 인성의 관계, 본인이 가장 잘하는 레이저 사격 1개 동작 [기술] ▪ 레이저 사격을 이해 한다. ▪ 레이저 사격기술 시 적용이 어려운 술기를 반복 숙달시킨다. ▪ 레이저 사격 단계에 따라 수련 방법이 달라져야 함을 이해한다. [태도]	대면 수업을 통한 레이저 사격 습득사진으로 설명하고 실제로 동작을 익힐 수 있도록 직접 제작한 동영상 탑재

주차별 학습내용			
주차	관련 하위역량 (Keyword/능력단위요소)	수업내용	비고
		■ 레이저 사격 수련 시 상해가 일어나지 않도록 주의한다.	
9	1.. 레이저사격	1.1 레이저 사격 방법을 실시한다. [지식] ■ 레이저 사격 원리를 이해한다. ■ 레이저 사격 시 활용되는 기술을 이해한다. ■ 레이저 사격을 적절하게 혼용하여 숙련하는 방법을 익힌다. [기술] ■ 격발 시 호흡 조절법을 이해한다. ■ 격발불량이 발생되지 않도록 숙련시킨다. ■ 레이저 사격 단계에 따라 수련 방법이 달라져야 함을 이해한다. [태도] ■ 레이저 사격 수련 시 상해가 일어나지 않도록 주의한다.	대면 수업을 통한 레이저 사격 습득사진으로 설명하고 실제로 동작을 익힐 수 있도록 직접 제작한 동영상 탑재
10	1.. 레이저사격	1. 레이저 사격 능력을 향상시킨다. 2.레이저 사격의 원리를 이해한다. [지식] ■ 레이저 사격 시 원리를 이해한다. ■ 레이저 사격 시 활용되는 기술을 이해한다. [기술] ■ 레이저 사격을 이해 한다.	대면 수업을 통한 레이저 사격 습득사진으로 설명하고 실제로 동작을 익힐 수 있도록 직접 제작한 동영상 탑재
11	1. 레이저사격	1. 레이저 사격 방법을 통해 자신감을 향상시킨다. [지식] ■ 레이저 사격 방법에 대하여 이해한다. [기술]	대면 수업을 통한 레이저 사격 습득사진으로 설명하고 실제로 동작을 익힐 수 있도록 직접 제작한 동영상 탑재

주차별 학습내용			
주차	관련 하위역량 (Keyword/능력단위요소)	수업내용	비고
		▪ 레이저 사격 수련 목적에 따라 수련 방법이 달라져야 함을 이해한다. [태도] ▪ 레이저 사격 적용시 상해가 일어나지 않도록 주의한다.	
12	1. 레이저사격	▪ 레이저 사격 거리에 따라 목표점과 타겟 설정이 달라져야한다. ▪ 레이저 사격 단계에 따라 훈련 방법이 달라져야 함을 이해한다. [태도] ▪ 레이저 사격 수련 시 상해가 일어나지 않도록 주의한다.	대면 수업을 통한 레이저 사격 습득사진으로 설명하고 실제로 동작을 익힐 수 있도록 직접 제작한 동영상 탑재
13	1. 레이저사격	1.1 레이저사격 훈련법을 다른 사람에게 지도해 줄 수 있다. [지식] ▪ 레이저사격 훈련 시 활용도구(가검)의 사용법을 이해한다. ▪ 레이저사격 훈련 시 활용되는 기술을 이해한다. ▪ 레이저사격 훈련 시 적절하게 레이저 사격과 혼용하여 훈련하는 방법을 익힌다. [기술] ▪ 레이저사격 방어법 중 상해예방법을 이해 한다. ▪ 레이저사격을 습득하기 위한 기초체력 향상 방법을 이해한다. ▪ 레이저 사격 훈련 목적에 따라 훈련 방법이 달라져야 함을 이해한다. [태도] ▪ 레이저 권총 사용 시 상해가 일어나지 않도록 주의한다.	대면 수업을 통한 레이저 사격 습득사진으로 설명하고 실제로 동작을 익힐 수 있도록 직접 제작한 동영상 탑재
14	1. 레이저사격	1.1 레이저사격 훈련 방법을 통해 자신감을 향상시킨다.	대면 수업을 통한 레이저 사격 습득사진으로 설명하고 실제로 동작

주차별 학습내용			
주차	관련 하위역량 (Keyword/능력단위요소)	수업내용	비고
		1.2 레이저사격 방어를 통해 자신을 보호하도록 한다. [지식] ■ 레이저사격 수련 시 활용도구(가검)의 사용법을 이해한다. ■ 레이저사격 수련 시 활용되는 기술을 이해한다. ■ 레이저사격 수련 시 적절하게 레이저 사격과 혼용하여 수련하는 방법을 익힌다. [기술] ■ 레이저사격 방어법 중 상해예방법을 이해한다. ■ 레이저사격을 습득하기 위한 기초체력 향상 방법을 이해한다. ■ 레이저 사격 수련 목적에 따라 수련 방법이 달라져야 함을 이해한다. [태도] ■ 레이저 사격 시 상해가 일어나지 않도록 주의한다.	을 익힐 수 있도록 직접 제작한 동영상 탑재
15	직무능력평가 2(기말고사)실시	1. 직무능력 평가2 [지식] ■ 레이저사격 수련 시 사용법을 이해한다. ■ 레이저사격 수련 시 활용되는 기술을 이해한다. ■ 레이저사격 수련 시 적절하게 레이저 사격과 혼용하여 수련하는 방법을 익힌다. [기술] ■ 레이저사격 방어법 중 상해예방법을 이해한다. ■ 레이저사격을 습득하기 위한	대면 수업을 통한 레이저 사격 습득사진으로 설명하고 실제로 동작을 익힐 수 있도록 직접 제작한 동영상 탑재

주차별 학습내용			
주차	관련 하위역량 (Keyword/능력단위요소)	수업내용	비고
		기초체력 향상 방법을 이해한다. ■ 레이저 사격 수련 목적에 따라 수련 방법이 달라져야 함을 이해한다. [태도] ■ 레이저 사격 시 상해가 일어나지 않도록 주의한다.	
16	향상평가 실시	하위 10% 실시(직무능력평가 2에서 부족한 부분 재평가)	

Ⅳ. 배드민턴

1. 배드민턴의 역사와 유래
2. 배드민턴이 현대사회와 건강에 미치는 영향
3. 배드민턴의 특성
4. 배드민턴의 종목
5. 배드민턴의 경기규칙
6. 배드민턴 기초
7. 배드민턴 기본스트로크
8. 배드민턴 게임기술
9. 배드민턴 준비운동
10. 스텝의 기초
11. 스윙자세 기초
12. 배드민턴의 실기
13. 용어의 정리
14. 배드민턴 주차별 강의계획서

Ⅳ. 배드민턴

1. 배드민턴의 역사와 유래

배드민턴은 1820년경 인도의 봄베이라는 곳에서 푸나(Poona)라는 놀이를 영국 군인들이 배워서 본국으로 돌아와 즐겨하며 성행하게 되었고, 그 지명이 바로 배드민턴마을 이었다고 전해져 내려온다.

당시 배드민턴은 영국의 귀족들이 주로 할 수 있는 운동이었고, 그렇기 때문에 복장과 규격이 엄격하고 예의를 중요시한 귀족스포츠였다고 한다.

그 후 처음으로 1893년 영국배드민턴협회가 만들어지고 규칙도 제정되었으며 1899년에 처음으로 경기가 개최 되기도 하였다.

또한 유럽 각국으로 확산 보급 되었다고 한다.

특히 인도네시아 등 동남아 여라나라에서는 국기라고 할 만큼 멋있는 스포츠로서 널리 보급되어 왔다.

현재 세계적인 경기대회로는 올림픽, 아시안게임, 토머스컵-1939년 국제 배드민턴연맹의 초대회장 조지토머스경이 기증, 우버컵-H.S 우버여사가 기증, 세계배드민턴선수권, 전영오픈-영국국왕이 직접 메달수여, 등이 있다.

우리나라 배드민턴은 해방 후 놀이로 시작되어 1957년 대한배드민턴협회가 조직되었고, 1962년에 배드민턴협회가 대한 체육회 가맹단체가 되었으며 제43회 전국체육대회에서 정식종목으로 채택되었다.

1988년 서울 올림픽의 시범종목,1992년 바르셀로나 올림픽 정식종목 으로 채택되어 남자복식의 박주봉, 김문수조와 여자복식의 황혜영, 정소영조 그리고 여자단식의 방수현 등이 금메달을 쥐었고, 그 이후에도 김동문, 하태권조와 이동수, 유용성 조 이용대, 이효정(혼합복식)조 등 꾸준한 세계랭커들이 생겨나면서 현제 우리나라에서는 효자종목으로 자리 잡게 되었다.

그 외 일반적으로 알려져있지 않은 선수들로는 황선애(전영오픈 개인단식우승),심은정, 길영아(바로셀로나올림픽 동메달)조 가 있다.

생활체육에서는 1965년~ 1970년에 서울의 장충클럽을 시작으로 많은 클럽이 생겨나고, 1973년~ 전국 청, 장년부대회를 개최 본격적인 활동을 시작하게 되었다고한다.

이 후 배드민턴 생활체육은 1978년부터 본격적으로 활성화 과정이 시작되며, 30대~70대 등 다양한 나이때와 A조~D조 까지 다양한 수준별 대회가 생겨나게 되었고, 각 시.도 및 섬에 이르기 까지 지역별로 수많은 클럽과 많은 동호인이 생겨나게 되었다.

특히 우리나라에서 해마다 유치했던 코리아오픈 대회는 초창기에 동호인들의 관중이 없어서 대회를 유치하는 지역인 서울,경기 클럽들을 국가대표선수들이 직접 홍보하며, 배드민턴 동호인들 섭외에 박차를 가하기도 했었다.

그 결과 현제 국내에서 진행하는 코리아오픈배드민턴대회는 10분 안에 좌석이 없어진다고 한다.

2. 배드민턴이 현대사회와 건강에 미치는 영향

2-30년 전에만 해도 배드민턴에 대한 사람은의 인식은 그저 서서 간단히 힘들지 않게 할 수 있는 운동이라 생각했다.

예를 들면 예전에 어떤 선수가 택시에 배드민턴가방을 들고 탔더니 택시기사님이 물었다 “얘 너 무슨선수니?”하고, 그래서 대답했다“네 배드민턴선수에요~”라고 대답하니.. 택시기사님이“배드민턴도 선수가있어?”라고 할 정도였다.

배드민턴은 남, 여, 노, 소, 누구나 어디에서든 할 수 있고 쉽게 접할 수 있기 때문에 운동에 참여할 기회가 많이 있다.

특히 현대사회에 들어서면서 학생들은 입시나 시험으로 운동할 기회를 잃고, 사회인은 사무실에서 일만하거나 노동에만 신체에너지를 발산하면서 점점 체력과 사회성을 잃어가는 것이 현실이다.

현재는 배드민턴 운동을 통해 체력과 에너지를 만들고, 동호회활동으로 여러계층의 사람들이 서로존중하고 화합하여 사회성을 쌓아서, 생활의 활력을 찾는 사람들이 아주 많아지고 있다.

배드민턴을 하는 많은 사람들이 모이면서 결국은 소비활동, 판매, 용품, 사업 등이 조화롭게 이루어져 현대사회의 여러방 면에서 긍정적인 효과가 나타남이 분명하다고 할 수 있다.

3. 배드민턴의 특성

배드민턴은 라켓을 들고 하는 구기스포츠 경기로 네트를 사이에 두고 정해진 공간 안에 셔클콕을 쳐서 상대방의 코트에 떨어뜨리면 이기게 되는 재미있는 스포츠이다.

특히 초보일 경우 셔틀콕을 조절할 수 있는 능력과 체력이 부족하지만 수준이 놓아지면서 기술과 체력이 함께 올라가며 더욱 재미있는 경기가 될 수 있는 특별한 운동이라 할 수 있다.

그리고 더 높은 경지에 닿으면 상대의 움직임을 보거나 읽어서 기술을 쓰게 되면 두뇌까지 쓰게 되는 경기가 되므로 순간순간 판단하여 이루어지는 매우 짜릿한 경기를 맛볼 수 있는 매력적인 스포츠이다.

이 와 같은 상황이 생기게 되면, 신체 모든 부위의 움직임을 제어 할 수 있어야하고 그렇지 못할 경우 부상의 위험이 따를 수도 있다.

4. 배드민턴 종목

배드민턴은 5개 종목 남자단식, 여자단식, 남자복식, 여자복식, 혼합복식으로 구성되어있다. 득점 방식으로는 다음과 같다.

5. 배드민턴의 경기규칙

1) 경기자

단식- 양편 각1명.

복식- 양편 각2명.

혼합복식- 양편 남자1명, 여자1명 씩.

2) 토 스

토스를 하여 이긴 쪽이 서브권, 또는 코트 선택권 중 하나를 선택하게 됨.

(진편은 나머지를 택하게 됨).

3) 스코어

- 동호인경기는 대회마다 다를수 있으나, 엘리트선수의 게임은 다르나 현제 엘리트선수경기는 3게임(2게임 선취 시 승리)을 원칙으로 하며 한 게임 21점을 선취한 편이 승리.
- 해당 랠리에서 이긴 편이 득점한다.(서브권을 갖지 않은 편도 득점)
- 21점 경기 중 20:20 동점인 경우 2점을 연속하여 득점한 편이 승리하며 29:29인 경우 30점에 먼저 도달한 편이 승리(동호인경기는 경기별 운영 상황에 따라 변경가능).

4) 코트 변경

첫 번째 게임 종료 후와 세 번째 게임 시작 전 그리고 세 번째 게임을 할 경우 11점 선취 시 코트를 변경한다.(동호인경기는 다를 수 있음.)

5) 서비스

올바른 서비스는 서버와 리시버는 양편 서비스 코트 안에 대각선으로 서야하며, 서버가 라켓으로 셔틀을 치는 순간 셔틀 전체가 코트 바닥으로부터 1.15M보다 아래에 위치해야 함(이 때 셔틀은 리시버의 써비스코트 안에 떨어져야함).

6) 단식 경기방식

- 단식은 1:1경기로 양쪽 사이드라인을 제 외하고 서비스부터 코트 그대로 유지하여 게임한다.

7) 복식 경기방식

- 복식은 양쪽 각2명씩의 선수가 경기 에임하며, 서비스만 백바운드 안쪽라인으로 떨어드리고 모든 코트를 이용한다.
- 서비스 및 리시브
- 세트별 서버나 리시버를 정한 후 서버로부터 서비스 코트의 대각선 위치에 선 선수가 리시버가 되고, 서버가 써비스하여 이길 경우 좌,우 가 바뀌고, 연속하여 이긴만큼 써비스 코트가 변경된다.

랠리포인트제 복식경기 서비스 및 리시브 방법

- A와 B, C와D의 복식 경기 진행 예. A B 조가 토스에서 이겨 선공격.
- A가 C에 서브, 즉 A가 선공격수, C 선수비수가 됨.

선수 동선 설명	점수 (서버점수-리시버점수)	서비스 코트 위치	서버,리시버	승,패 경우	→ (서비스방향)
A,B,C,D 오른편 위치 상태로 경기시작.	0-0	-오른쪽에서(우) 대각선으로 서비스 -서비스편 점수:짝수	-A가 C에게 서브(A:선서버, C:선리시버)	(AB조가 해당 랠리 이기면)	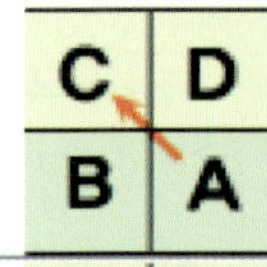
-AB조 득점하고 -A와B 서비스코트 변경 -A 다시 서브 (왼쪽에서) -C와D는 위치변경없음	1-0	-좌 서비스 -서비스편 점수:홀수	- A가D에게 서브	(CD조가 해당 랠리이기면)	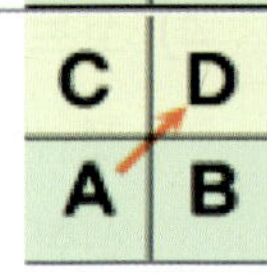
-CD조 득점,서브권 획득 -ABCD 코트변경 없음	1-1	-좌 서비스 -서비스편 점수:홀수	- D가 A에게 서브	(AB조가 해당 랠리 이기면)	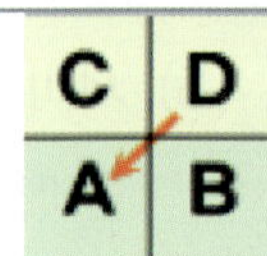
-AB조 득점,서브권 획득 -ABCD 코트변경 없음	2-1	-우 서비스 -서비스편 점수:짝수	- B 가 C 에게 서브	(CD조가 해당 랠리이기면)	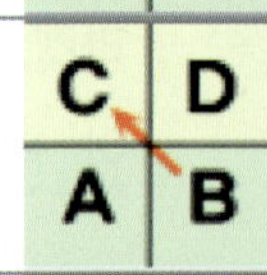
-CD조 득점,서브권 획득 -ABCD 코트변경 없음	2-2	-우 서비스 -서비스편 점수:짝수	- C가 B에게 서브	(CD조가 해당 랠리이기면)	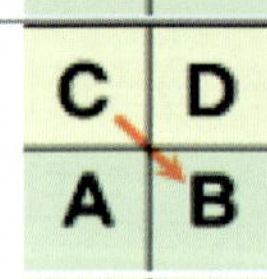
-CD조 득점하고 -C와D 서비스코트 변경 -C 다시 서브 (왼쪽에서) -A와B는 위치변경없음	3-2	-좌 서비스 -서비스편 점수:홀수	- C가 A에게 서브	(AB조가 해당 랠리 이기면)	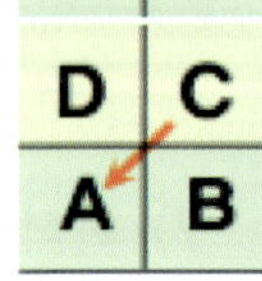
-AB조 득점,서브권 획득 -ABCD 코트변경 없음	3-3	-좌 서비스 -서비스편 점수:홀수	- A가 C에게 서브	(AB조가 해당 랠리 이기면)	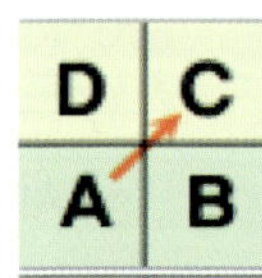
-AB조 득점하고 -A와B 서비스코트 변경 -A 다시 서브 (오른쪽) -C와D는 위치변경없음	4-3	-우 서비스 -서비스편 점수:짝수	- A가D에게 서브	(CD조가 해당 랠리이기면)	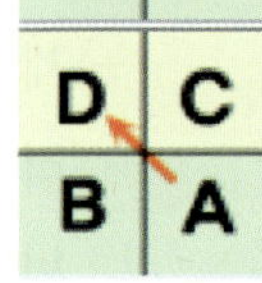

8) 반칙(Faults)

- 풋폴트,웨스트오버,투터치,투모션,헤드오버 등
  (올바르지 못한 서비스)

- 헛스윙
  (서비스하는 도중 셔틀을 치지못 한 경우)

- 셔틀이 네트 밑 혹은 네트사이로 통과하거나 코트밖에 떨어진 경우
- 랠리 중 라켓이나 선수의 몸이 네트에 닿았을 경우.
- 두 번 이상의 스윙으로 셔틀을 연속적으로 두 번 이상 쳤을 경우.
- 네트 이외의 다른 곳에 셔틀이 닿거나 라켓 혹은 몸에 닿은 경우
- 셔틀이 네트에 맡고 상대방이 아닌 본인 쪽 네트에 걸린 경우

9) 레트(Lets, 경기중단 및 무효)

- 레트는 랠리의 중단을 의미하고, 레트가 선언되면 원래 서버가 다시 서비스한다.
- 리시버가 준비되지 않은 상황에서 서비스하거나, 경기 중 다른 요인으로부터 경기에 방해가 될 때 선언된다.
- 예기치 못한 우발적인 사고 및 행동이 발생할시 선언된다.

10) 인터벌(Interval)

- 각 게임 중 한쪽편이 11점에 먼저 도달할 경우 60초 이내 인터발
- 1게임과 2게임사이, 2게임과 3게임 사이에 120초 이내의 인터발이 허용된다.
- 심판이 인정하는 특별한 경우 허용된다.(코트의 보수 등)

11) 코칭(Coaching)

- 경기 중 랠리가 끝난 후 다음랠리 시작전 코칭 할 수 있다.
- 랠리 중 코칭 할 수 없다.
- 인터벌시간에 코칭 할 수 있다.
-코칭 시 어떠한 전자 기계를 사용할 수 없다.(핸드폰, 무전기 등)

12) 배드민턴코트

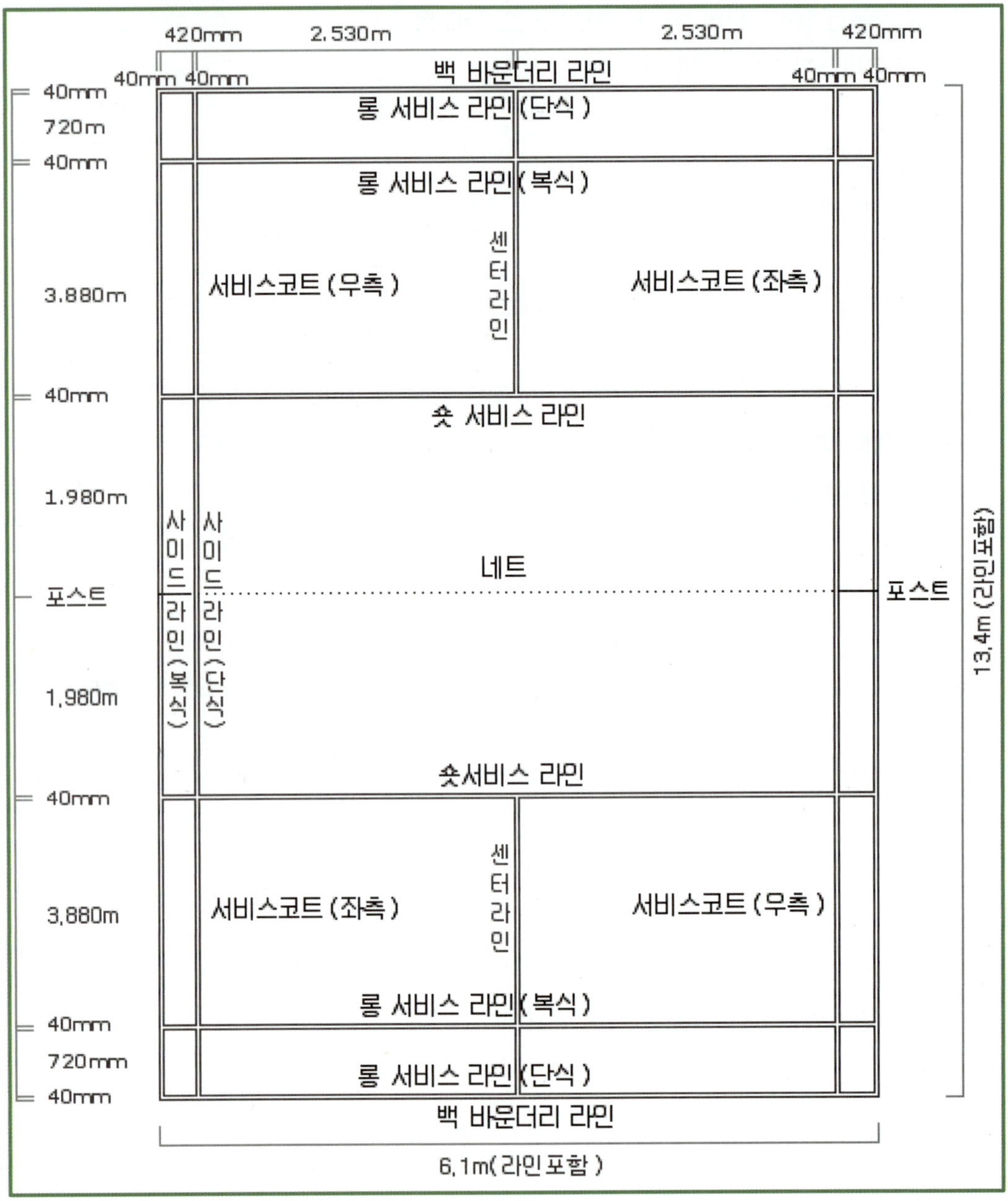

- 네트높이는 양 끝 부분이 1.55m이고, 중앙이 1.524이어야한다.
- 코트와 코트사이는 최소 1.5m 이상 떨어져야한다.
- 천정의 적정높이는 12m이상이나 최소 9m이상 이어야한다.
- 라인 폭은 4cm이고, 코트 대각선 길이는 14.723m
- 지주대 높이는 1.55m이어야한다.

13) 경기용품 규격

- 셔틀콕

㉮ 정상적인 셔틀콕은 백바운드 라인에서 언더스윙을 강하게여 네트에 평행하게 비행한 다음, 상대방 백바운드라인에서 530mm과 990mm 사이에 떨어져야한다.

㉯ 셔틀콕은 16개의 깃털로 되어있다.

㉰ 셔틀콕의 중량은 4.74~5.50g 이다.

- 라켓

㉮ 스트링 부분은 전체 길이 280mm, 넓이 220mm 이내 이어야한다.

㉯ 라켓의 프레임은, 핸들 부분을 포함해 전체 길이가 680mm를, 전체 폭은 230mm 를 넘어서는 안 된다.

㉰ 라켓은 간단히 그립, 샤프트, 프레임으로 나누어진다.

6. 배드민턴 기초

1) 그립쥐는법

- 웨스턴 그립법

설명: 웨스턴 그립법은 라켓을 잡았을 때 라켓면이 상대를 향해있기 때문에 초보일 때부터 셔틀콕을 잘 맞출 수 있고 서로 편하게 주고받으며 운동하기에 편하다. 하지만 배드민턴게임을 즐기기 위해서 셔틀콕을 상대코트의 모서리로 컨트롤하거나 강한 파워를 내기에 좋지 않은 그립법이다.

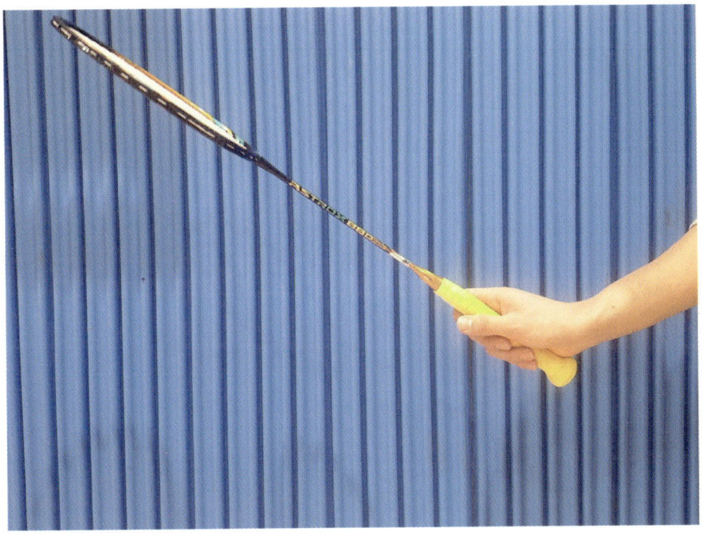

- 이스턴 그립법

설명: 이스턴 그립법은 웨스턴 그립법과 다르게 라켓을 잡았을 때 라켓면이 옆을 향하고 있어서 셔틀콕을 상대방에게 정확하게 보내기가 힘들기 때문에 처음 시작하는 사람에게는 불편함이 있다 하지만, 연습이나 레슨을 통해서 익숙해진다면 상대방 코트의 모서리로 잘 보낼 수 있고 또한 강한 스매시와 백핸드 스트로크를 하기에 유리해진다. 그래서 보통 배드민턴을 하게되면 코치나 지도자는 이스턴그립법을 주로 가르친다.

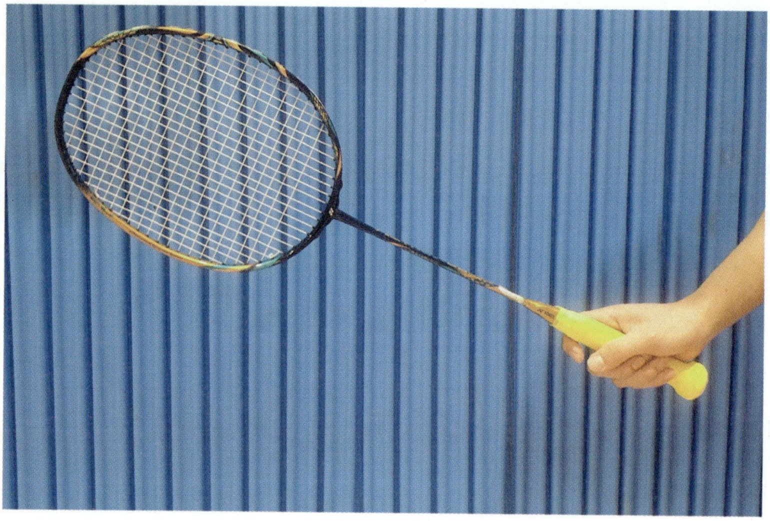

2) 손목스냅 6종

사진	설명
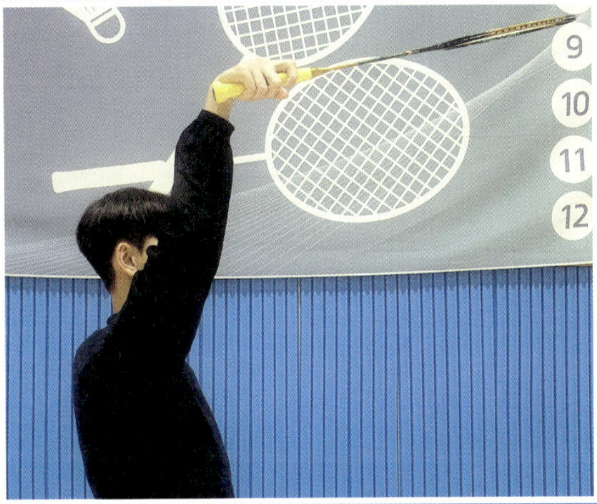	머리위에서 90° 아래로 꺾는다.
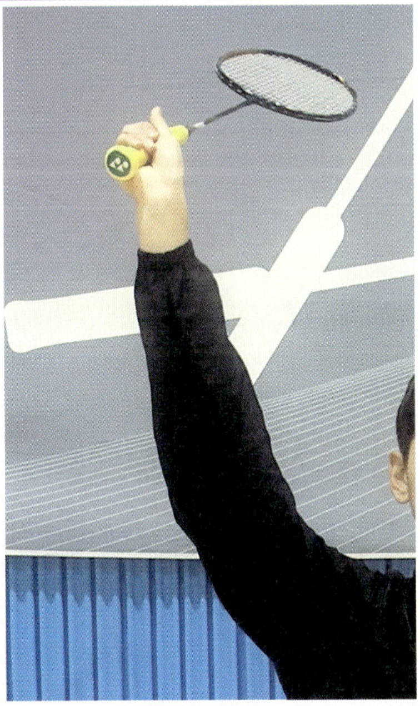	뒤쪽으로 90° 꺾는다.

사진	설명
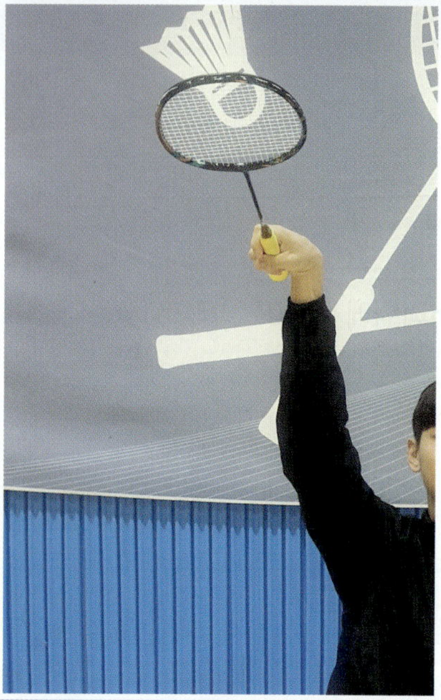	앞으로 90° 꺾는다.
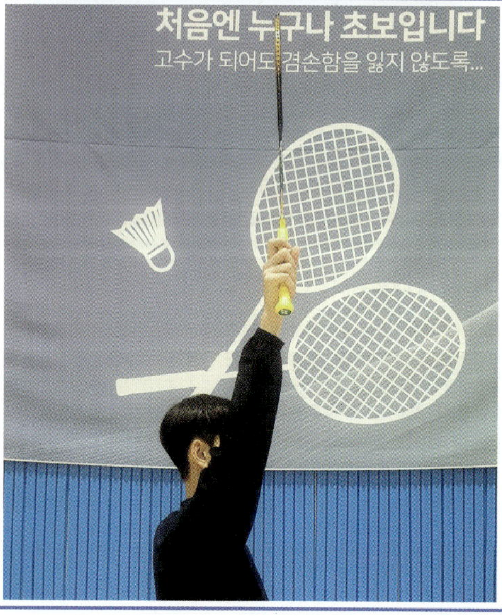	머리위로 올린다.

사진	설명
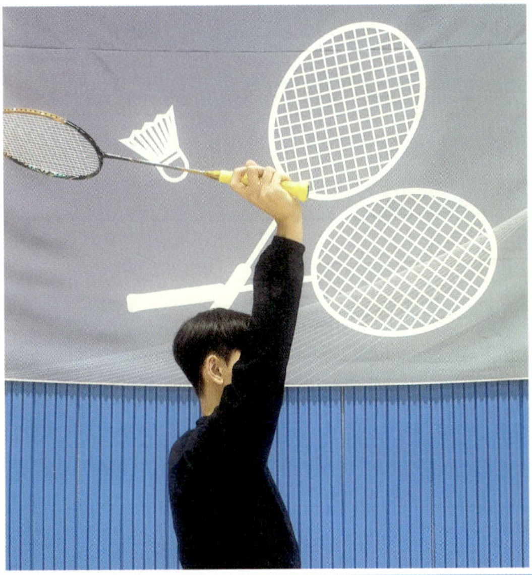	뒤쪽으로 90° 꺾는다.
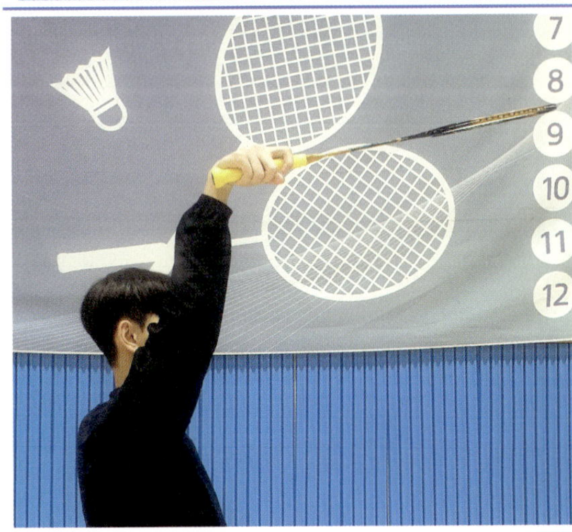	앞으로 90° 꺾는다.

설명: 손목스냅은 배드민턴 게임에서 필요한 스트로크를 하기위한 기초단계로 손목이 움직이는 가동범위를 만들어 줌으로 인해 근육의 부상방지와 강한 스트로크를 할 수 있도록 만들어줄 수 있다.

7. 배드민턴 기본스트로크

1) 전위 스트로크

㉮ 헤어핀- 풋워크를 통해 셔틀콕을 라켓헤드에 올려놓듯이 약하게 쳐서 네트에서 상대방 코트의 네트에 최대한 가까이 떨어질 수 있도록 한다.

사진	내용
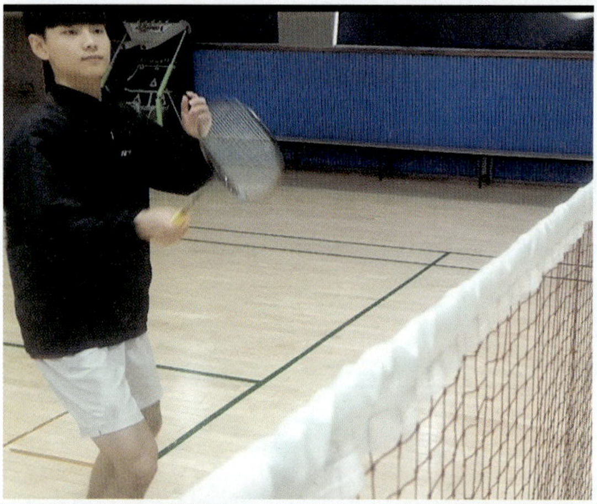	네트앞에서 위치한 후 라켓을 잡은 손바닥이 천장 쪽을 향하도록 잡는다.
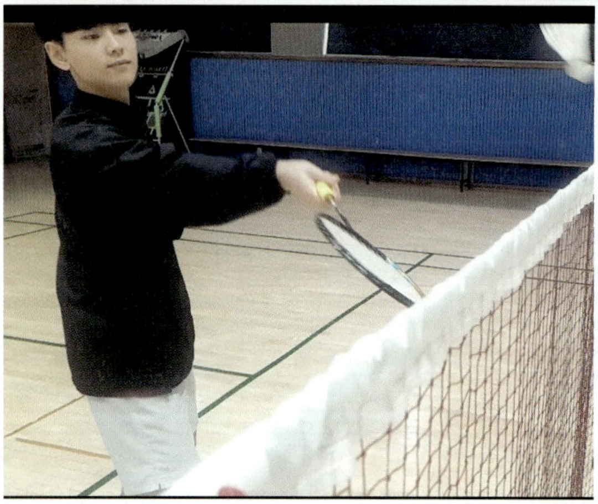	콕 쪽으로 라켓을 뻗은 후

사진	내용
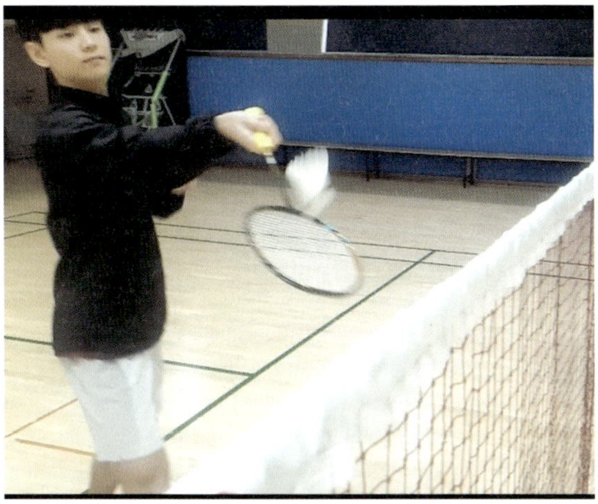	라켓에 콕을 충격한 후
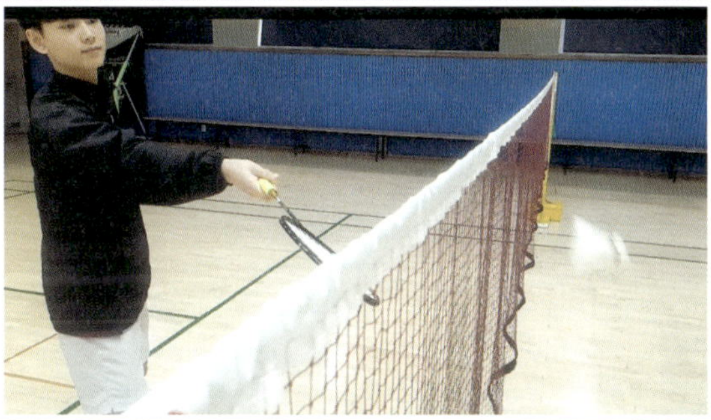	콕을 네트 위로 넘긴다.
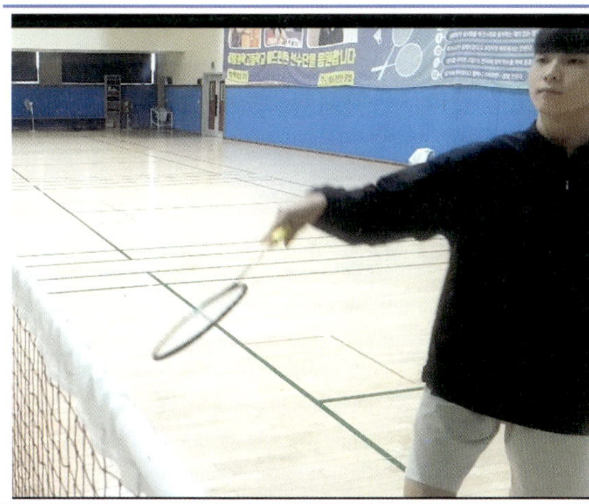	네트 앞에서 위치한 후 라켓을 잡은 손 등이 천장 쪽을 향하도록 잡는다.

사진	내용
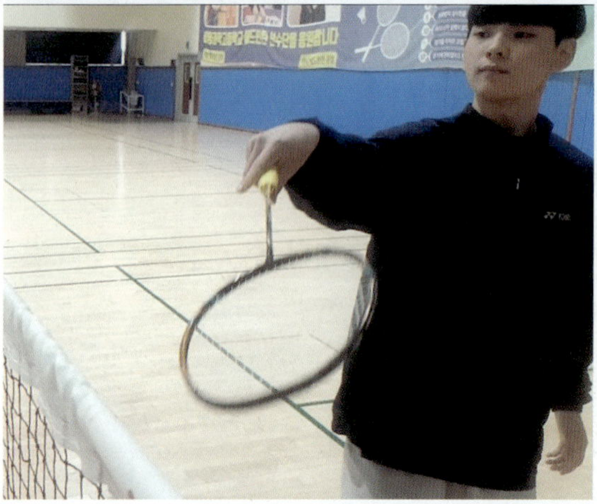	콕과 충격을 하는 순간 그립의 강도를 조절하여 콕을 네트 위로 넘긴다.

㉯ 리턴-자세를 잡고 언더스윙을 통해 셔틀콕이 높고 길게 보낼 수 있도록 하여 상대방 코트 백바운드 라인에 떨어지게 한다.

사진	내용
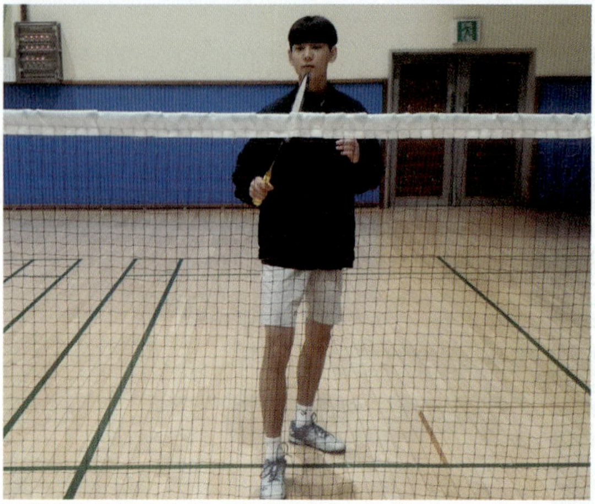	네트 앞에서 위치한 후

사진	내용
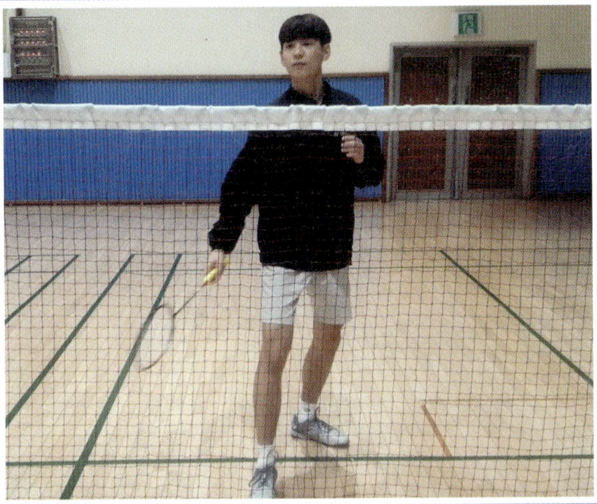	콕이 네트 앞쪽으로 떨어지면
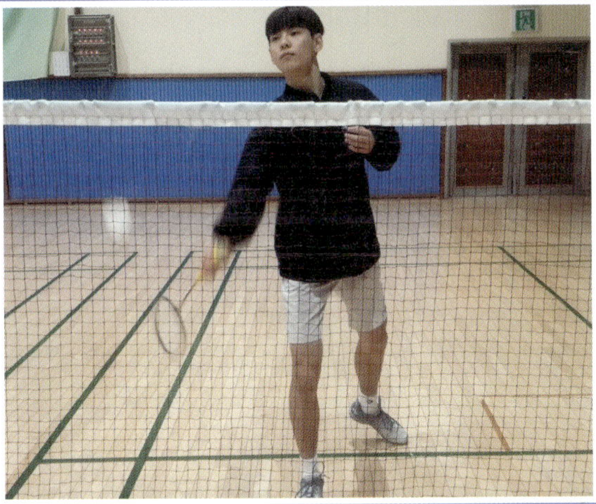	라켓을 잡은 손의 손목을 이용해
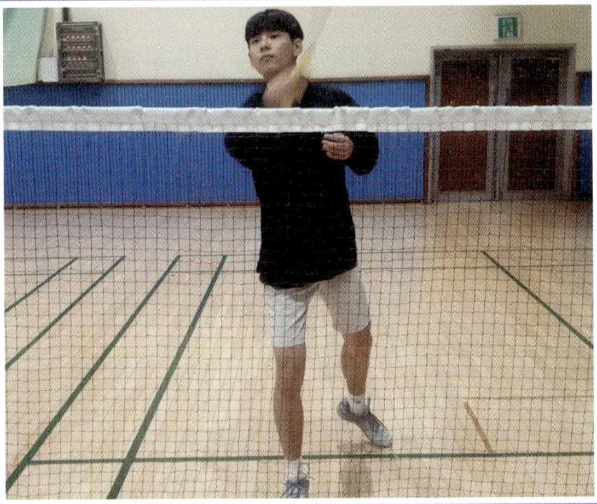	콕을 강하게 충격한 후 스윙을 한다.

사진	내용
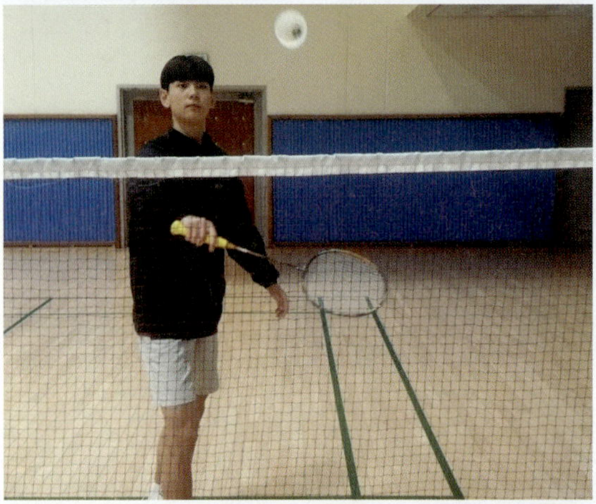	네트 앞에서 위치한 후 왼쪽으로 콕이 오면 라켓잡은 손의 손등이 천장쪽을 바라보게 라켓을 잡고 충격을 한다.
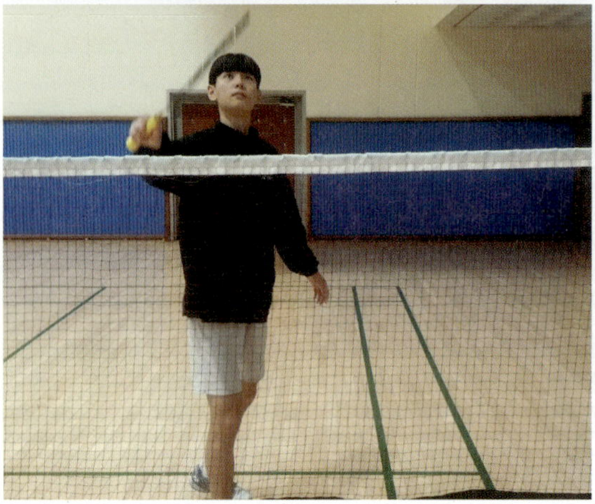	콕을 충격한 후 팔은 자연스럽게 오른쪽 어깨쪽으로 스윙을 한다.

㉰ 푸시-네트 앞에서 셔틀콕을 강하게 내려쳐서 상대방이 받아 넘길 수 없도록 하여야한다.

사진	내용
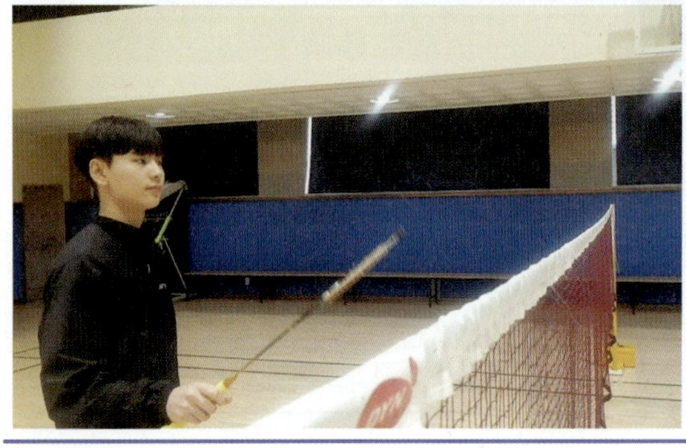	네트 앞에서 위치한 후

사진	내용
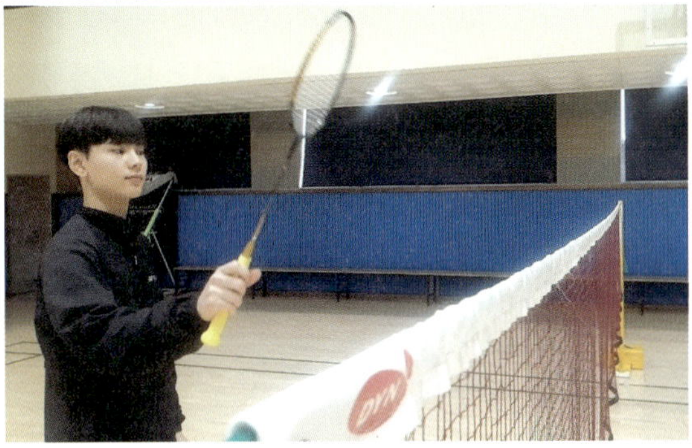	라켓을 들어 위로 세우고
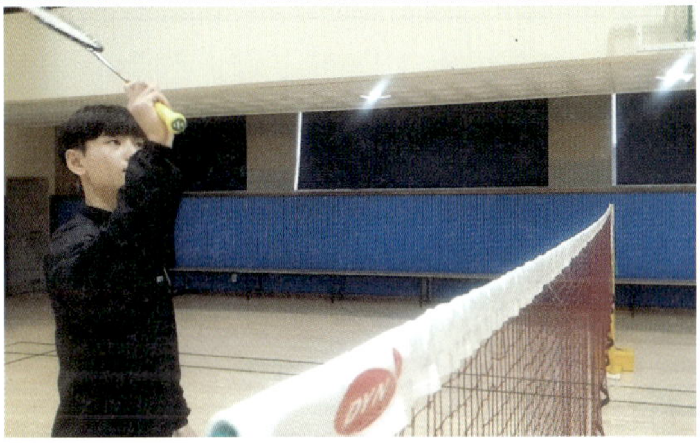	라켓을 뒤로 제쳐 엄지손가락에 힘을 준 후
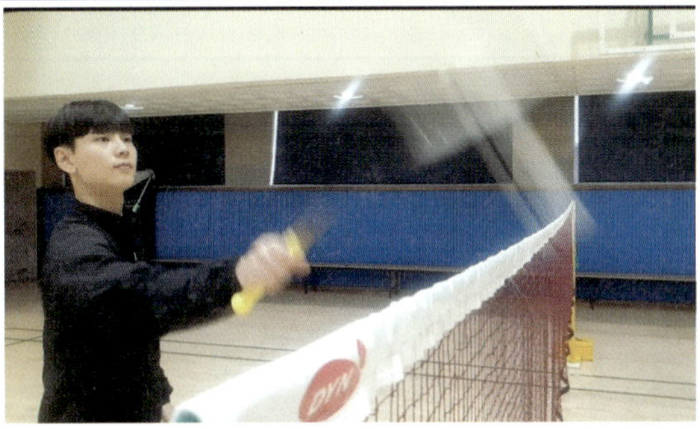	콕을 강하게 충격한다.
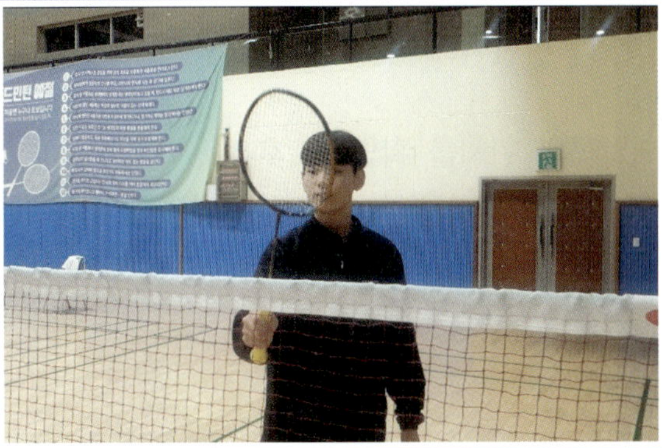	라켓 손잡이에 엄지손가락을 댄 후

사진	내용
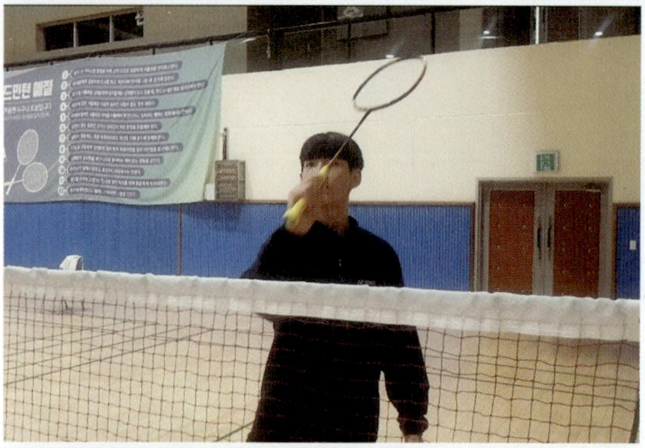	라켓 잡은 손을 뒤로 제쳐 세우고
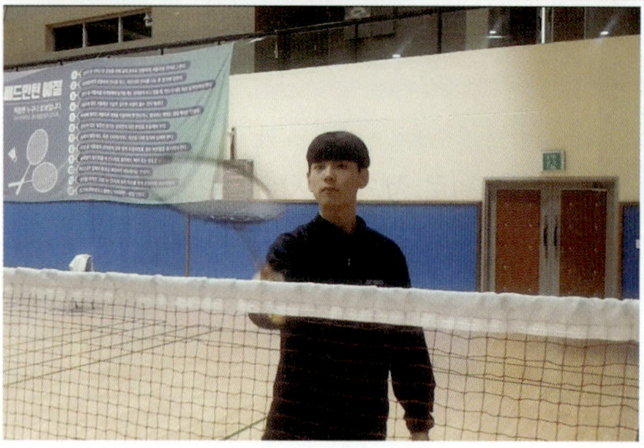	콕을 강하게 충격한다.

2) 중위 스트로크

㉮ 드라이브- 네트높이와 평행하고 강하게 스치듯 지나갈 수 있도록 한다.

사진	내용
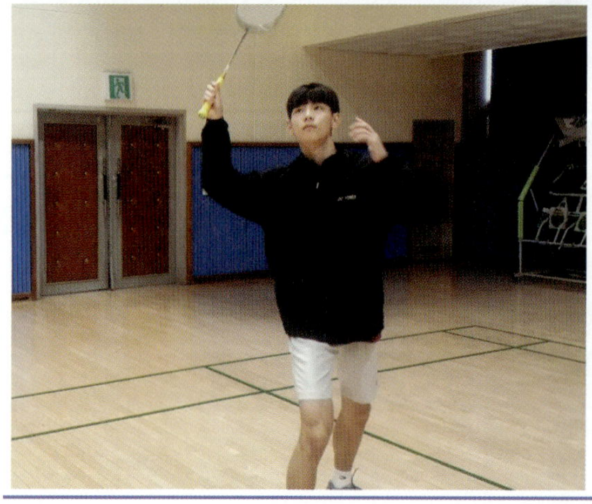	콕의 위치를 확인 한 후

사진	내용
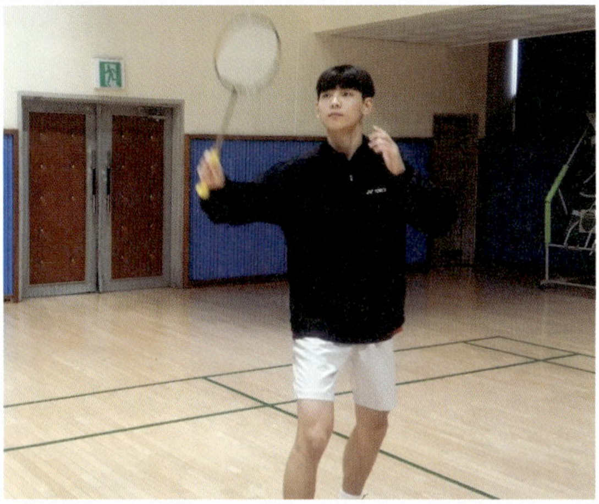	스텝을 통해 거리를 유지한 채 라켓을 들어 위로 세우고
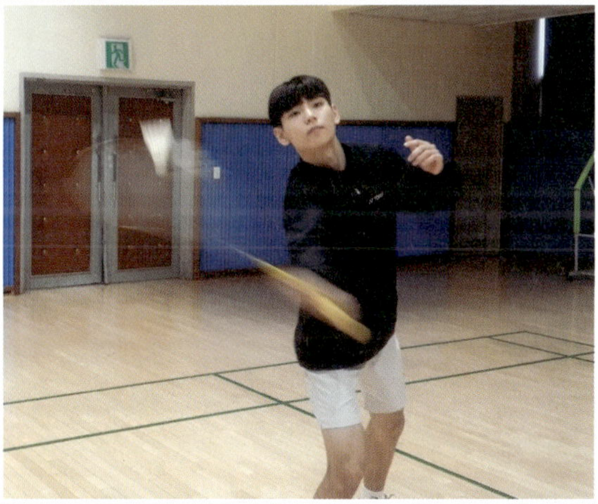	앞으로 전진하면서 라켓과 콕을 임팩트한 후
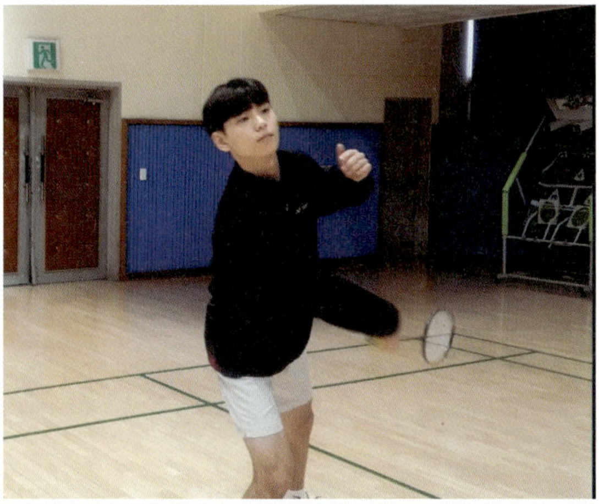	콕을 강하게 충격하여 밀어낸다.

사진	내용
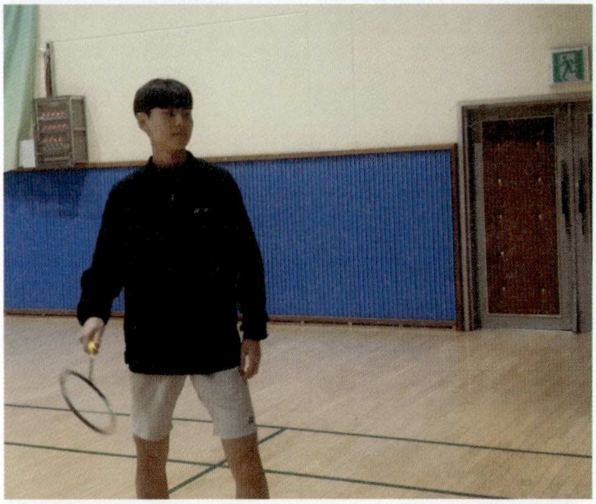	라켓 손잡이에 엄지손가락을 댄 후 콕의 이동방향에 따라 주시한 후
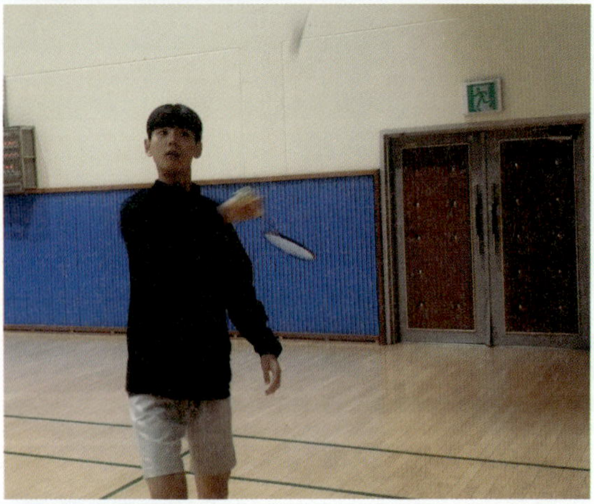	라켓잡은 손을 뒤로 제쳐 눕힌 후
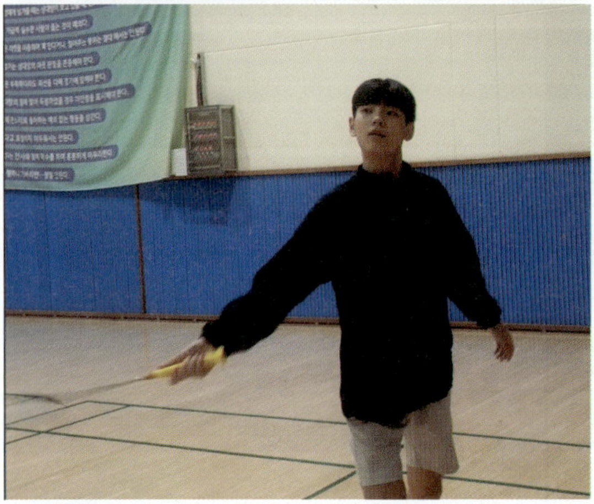	콕을 강하게 충격한 후 스윙을 한다.

㉯ 컷- 상대에서 오는 중위, 후위의 볼을 네트 앞에 떨어뜨린다.

사진	내용
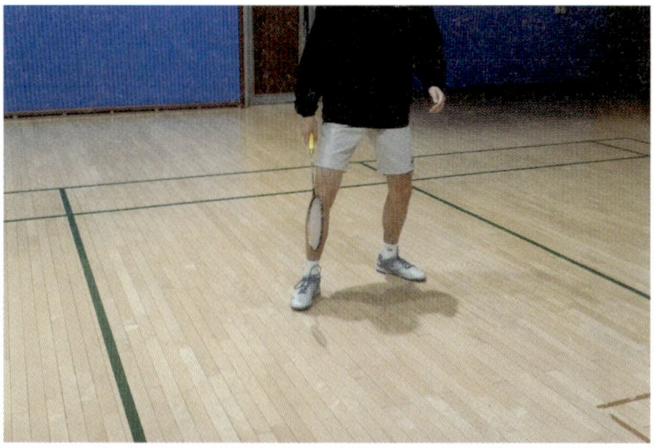	콕의 위치를 확인 한 후
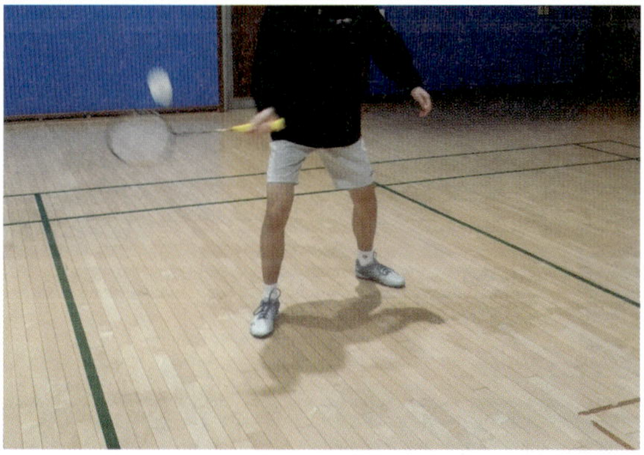	스텝을 통해 거리를 유지한 채 라켓을 들어 콕을 터치하여
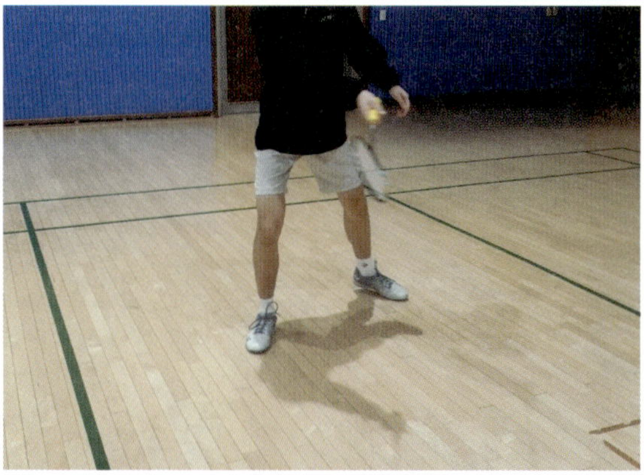	가볍게 허리 앞으로 라켓을 스윙한다.

사진	내용
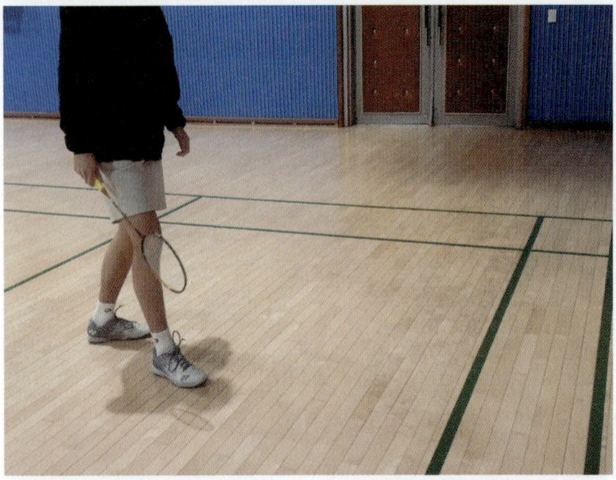	라켓 잡은 쪽의 발이 1보 측면으로 이동한 후
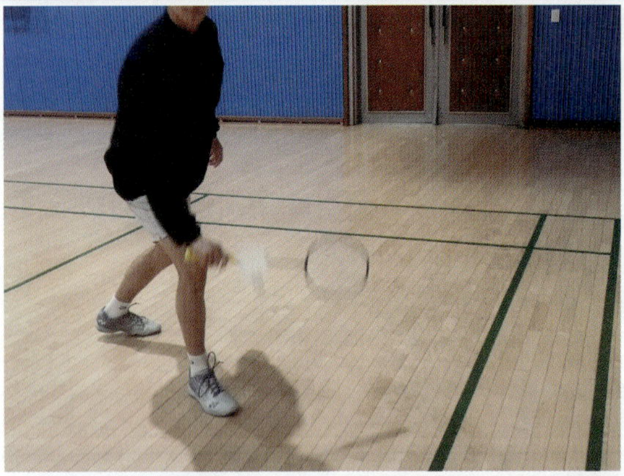	자세를 낮춘 후 라켓잡은 손을 뒤로 제쳐 눕힌 후
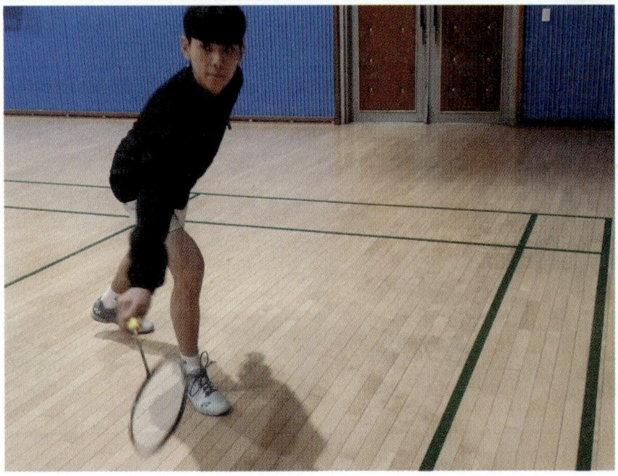	콕을 강하게 충격한 후 스윙을 한다.

3) 후위 스트로크

㉮ 하이클리어-머리위로 날아오는 볼을 하이 스윙을 강하게하여 높고 길게 상대방의 백 바운드라인에 떨어뜨린다.

사진	내용
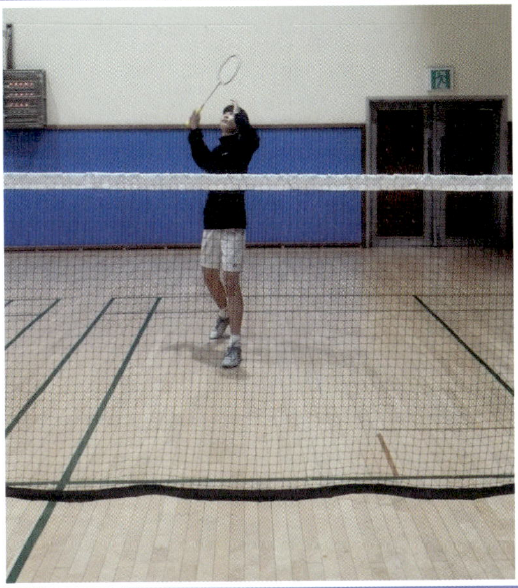	콕의 위치가 머리위 뒤쪽에 위치하도록 하고
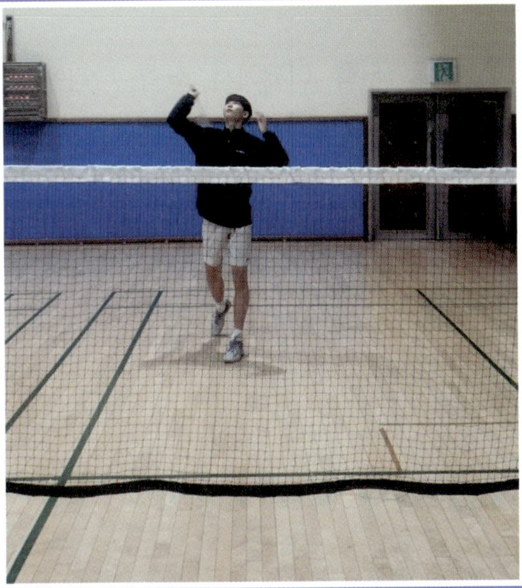	몸의 중심을 앞쪽으로 이동한 후

<table>
<tr><th>사진</th><th>내용</th></tr>
<tr><td>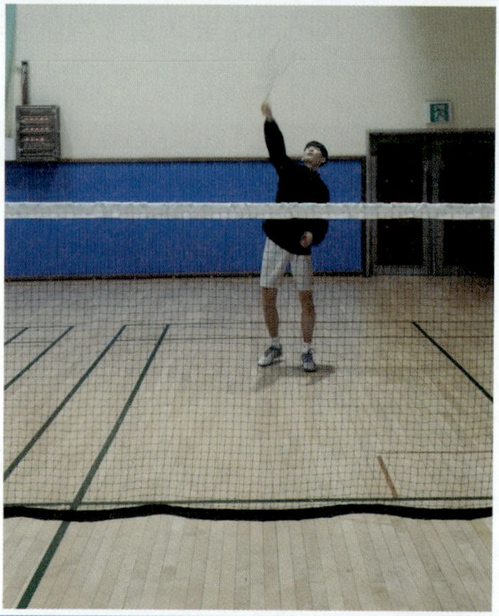</td><td>콕을 강하게 충격한 후</td></tr>
<tr><td>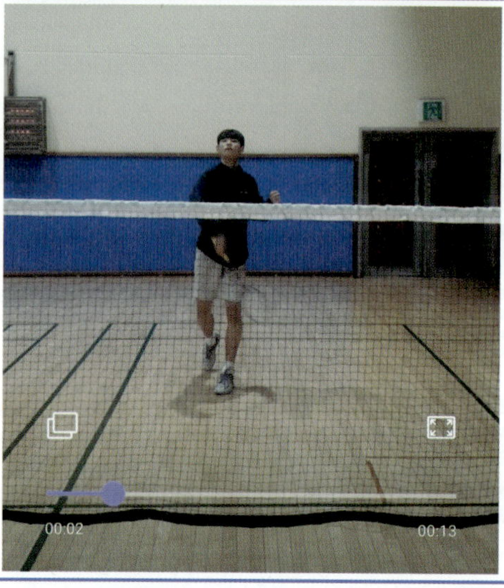
</td><td>스윙을 우측 어깨에서 좌측 다리쪽으로 진행한다.</td></tr>
</table>

㉯ 스매시- 하이클리어와 동일한자세로 높은 타점에서강하게 스윙하여 네트위를 스치듯 지나가며 상대방의 코트에 떨어뜨린다.

㉰ 드롭- 하이클리어와 동일한자세로 높은 타점에서 스윙하여 네트위를 스치듯 지나가며 최대한 가까이 떨어뜨린다.

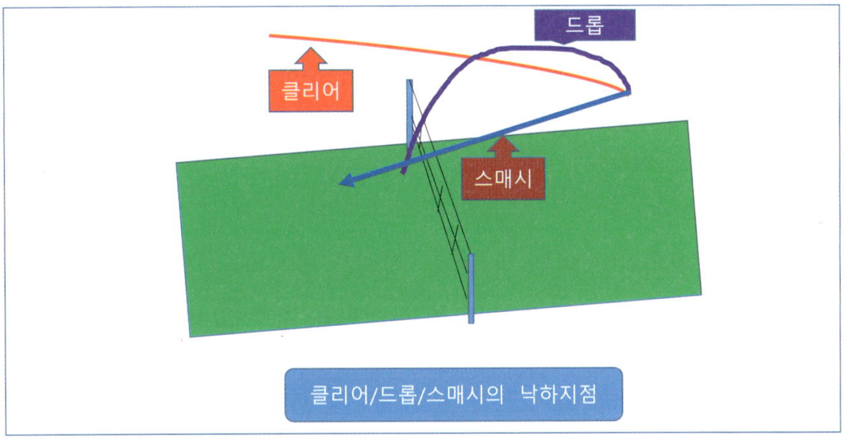

8. 배드민턴 게임기술

1) 초구처리(써비스 후 2~3번째까지의 스트로크를 말한다.)

* 초구처리의 중요성 - 배드민턴의 써비스는 첫 번째 볼을 상대방에게 써비스한다는 뜻으로 공격을 하지 못하도록 되어있다. 때문에 네트에서 많이 떠서 넘어 갈 경우 상대방의 공격으로 바로 실점을 당하거나 공격권을 빼앗길 수 있다.

써비스리턴은 써비스와 반대로 첫 번째 볼을 바로 득점으로 연결할 수 있고, 공격권을 가지고 갈 수 있다.

사진17-1~(포핸드-숏, 포핸드-롱, 백핸드-숏, 백핸드-롱)

㉮ 써비스- 셔틀콕을 바닥면에서 수직으로 1.15M이하에서 쳐야하고 포물선을 그리며 상대방코트로 떨어뜨려야한다.

㉯ 써비스리턴 - 상대방의 써비스

2) 로테이션

㉮ 수비 로테이션

파트너가 나란히 옆으로 위치하여 공격과 수비를 취한다. 수비를 할 경우에는 센터라인을 경계로 좌, 우로를 각각 이등분하여 위치 방어를 하며 공격 기회가 오면 공격형으로 전환하여 경기를 한다.

㉯ 공격 로테이션

파트너가 전위와 후위로 위치하는 형태를 말한다. 전위에 위치한 사람은 후위에 있는 파트너가 공격할 수 있도록 헤어핀을 자주 활용한다. 그러면 후위에 있는 파트너는 스매시나 드롭으로 상대팀을 공략하는 기법이다.

3) 배드민턴의 기본기술과 전술

(1) 준비 자세

다양한 서브의 변화에 대처할 수 있는 마음의 준비를 하고 코트의 어느 방향으로나 쉽게 움직일 수 있는 자세를 가진다.

(2) 그립

손목을 자유롭게 움직일 수 있어 강타를 치는데 적합하여야 하며 포핸드그립, 백핸드그립, 웨스턴그립이 있다.

포핸드 그립은 라켓의 타면을 바닥에 수직으로 하고, 팔을 자연스럽게 펴고 엄지와 검지로 V자를 만들 듯이 하여 악수할 때와 같이 라켓을 쥔 후 손목을 중심으로 라켓의 샤프트가 V자를 만들도록 가볍게 손목을 구부린다.

백핸드 그립은 포핸드 그립보다도 손의 위치를 헤드의 왼쪽으로 약간 비껴 잡아 엄지를 그립 측면의 가장 넓은 면에 대고 그립을 따라서 가볍게 펴고 타구를 할 때 엄지로 라켓을 누르듯이 하여 스냅을 살려서 친다.

웨스턴 그립은 초보자들이 가장 많이 사용하는 그립으로 라켓을 지면에 놓고 그대로 감싸 쥐고, 엄지와 네 손가락의 V자가 3시 방향을 향하게 하며, 라켓을 코트 지면과 나란히 하여 바로 손잡이를 쥐는 방법이다.

잡는법	설명
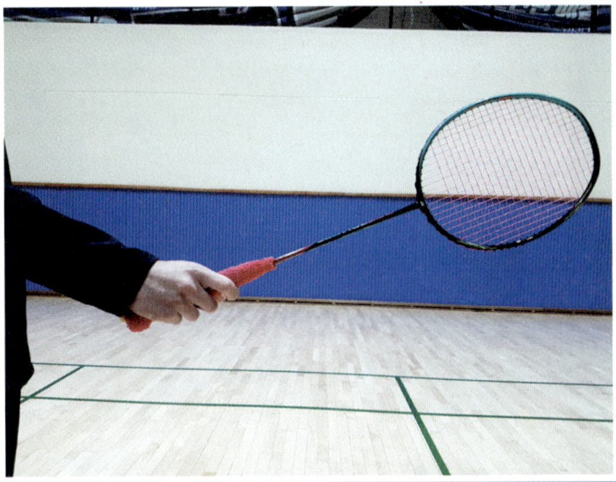	포핸드 그립 포핸드그립은 악수를 하듯이 잡는다. 콕을 멀리 보내기 위해서는 검지의 역할이 중요하다.
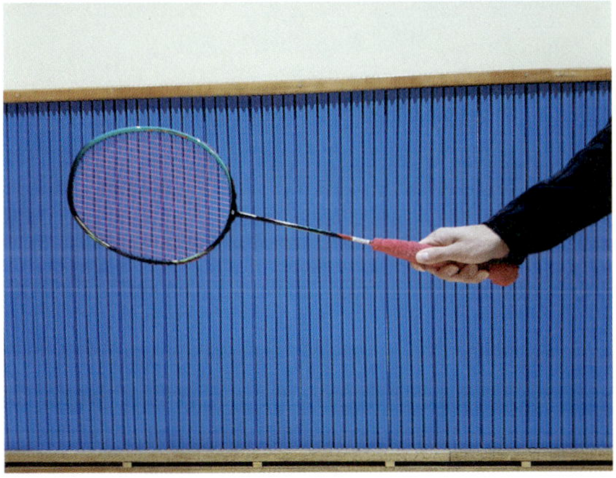	백핸드 그립 백핸드그립은 엄지를 플랫면 쪽에 있는 그립에 대고, 검지를 반대쪽에서 받쳐주면 된다.
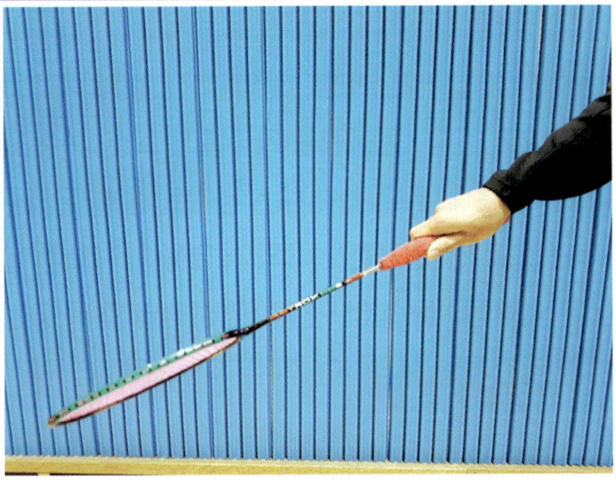	웨스턴 그립 웨스턴 그립은 라켓면이 앞을 향하도록 잡는 방법이다. 초보자는 콕을 정확하게 타구하는데 좋은 방법이지만 시간이 지나면 손목을 꺾는 스매시를 구사할 경우 매우 불편하기 때문에 경력에 따라 그립의 형태를 바꾸어 사용해야 시합기술이 향상될 수 있다.

잡는법	설명
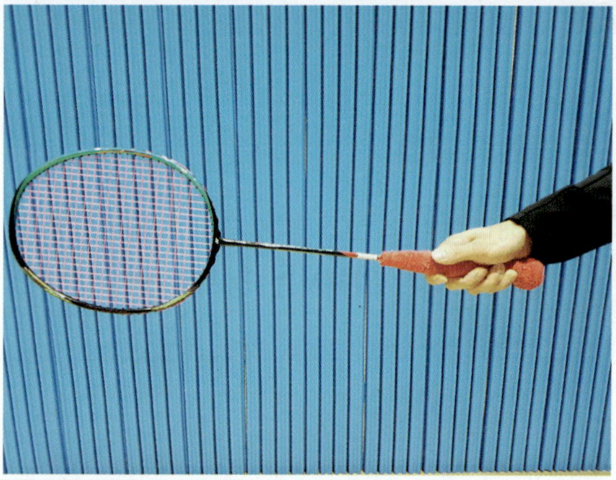	응용그립 배드민턴 기술에 따라 그립의 위치가 이동시키면서 잡을 수 있다.

4) 배드민턴 운동 시 유의사항

운동을 시작하기 전에 가벼운 달리기 등으로 전신의 근육과 관절을 풀어주어야 부상에 대한 위험을 줄일 수 있다. 일반적으로 배드민턴을 하다가 발생하는 부상은 급격한 동작, 자세 변경 시에 발생하는 손목, 발목의 염좌, 아킬레스건염, 근육통증과 요통 등이 있으므로 충분한 준비운동을 하는 것이 중요하다. 경기 전에 바른 자세를 익혀야하며 발목이나 무릎의 충격을 줄이기 위해서는 자신에게 맞는 충격을 흡수할 수 있는 운동화를 신는 것이 좋다. 평소에 알맞은 운동을 통해 기본적인 근력을 강화시켜야 한다.

5) 배드민턴의 운동효과

비교적 좁은 장소에서도 즐길 수 있는 운동이며 달리기, 도약, 몸의 회전 등의 가볍고 지속적인 자극에 의한 운동으로 체력을 강화시켜 준다. 운동량을 자유롭게 조절할 수 있으며 남녀노소 누구나 즐길 수 있다. 네트를 가운데 두고 행해지는 경기로 상호 유대감 증진에 도움을 준다. 또한, 전신 운동을 바탕으로 한 건강한 신체의 발달을 가져오며 활동 욕구의 충족과 스트레스 해소를 통한 건전한 정신을 함양시킨다. 신체적인 접촉 없는 신사적인 인간성을 함양시키고 바람직한 인간관계를 형성하여 민주 시민으로서의 자질을 함양시킨다.

6) 배드민턴의 상해

어떠한 운동일지라도 그 나름대로의 전문체력과 종목에 따른 특수한 기술 훈련이 필요하며, 이러한 체력과 기술이 상호 충족되지 않을 때 운동상해의 발생이 높아지게 된다(위승두, 1991). 스포츠 상해를 입게 되는 원인을 알아보면 ① 지나친 훈련, ② 나쁜 훈련

방법, ③ 유연성 결핍, ④ 신체 골격의 이상, ⑤ 근력의 불균형, ⑥ 안전 기구 또는 보호 장구의 불량, ⑦ 신체검사의 결여, ⑧ 외상의 분석 결여 및 조기치료 인식 부족 등이 있다. 신체적 기능 향상 훈련에서 오는 운동 상해의 발생원인과 달리 정신 작용 및 심리적 요인이 상해 발생 원인으로서 주요요인 으로도 작용한다는 것이 최근 지적되고 있는데, 이와 같은 정신작용 및 심리적 요인이 운동 상해의 발생 원인에 영향을 미치는 요인으로, 주의집중의 결여를 들 수 있다(Kerr 등, 1988).

또한 Kerr(1988)은 운동상해의 발생 원인에 있어 운동선수의 정신작용 및 심리적 요인의 주요요인으로 작용하는 것을 일상 생활 속에서 부가되는 스트레스라고 하였고, Rahe, Meyer & Holmes(1964)는 스트레스는 질병에 영향을 미치며, 특히 스트레스가 높은 일상 생활 속의 일들은 개인의 신체 기능장애와 심리적 적응능력에 영향을 미친다고 하였다.

Lauer(1973)는 일상 생활에서의 스트레스가 불안을 야기하고 생활속에 스트레스가 높으면 불안수준이 높다고 하였고, Vinokur & Selzer(1975)는 생활 속에 일들의 변화와 불안은 연관이 있다고 하였다. 또한 스포츠 상해의 원인으로 첫째, 스포츠 활동의 형태, 훈련방법, 환경 조건 및 장비 등과 관련이 있는 외적 조건과, 둘째는 각 개인의 신체적 및 정신적, 사회적 특성인 내적 요인이라고 하였다(이재원, 1989).

7) 상해의 내적 요인과 외적 요인

상해의 요인을 내적 요인과 외적 요인으로 구분하여 보면, 내적 요인은 과다한 연습 즉, 부적당한 운동 상태, 미흡한 기술, 부적합한 훈련방식 등에서 발생하는 상해이고, 외적 요인은 선수 자신이 아닌 외력에 의해 발생하는 상해라고 하였다. 외적 요인이란 실제 개개인의 신체적 특성과 정신적 성격상의 특성에 연관되어 있다고 하였다(하권익, 1985). 스포츠 상해에 영향을 주는 요인 중에서 우선 내적 인자는 신체적 측면, 연령, 성, 체형, 신체적성, 상해경험, 근육의 긴장, 약한 관절, 하지의 자세불량 등이고, 외적 인자로는 노출훈련, 환경, 장비 등으로 구분하였다(장윤진, 1984).

8) 스포츠 상해의 간접적 요인

스포츠 상해의 동기는 충분한 휴식의 부족, 준비운동의 부족, 경기규칙의 불합리, 운동화의 문제점, 경기장 시설의 문제 등이라고 하였다.

이에 따라서 스포츠 상해를 줄일 수 있는 방법은 충분한 준비운동과 적당한 휴식 및 집중력이 가장 중요하며, 스포츠 상해의 대부분이 성장하는 연령층에서 발생하기 시작하므로 스포츠 지도자는 손상에 대한 정확한 인식이 필요하다고 언급하였다(하권익, 1985).

9) 배드민턴 상해의 일반적인 요인

(1) 지나친 훈련

스포츠 상해의 원인으로서 가장 많은 것은 신체조건이나 컨디션 이상의 훈련을 지나치게 많이 하는 데 있다. 지나친 훈련으로 인한 내부의상해로 발현되는 가장 중요한 경고증세는 근육, 뼈 또는 관절에 생기는 지속적 통증이다. 이 경고증세는 적당한 휴식과 간단한 치료 또는 원인 제거로서 소멸될 수 있다. 그런데 만약 계속해서 더 많은 훈련을 함으로써 스트레스를 가하게 되면 더 큰 외상으로 발전하게 되고 치료 후 기능을 감수해야 할 경우도 생긴다(하권익, 1989).

(2) 나쁜 훈련방법

운동량을 너무 빨리 증가시키고, 운동의 강도를 급격히 올리는 급격한 훈련방법과 새로운 훈련방법이 아무리 훌륭하여도 적용시킬 때에는 서서히 시도하여야 함에도 불구하고, 너무 갑자기 적용하거나 급격한 훈련방법의 변화는 스포츠 상해 발생의 큰 요인이 된다(하권익, 1989). 이러한 오류는 특히 조급한 훈련성과를 기대하는 지도자가 있을 때 더 많은 상해의 원인이 된다.

(3) 정신적 준비자세 부족

피로가 오거나 딴 생각이 교차되거나 주의가 산만해지면 상해가 발생되기 쉽다. 또 이러한 상태에서는 불의에 닥치는 외력을 적절히 처리하지 못함으로써 상해를 입는다. 이와 같은 정신적인 부족에서 오는 상해는 시합 때보다는 연습 중에 발생되기가 쉽다(김영자, 1990).

(4) 준비운동의 부족

준비운동은 운동기관의 생리적 기능을 가중시키는 역할을 한다. 즉, 근육운동의 상승, 근 모세혈관의 확장 및 심폐기능의 증가 등은 운동기능의 향상을 가져올 뿐만 아니라 전문기술 발휘에 긴요한 신경소통 작용, 모든 긴장 및 시간적 경과가 원활하지 못하게 되어 상해를 가져온다(문교부, 1973).

10) 배드민턴 상해의 예방

(1) 준비운동과 정리운동

Cahill & Griffith(1978)는 경기시즌 전의 컨디션 조절 운동을 시행하여 경기

중 슬 관절 부상의 빈도를 훨씬 줄일 수 있었다고 보고하였듯이 컨디션 향상 계획은 매우 중요한 부상예방의 기본이 된다. 운동 전·후에 시행하는 준비운동과 정리운동이 경기력 향상에 절대적이라는 것은 주지의 사실이다. 더구나 부상예방을 위해서도 절대적으로 필요하다(하권익, 1985). 또한 준비운동은 불필요한 근육통을 방지해 준다. 심장이나 폐에 점진적으로 자극을 줌으로써 혈액과 근육의 온도를 점진적으로 상승시키고 혈류를 빠르게 한다. 또한 완전한 준비운동은 근육을 이완시켜 더 강력한 근 수축을 할 수 있게 하며, 격렬한 운동을 위한 정신적 준비를 가져 오게 한다. 정리운동은 근육의 울혈을 제거하여 주며 경직된 근육을 풀어 준다(박승헌, 1983).

(2) 보호 장구

부상예방을 위한 보호대는 널리 알려져 있고 부분적으로는 많이 사용되고 있다. 적절한 보호 장구의 선택과 항상 착용하는 습관을 기르며 보호 장구의 관리 및 유지 요령도 습득하도록 한다(하권익, 1988).

또한 스포츠 손상 후에도 보호 장구의 착용은 상당히 효과가 있는 것으로 보고되고 있는데, 김준영 · 조우신 · 최영안 · 노병국(1989)등은 스포츠 손상 후 보호 장구를 사용한 결과 육체적, 정신적 부담감을 경감시켜 줄 수 있어 운동으로의 복귀가 빠른 시일 내에 가능하였으며, 또한 재 손상의 염려를 덜어 주는 효과도 있어 선수로 하여금 좋은 성적을 올릴 수 있는 자신감도 가지게 할 수 있었다고 하였다.

(3) 배드민턴 훈련 및 상해예방

배드민턴 트레이닝에 있어서의 관리는 훈련의 효과 뿐 아니라 선수의 상해예방 차원에서 매우 중요하다. 훈련에 있어서 훈련 량을 너무 빨리 증가시키거나 갑자기 훈련의 강도를 증가시킬 때, 새로운 훈련방법을 갑자기 적용·시도 할 때, 과훈련 증후군이 나타날 수 있는데, 이러한 과훈련 증후군은 보통 3단계로 구분된다(하권익, 1985). 1단계에서는 최초 관절, 근육, 건이나 인대에 둔한 통증을 느끼기 시작한다. 이 때 선수들이 능동적으로 호소를 하지 않기 때문에 2단계로 넘어가는데 2단계에서는 1단계에서 훈련도중에만 느끼는 통증을 2단계에서는 트레이닝을 마친 직후에도 통증을 느낀다. 이 때, 충분한 휴식을 취하지 않거나 훈련방법을 바꾸지 않으면 치명적인 부상을 당할 가능성이 많다. 3단계에서는 휴식 시에도 통증을 느낄 정도이며 이때에는 모든 트레이닝을 중단하여야 한다. 훈련은 약간의 피로함을 느끼는 정도가 효과적이며 이 한계를 넘지 않도록 해야 하는데 이 한계를 넘으면 호흡과 맥박수가 운동이 끝난 후 10분의 휴식에도 계속 높아지고 2시간의 휴식으로도 지속적 피로감이나 허약감을 느끼게 되고 당일의 야간에는 불면증이 오고 그 다음 날에는 심한 피로감을 호소하게 된다. 따라서 팀 닥터, 코치, 트레이너는 선수의 건강상태에 근거를 두고 트레이닝상의 관리에 최선을 다해야 할 것이다(윤방부, 1983).

(4) 위생 및 영양관리

배드민턴 동호인 및 선수들은 평소 위생 및 영양에 적극적인 관심을 가져야 할 사항이다. 운동 후 피로에서 회복되는 가장 생리적인 방법은 휴식이다. 충분한 수면과 완전한 휴식은 정신적, 육체적 피로에서 벗어나 상해를 예방하는 지름길이기도 하다. 또한 선수들은 땀을 많이 흘리기 때문에 운동 후 몸을 청결히 하는 것은 통상적인 일이다. 그리고 선수에게 공급되는 영양 및 식사관리도 중요하다. 경기나 운동 전의 식사, 평소의 식사, 일주일전의 식사 등이 구분되어 과학적으로 공급되어야 하고 수분 등의 공급도 경험적 공급에서 탈피하여 과학화되어야 한다.

(5) 컨디션의 조절

인체의 컨디션을 적절히 조정하지 않으면 신체 부상이 일어난다. 즉, 반사운동과 근육의 불균형, 신경 근의 결합, 인대와 건의 기능저하, 불필요한 근육 팽대 등은 충분치 못한 신체의 상태조절에서 사고 요인이 야 한다. 훈련은 약간의 피로함을 느끼는 정도가 효과적이며 이 한계를 넘지 않도록 해야 하는데 이 한계를 넘으면 호흡과 맥박수가 운동이 끝난 후 10분의 휴식에도 계속 높아지고 2시간의 휴식으로도 지속적 피로감이나 허약감을 느끼게 되고 당일의 야간에는 불면증이 오고 그 다음 날에는 심한 피로감을 호소하게 된다. 따라서 팀 닥터, 코치, 트레이너는 선수의 건강상태에 근거를 두고 트레이닝상의 관리에 최선을 다해야 할 것이다(윤방부, 1983).

(6) 신체의 균형

배드민턴 운동은 편운동이라 할 수 있다. 이로 인하여 한쪽편의 과도한 사용으로 인하여 근육양의 불균형 및 비사용 측의 관절가동 범위의 축소가 발생될 수 있다. 따라서 한쪽팔 만을 사용하지 않고 휴식을 취하는 동안에는 반대편 쪽을 움직여서 신체의 균형을 맞추는 것이 또 다른 상해를 예방하는데 중요하다 (이기세, 2019).

9. 배드민턴 준비운동

배드민턴 운동은 실내경기이면서 상해가 많은 운동중의 하나이다. 운동적응 능력이 부족하여 서로 충돌을 야기하거나 시설물에 의한 상해도 다수 발생된다. 하지만 가장 많은 상해는 준비운동의 부족으로 인하여 발생하는 횟수가 가장 많다.

1) 손목운동

손목운동은 배드민턴을 시작하면서 가장 먼저 통증을 야기하는 신체부위이다. 많이 사용하지 않던 손목을 갑자기 많이 사용하면서 손목에 무리한 힘이 가해지면서 발생을 하기 때문이다.

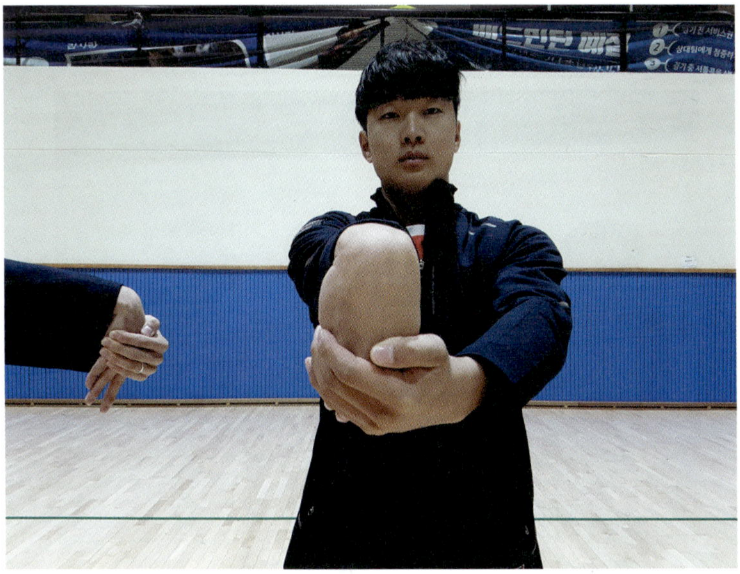

2) 팔꿈치 운동

팔꿈치 운동 부족 시 가장 많이 발생하는 것은 배드민턴 엘보이다. 팔꿈치에 힘을 주고 치면서 주관절에 있는 인대에 무리한 힘이 가해지면서 염증이 생기면서 통증이 유발되는 현상이다.

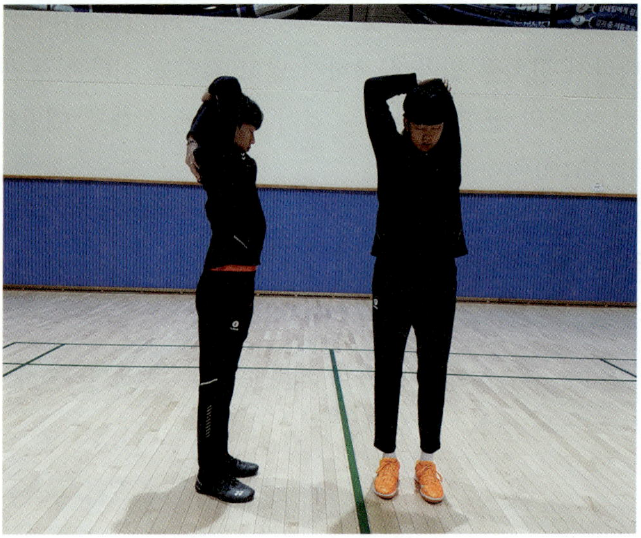

3) 어깨운동

어깨 운동은 사십견이나 오십견 예방에도 효과가 있지만 배드민턴을 하면서 어깨에 힘을 주고 치게 되면 회전근개파열이라는 상해를 입게 되어 무리한 힘을 주지 않고 가볍게 툭툭 치는 것이 상해예방에도 효과적이다.

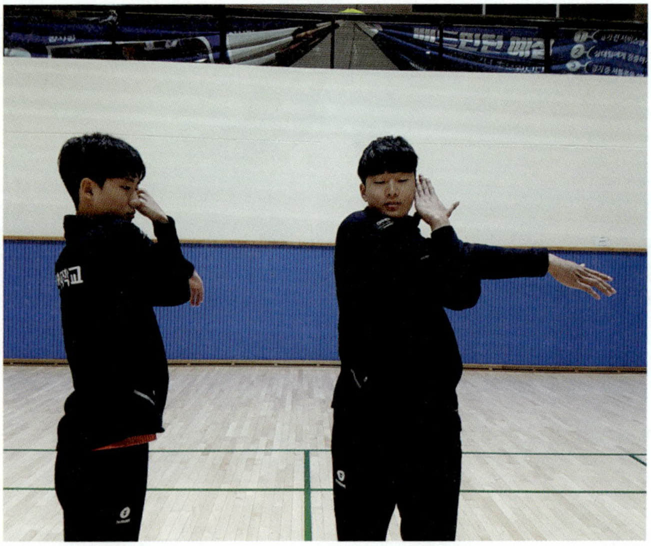

4) 허리운동

허리운동은 과도한 움직임에서 오는 요통을 예방할 수 있는 유일한 방법이다. 특히 허리의 근육량과 허리의 유연성이 부족할 경우 디스크 현상이나 통증을 유발시킬 수 있다.

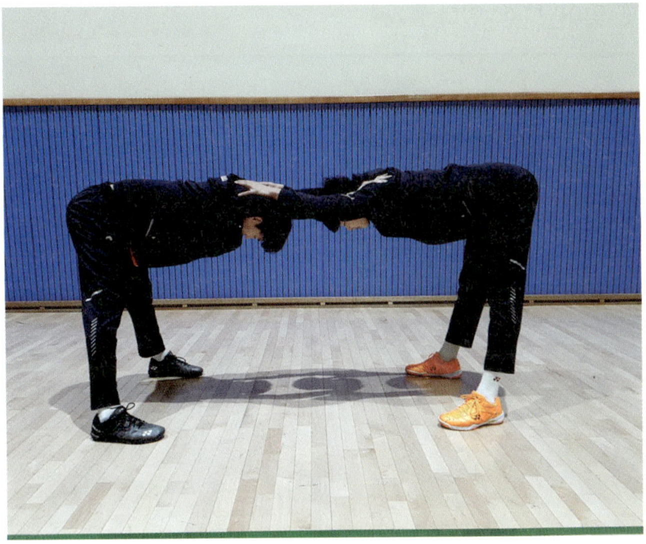

5) 골반운동

골반운동은 인체의 중심을 잡아주는 코어근육의 시작 부분이기도 하다. 배드민턴 같은편 운동을 할 경우에 골반의 틀어짐으로 인하여 상해가 가장 많이 발생될 수 있다.

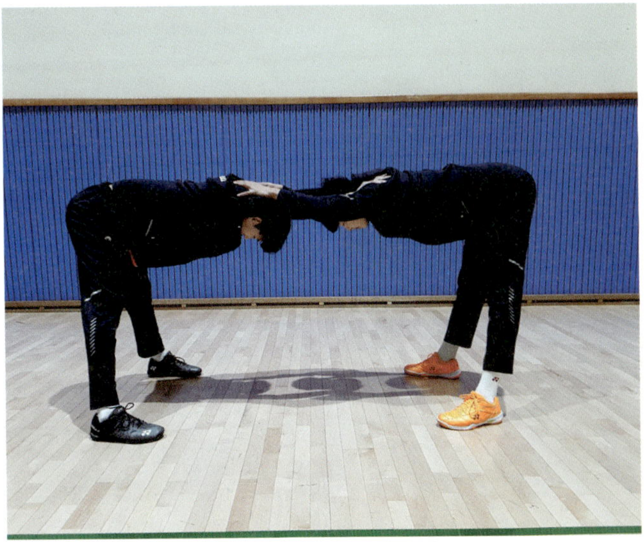

6) 무릎운동

배드민턴을 하면서 수술적 치료를 입는 상해부위가 무릎부위이다. 특히 연골 염좌로 인하여 무릎수술을 다수의 동호인들이 하고 있으며, 딱딱한 바닥에서 운동을 할 경우 연골 파열이 쉽게 일어날 수 있다.

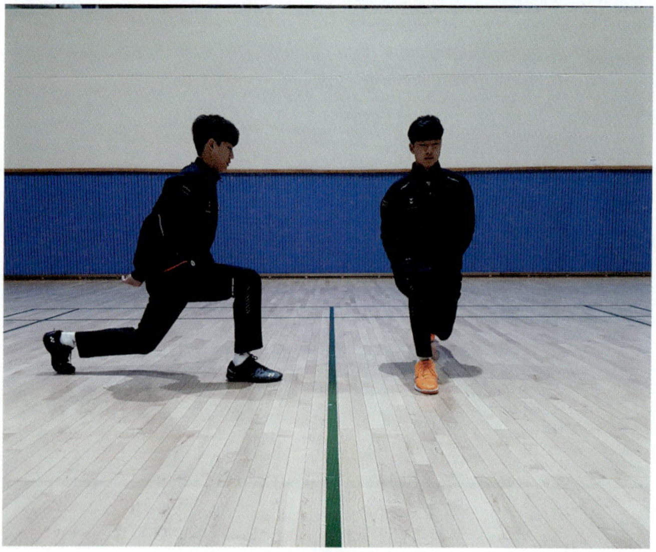

7) 발목운동

발목은 배드민턴 운동에서 매우 중요하다. 특히 몸의 회전을 안전하게 도와주면서 충격을 완충시키는 역할을 하는 부위이기 때문에 착지는 반드시 뒷꿈치부터 바닥에 접촉되도록 스텝을 활용하여야 발목의 상해가 없다. 또한 무리한 운동을 지속할 경우와, 체중오버로 인하여 부담을 받게되면 뒤숨치 뒷부분에 있는 아킬레스건이 파열되기도 한다.

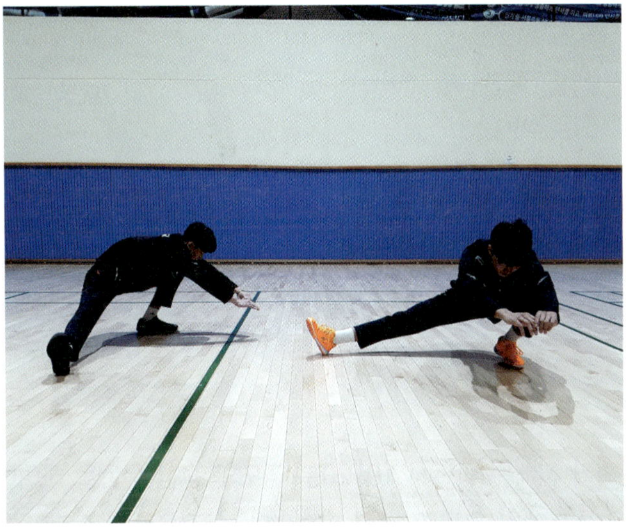

8) 목운동

배드민턴은 콕을 치는 운동이라서 바닥보다는 위쪽을 보면서 운동을 하기 때문에 목의 피로도가 굉장히 높은 운동중의 하나이다.

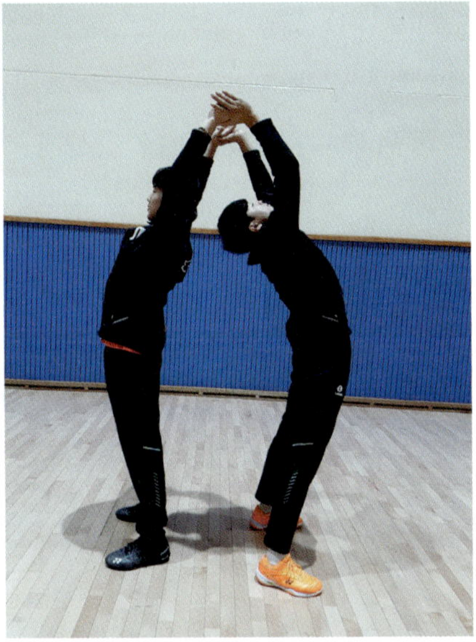

9) 다리운동

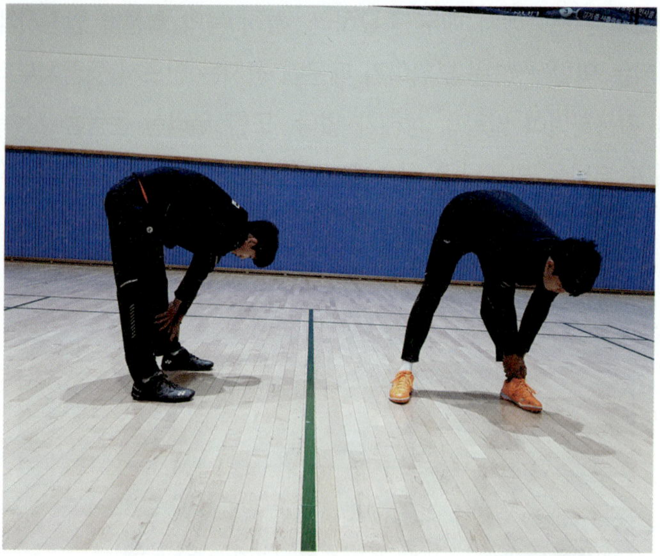

10) 전신운동

배드민턴을 하기 전에는 반드시 10~20분 정도의 전신 운동을 하여야 한다. 위에서 설명을 하지 않은 스트레칭 운동이 바로 그것이다. 동적운동도 좋지만 정적운동을 병행하는 스트레칭은 근육을 서서히 늘려주면서 운동직전 적응력을 향상시켜주는 것으로 상해를 예방하는데 매우 중요하다.

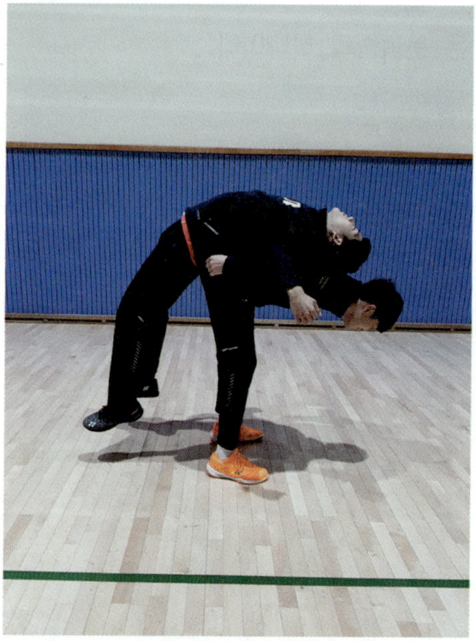

10. 스텝의 기초

배드민턴은 스텝이 가장 기초적인 기술이다. 상대방의 공격 및 기술에 따라 콕을 원활하게 리시브하기 위해서는 스텝을 통해 이루어져야 하며 , 스텝은 자신의 체중이동을 원활하게 하여 어느 구역으로 콕이 오더라도 받아낼 수 있으며, 다음 자세를 취하는 데 유리한 기초 기술의 하나이다.

1) 움직임을 위한 풋워크

풋워크란 발의 움직임을 말하며, 동호인들은 스텝이라고 많이 쓰고 있다. 풋워크는 코트 안에서 원활하게 움직일 수 있도록 발을 간격과 체중의 이동을 통해 공격과 방어를 충분히 할 수 있도록 위치를 잡는 행동이라고 생각하면 된다.

항상 코트의 중심에서 움직이며, 그 움직임이 끝나면 다시 중심으로 돌아오는 것을 기본으로 하며, 이러한 동작을 빨리하거나 자연스럽게 할 경우 배드민턴 수준을 매우 향상시킬 수 있다.

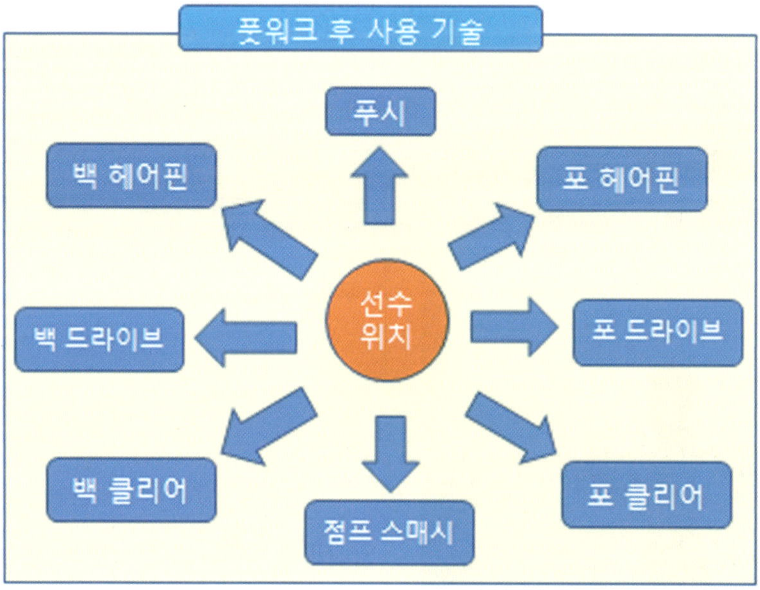

1) 우측 풋워크

우측 풋워크는 포 헤어핀, 포 드라이브, 포 클리어, 점프 스매시를 원활하기 위해서 필요하다.

2) 좌측 풋워크

좌측 풋워크는 백풋워크라고 하며 백 헤어핀, 백 드라이브, 백 클리어, 백 스매시를 원활하기 위해서 필요하다.

3) 전방 풋워크

전방 풋워크는 네트플레이의 꽃이라고도 하며 푸시를 하기 좋은 위치이기도 하다.

4) 후방 풋워크

후방 풋워크는 하이클리어로 콕이 넘어올 경우 후미쪽에 있는 선수가 점프를 하여 스매시를 하기 위한 위치이다.

11. 스윙자세 기초

배드민턴 스윙은 좋은 경기를 위해 필요한 가장 기초적인 자세이다. 모든 기술은 기본기를 얼마나 잘 숙련했느냐에 따라 수행능력이 달라진다. 몸에 익숙해질 수 있도록 많은 훈련이 필요하고 거울을 보면서 좋은 자세를 취하는 선수들을 따라하는 것이 초보자에게는 좋은 습관이며, 자기 몸에 맞는 동작으로 바꾸어 가는 것이 숙련된 배드민턴 기술을 활용할 수 있으며, 배드민턴 수행 시 발생할 수 있는 상해를 예방할 수 있다.

자세	설명
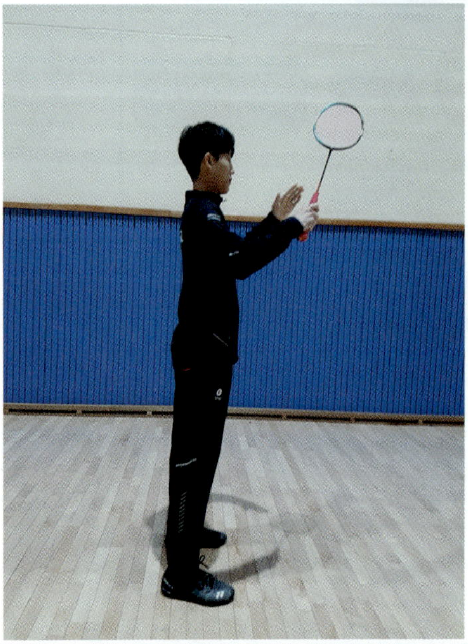	양다리를 어깨 넓이로 벌리고 선 후

자세	설명
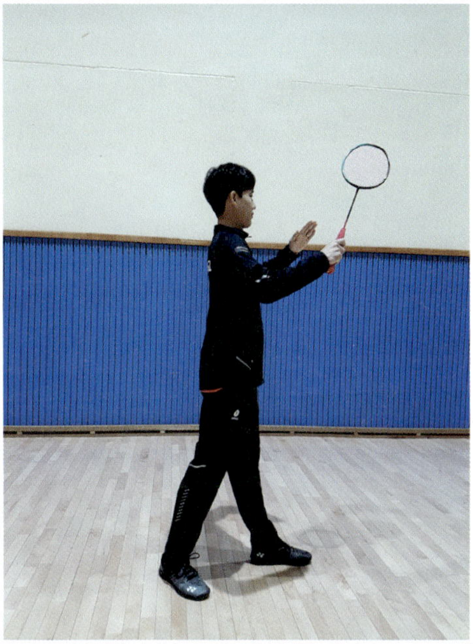	오른발이 1보 뒤로 빠지면서
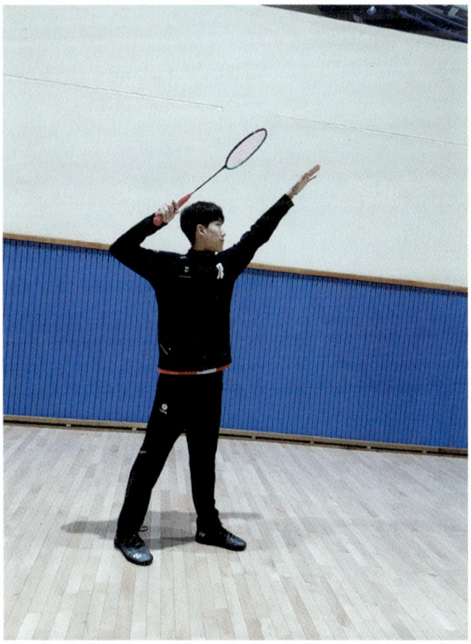	라켓을 잡은 손이 90도 뒤로 이동한 후

자세	설명
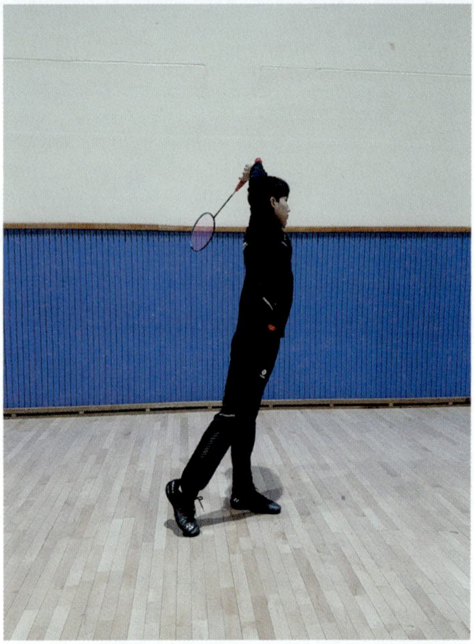	머리 뒤쪽에서 회전을 하면서 체중을 앞쪽으로 이동을 한 후
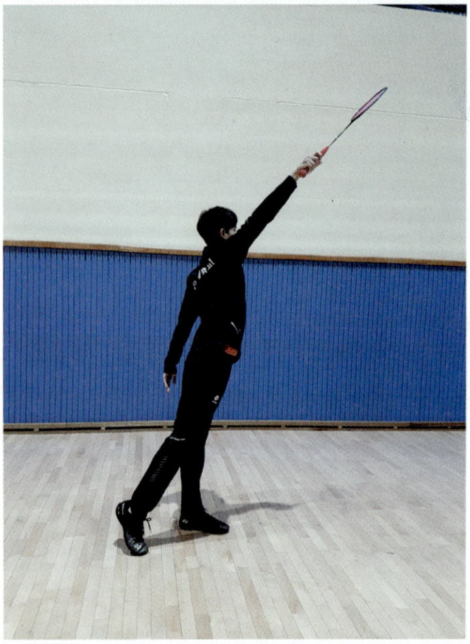	라켓잡은 손을 뻗으면서 콕을 임팩트 한 후 라켓을 뿌리면서 스윙을 지면쪽으로 진행한다.

12. 배드민턴의 실기

1) 서브넣기

서브는 시합을 하기 전에 실시하는 공격방법중의 하나이다. 무리하게 서브를 넣으려고 하면 네트에 걸리거나 코트 밖으로 나갈 수 있어 포인트를 상대방에게 쉽게 줄 수 있기 때문에 서브는 또 다른 공격이라고도 불린다. 서브는 포핸드 서브와 백핸드서브, 숏서브와 롱서브로 구분된다.

배드민턴의 서비스는 허리보다 낮은 위치에서 타구하는 방어적인 자세이다. 서비스는 서비스측만이 득점의 찬스가 있는 것이기 때문에 상대로부터 직접 스매시 등의 공격적인 반구를 받아서 모처럼의 득점 찬스를 잃는 일이 없도록 신중히 해야 한다.

서비스에는 롱 서비스, 쇼오트 서비스, 드리븐 서비스, 백 핸드 서비스가 있다. 단식의 경우, 제 1세트는 토스로 서비스를 결정하고 제 2세트는 제 1세트의 승자가, 제 3세트는 제 2세트의 승자가 서비스 한다.서버의 득점이 0또는 짝수의 경우에는 오른쪽 코트에서 서비스 하고,홀수인 경우에는 왼쪽 코트에서 서비스를 행한다. 이 때 리시버는 그 대각선상의 리시브 코트에 위치하여 리시브 한다. 복식의 경우는 토스하여 서비스권을 결정하고 서비권을 선택한쪽에서 첫 서비스를 한 경우를 제외하고는 2개의 서비스권을 갖게 된다. 이때 단식과는 달리 서비스권을 상대방에게 넘겨주는 시점에서의 위치가 리시브 할 때의 위치가 되며, 서비스 권을 되찾아와 득점 할 때까지 자신의 위치는 바뀌지 않는다.

셔틀콕 잡는 법은 자신의 기술과 특성에 맞게 선택하며 셔틀의 깃털 부위의 중간 부분을 손아귀로 계란을 잡듯이 가볍게 쥐거나, 셔틀의 깃털 밑 부분을 엄지와 인지로 올려 잡는다.

자세	설명
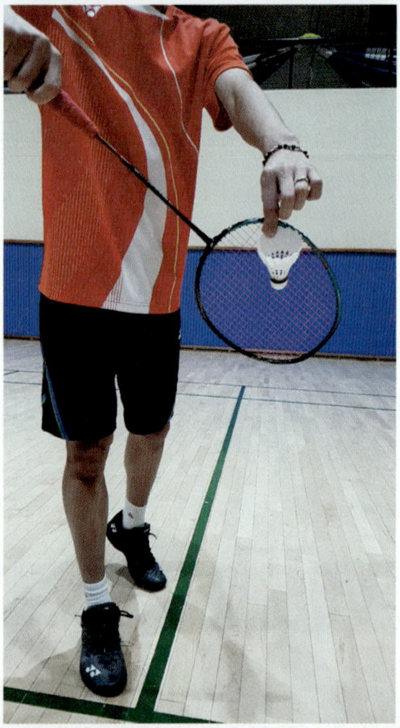 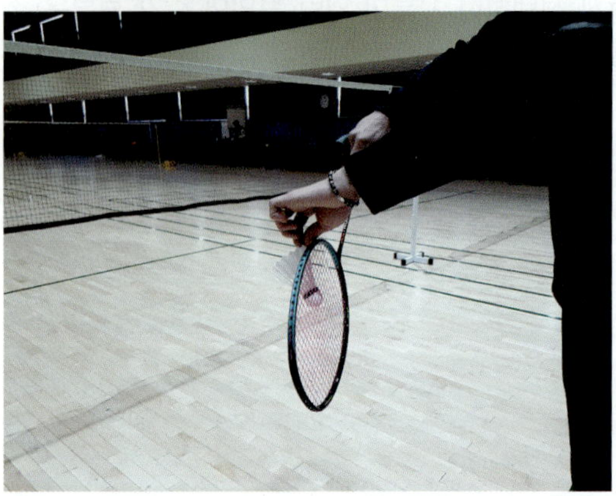	서브는 또 하나의 공격이라고 한다. 서두르지 않고 상대방과의 아이컨택이 이루어진 후 평상시 연습한 강도로 콕을 터치하여 상대방이 받기 어렵도록 넣는 것이 경기를 이끌어 가는데 유리하다.

첫째, 롱 서비스는 주로 단식경기에서 이용되며 상대 코트 깊숙이 셔틀을 보내 쉽게 공격하지 못하게 하기 위한 서비스이다. 오른발은 체중을 실어 뒤쪽으로 놓고, 왼발은 한 걸음 앞으로 내밀며, 네트를 향하여 측면으로 선 후 오른발에서 왼발 쪽으로 몸의 체중을 옮기면서 셔틀을 높게 멀리 가도록 타구하며 엔드 라인의 바로 앞에서 높이 오른 셔틀이 수직으로 내려오도록 구사한다. 둘째, 숏 서비스는 주로 복식 경기에서 이용되며 상대가 쉽게 스매시 공격을 하지 못하게 하고, 상대의 몸을 겨냥하거나 속공을 하기 위한 서비스이다.

셋째, 드라이브 서비스는 주로 복식 경기에서 많이 이용되며 롱 서비스와 쇼트 서비스의 중간 성격으로 셔틀콕을 손에서 놓음과 동시에 스냅을 충분히 주어 리시브 코트의 안쪽 깊숙이 또는 상대의 몸을 겨냥해서 직선으로 빠르게 서비스된다. 그 외 복식 경기에서 숏 서비스와 드라이브 서비스를 구사할 때 많이 사용하는 백핸드 서비스가 있다.

서비스의 목표 지점은 셔틀콕의 높이, 스피드 등을 조절해서 상대의 공격기회를 최소화 시켜야 하며 주로 상대 코트의 네 모퉁이를 겨냥한다. 특히 리시버의 백핸드 쪽이 선호되며, 사전에 예측 하지 못하도록 서비스해야 한다.

2) 서브 받기

리시브는 상대방의 제 1공격이라고 할 수 있는 서브를 받아 넘기는 것을 말한다. 또한 상대방의 스매싱을 받아 넘기는 것도 리시브의 일종이다.

(1) 숏서브 리시브

숏서브 리시브는 헤어핀이나 푸시 및 길게 올리는 방법이 있다. 가급적이면 네트를 바로 넘길 수 있는 헤어핀이나 네트 앞으로 근접하여 푸시를 하는 것이 가장 공격적이나 초보자들이나 숙련이 부족한 동호인들은 안전하게 높고 멀리 보내고 나서 방어를 하는 것이 중요하다.

(2) 롱서브 리시브

롱서브 리시브는 상대방이 높고 멀리 서브를 해 올 경우 빠르게 이동하여 스매시를 하거나 다시 하이 클리어로 상대 코트에 보내는 것이 바람직하다. 하지만 손목에 힘을 빼면서 반 스매시를 하여 상대의 중간 안쪽에 콕이 떨어지도록 타격하는 것은 고급기술로 많은 훈련이 필요하다.

3) 클리어

셔틀을 보다 멀리, 높게 타구하여 상대의 앤드라인까지 보내는 기술로 시간을 벌기 위해서와 상대를 백코트로 후퇴시켜 체력을 소모시키기 위하여 구사하며 연속적인 하이클리어로 상대방을 백코트에 묶어놓고, 결정타를 칠 기회를 만들 때 구사하는 기술이다.

4) 드라이브

사이드암 스트로크로 셔틀을 직선으로 보내는 기술로 상대의 허점을 노려 최후의 결정타를 가할 경우, 네트에 스칠 듯이 낮게 공격한다. 클리어와 드롭을 구사하기 애매할 경우에 사용하며 복식경기에서 전위 공격을 피하는데 효과적이다.

5) 헤어핀

헤어핀은 네트 가까이로 온 셔틀을 상대편 네트에 거의 닿을 듯 하게 받아치는 기술로 상대가 코트 깊숙이 있거나 혹은 네트에서 플레이한 후 홈 포지션 또는 백코트로 후퇴할 경우에 구사한다.

6) 드롭 샷

드롭샷은 콕이 네트 앞에서 갑자기 떨어지듯이 타격을 하는 방법으로 단식기술에서 많이 사용을 한다. 하지만 복식에서는 찬스를 만들기 위해 빈 공간에 이 기술을 활용하기도 한다. 드롭샷을 할 때는 클리어나 스매시와 똑같은 동작을 취하지만 임팩드 시 손목의 힘 조절을 통해 기술을 구사하면 된다.

7) 푸시

푸시는 전위에 있는 선수가 네트 위로 콕이 올라왔을 경우 손목의 순간적인 힘으로 강하게 밀어서 공격하는 기술이다. 푸시는 상대방이 헤어핀 기술을 구사하였을 경우 활용할 수 있다.

8) 스매시

가장 공격적인 기술로 머리 위의 높은 위치에서 빠른 스피드로 셔틀콕을 때리는 기술이며 단 한 번의 타구로 득점이나 서브권을 얻으려고 할 때 구사한다.

(1) 풀 스매시

스윙자세는 클리어와 드롭샷과 유사하지만 팔을 충분히 뻗었다가 콕을 타격한 후 원을 그리면서 동작을 하는 것으로 타점은 머리 앞쪽에서 콕을 타격하면 된다.

(2) 하프 스매시

하프스매시는 풀 스매시 보다 30%정도의 힘을 뺀 후 콕을 타격하는 기술로 상대방이 너무 뒤쪽에 위치해 있거나 힘이 빠졌을 때 활용하는 기술이다.

13. 용어의 정리

(1) 클리어(Clear): 셔틀콕이 상대의 백 바운더리 라인 가까이까지 높고 빠르게 포물선을 그리는 듯한 플라이트로써 다음의 두 가지가 있다.

① 하이 클리어(Highclear):셔틀콕이 높게 올라가서 백 바운더리 라인에 거의 수직으로 낙하하는 듯한 플라이트.

② 드리블 클리어(Drivenclear):상대의 라켓이 적당히 닿지 않을 정도의 높이로, 어느 정도의 스피드를 가지고 코트의 안쪽 깊숙이 낙하하는 듯한 플라이트.

(2) 스매시(Smash):높은 위치에서 대단한 스피드로 상대의 코트 면에 예각 적으로 일직선으로 셔틀콕이 돌진하는 듯한 플라이트.

(3) 드롭(Drop):네트에서 어느 정도 떨어진 위치에서 친 셔틀콕이 네트를 넘는 것과 동시에 스피드를 떨어뜨려서 네트를 따라 상대의 코트에 낙하하는 듯한 플라이트.

(4) 드라이브(Drive):셔틀콕이 네트 위 가장자리의 닿을 듯 말 듯한 높이로 되도록 코트면에 평행으로 상당한 스피드로 나는 듯한 플라이트.

(5) 네트 샷(Netshot):네트 가까이에 떨어뜨려진 셔틀콕을 천천히 스피드를 죽여서 다시 네트 위의 가장자리를 아슬아슬하게 넘는 것과 동시에 네트를 따라 상대의 코트에 낙하하는 듯한 플라이트로써 다음의 두 종류로 나누어진다.

① 헤어핀 샷(Hairpinshot):셔틀콕이 네트에 대하여 직각으로 넣는 듯한 플라이트

② 크로스 네트 샷(Crossnetshot):셔틀콕이 네트를 비스듬히 넘어서 상대의 사이드라인 가까이로 낙하하는 듯한 플라이트.

14. 배드민턴 주차별 강의계획서

배드민턴을 체계적으로 숙련하기 위해서는 16주간의 프로그램 운용계획을 세워야 한다.

<table>
<tr><th colspan="4">주차별 학습내용</th></tr>
<tr><th>주차</th><th>관련하위역량
(Keyword/능력단위요소)</th><th>수업내용</th><th>비고</th></tr>
<tr><td>1</td><td>대면 수업
(o.t)
수업방향
성적부여방법</td><td>■ 배드민턴 기초기술을 익힐 수 있다.
■ 배드민턴 그립을 잡을 수 있다.

[기술]
■ 배드민턴 기술 종류에 따른 적응력을 기를 수 있다.
■ 배드민턴 기술을 통한 인간관계회복 능력을 기른다.
■ 배드민턴 기술을 상대방에게 지도할 수 있는 능력을 기른다.

[태도]
■ 배드민턴 기술을 통해 안전의 중요성을 이해한다.
■ 배드민턴 기술을 향상 시킬 수 있는 개념을 이해한다.</td><td>비대면 수업을 통한 배드민턴 기술 습득 사진으로 설명하고 실제로 동작을 익힐 수 있도록 직접 제작한 동영상 탑재</td></tr>
<tr><td>2</td><td>1. 배드민턴 기초기술</td><td>1.1 배드민턴 기술을 위한 신체움직임 활동의 종류와 실행방법을 설명할 수 있다.

[지식]
■ 배드민턴 기술의 개념 및 중요성 이해
■ 배드민턴 기술 수련방법 이해
■ 서브를 넣을 수 있다.
■ 기본 스텝을 익힐 수 있다.

[기술]
■ 배드민턴 공격기술 종류에 따른 적응력을 기를 수 있다.
■ 배드민턴 기술을 통한 인간관계회복 능력을 기른다.
■ 생활 배드민턴 기술을 상대방에게 지도할 수 있는 능력을 기른다.

[태도]
■ 배드민턴 기술을 통해 안전의 중요</td><td>비대면 수업을 통한 배드민턴 기술 습득 사진으로 설명하고 실제로 동작을 익힐 수 있도록 직접 제작한 동영상 탑재</td></tr>
</table>

주차별 학습내용			
주차	관련하위역량 (Keyword/능력단위요소)	수업내용	비고
		성을 이해한다. ■ 배드민턴 기술 능력을 향상 시킬 수 있는 기술을 상호 교환한다.	
3	1. 배드민턴 기초기술2	1.1 배드민턴 기술을 위한 신체움직임 활동의 종류와 실행방법을 설명할 수 있다. [지식] ■ 배드민턴 기술의 개념 및 중요성 이해 ■ 배드민턴 기술 수련방법 이해 ■ 서브를 넣을 수 있다. ■ 기본 스텝을 익힐 수 있다. [기술] ■ 배드민턴 공격기술 종류에 따른 적응력을 기를 수 있다. ■ 배드민턴 기술을 통한 인간관계회복 능력을 기른다. ■ 생활 배드민턴 기술을 상대방에게 지도할 수 있는 능력을 기른다. [태도] ■ 배드민턴 기술을 통해 안전의 중요성을 이해한다. ■ 배드민턴 기술 능력을 향상 시킬 수 있는 기술을 상호 교환한다.	비대면 수업을 통한 배드민턴 기술 습득 사진으로 설명하고 실제로 동작을 익힐 수 있도록 직접 제작한 동영상 탑재
4	1. 배드민턴 기술3	1.1 배드민턴 기술을 위한 신체움직임 활동의 종류와 실행방법을 설명할 수 있다. [지식] ■ 배드민턴 기술의 개념 및 중요성 이해 ■ 배드민턴 기술 수련방법 이해 ■ 서브를 넣을 수 있다. ■ 기본 스텝을 익힐 수 있다. [기술] ■ 배드민턴 공격기술 종류에 따른 적응력을 기를 수 있다.	비대면 수업을 통한 배드민턴 기술 습득 사진으로 설명하고 실제로 동작을 익힐 수 있도록 직접 제작한 동영상 탑재

주차별 학습내용			
주차	관련하위역량 (Keyword/능력단위요소)	수업내용	비고
		▪ 배드민턴 기술을 통한 인간관계회복 능력을 기른다. ▪ 생활 배드민턴 기술을 상대방에게 지도할 수 있는 능력을 기른다. [태도] ▪ 배드민턴 기술을 통해 안전의 중요성을 이해한다. ▪ 배드민턴 기술 능력을 향상 시킬 수 있는 기술을 상호 교환한다.	
5	1. 배드민턴 기술4	1.1 배드민턴 기술을 위한 신체움직임 활동의 종류와 실행방법을 설명할 수 있다. [지식] ▪ 배드민턴 기술의 개념 및 중요성 이해 ▪ 배드민턴 기술 수련방법 이해 ▪ 서브를 넣을 수 있다. ▪ 기본 스텝을 익힐 수 있다. [기술] ▪ 배드민턴 공격기술 종류에 따른 적응력을 기를 수 있다. ▪ 배드민턴 기술을 통한 인간관계회복 능력을 기른다. ▪ 생활 배드민턴 기술을 상대방에게 지도할 수 있는 능력을 기른다. [태도] ▪ 배드민턴 기술을 통해 안전의 중요성을 이해한다. ▪ 배드민턴 기술 능력을 향상 시킬 수 있는 기술을 상호 교환한다.	비대면 수업을 통한 배드민턴 기술 습득 사진으로 설명하고 실제로 동작을 익힐 수 있도록 직접 제작한 동영상 탑재
6	1. 배드민턴 중급기술1	1.1 배드민턴 기술을 위한 신체움직임 활동의 종류와 실행방법을 설명할 수 있다. [지식] ▪ 배드민턴 기술의 개념 및 중요성 이해	비대면 수업을 통한 배드민턴 기술 습득 사진으로 설명하고 실제로 동작을 익힐 수 있도록 직접 제작한 동영상 탑재

주차별 학습내용			
주차	관련하위역량 (Keyword/능력단위요소)	수업내용	비고
		▪ 배드민턴 기술 수련방법 이해 ▪ 서브를 넣을 수 있다. ▪ 기본 스텝을 익힐 수 있다. [기술] ▪ 배드민턴 공격기술 종류에 따른 적응력을 기를 수 있다. ▪ 배드민턴 기술을 통한 인간관계회복 능력을 기른다. ▪ 생활 배드민턴 기술을 상대방에게 지도할 수 있는 능력을 기른다. [태도] ▪ 배드민턴 기술을 통해 안전의 중요성을 이해한다. ▪ 배드민턴 기술 능력을 향상 시킬 수 있는 기술을 상호 교환한다.	
7	1. 배드민턴 중급기술2	1.1 배드민턴 기술을 위한 신체움직임 활동의 종류와 실행방법을 설명할 수 있다. [지식] ▪ 배드민턴 기술의 개념 및 중요성 이해 ▪ 배드민턴 기술 수련방법 이해 ▪ 서브를 넣을 수 있다. ▪ 기본 스텝을 익힐 수 있다. [기술] ▪ 배드민턴 공격기술 종류에 따른 적응력을 기를 수 있다. ▪ 배드민턴 기술을 통한 인간관계회복 능력을 기른다. ▪ 생활 배드민턴 기술을 상대방에게 지도할 수 있는 능력을 기른다. [태도] ▪ 배드민턴 기술을 통해 안전의 중요성을 이해한다. ▪ 배드민턴 기술 능력을 향상 시킬 수	대면 수업을 통한 배드민턴 기술 습득 사진으로 설명하고 실제로 동작을 익힐 수 있도록 직접 제작한 동영상 탐재

<table>
<tr><th colspan="4">주차별 학습내용</th></tr>
<tr><th>주차</th><th>관련하위역량
(Keyword/능력단위요소)</th><th>수업내용</th><th>비고</th></tr>
<tr><td></td><td></td><td>있는 기술을 상호 교환한다.</td><td></td></tr>
<tr><td>8</td><td>직무능력평가1 실시</td><td>1.1 직무능력 평가1 비대면시-배드민턴 기술의 필요성, 배드민턴 기술과 인성의 관계, 본인이 가장 잘하는 배드민턴 기술 1개 동작 사진 찍어서 설명 후 제출
1.2 배드민턴 기술을 위한 신체움직임 활동의 종류와 실행방법을 설명할 수 있다.

[지식]
■ 배드민턴 기술의 개념 및 중요성 이해
■ 배드민턴 기술 수련방법 이해
■ 서브를 넣을 수 있다.
■ 기본 스텝을 익힐 수 있다.

[기술]
■ 배드민턴 공격기술 종류에 따른 적응력을 기를 수 있다.
■ 배드민턴 기술을 통한 자신감을 기른다.
■ 생활 배드민턴 기술을 상대방에게 지도할 수 있는 능력을 기른다.

[태도]
■ 배드민턴 기술을 통해 안전의 중요성을 이해한다.
■ 배드민턴 기술 능력을 향상 시킬 수 있는 기술을 상호 교환한다.</td><td>비대면 수업을 통한 배드민턴 기술 습득 사진으로 설명하고 실제로 동작을 익힐 수 있도록 직접 제작한 동영상 탑재</td></tr>
<tr><td>9</td><td>1. 배드민턴 중급기술3</td><td>1.1 배드민턴 기술을 위한 신체움직임 활동의 종류와 실행방법을 설명할 수 있다.

[지식]
■ 배드민턴 기술의 개념 및 중요성 이해
■ 배드민턴 기술 수련방법 이해
■ 서브를 넣을 수 있다.
■ 기본 스텝을 익힐 수 있다.</td><td>비대면 수업을 통한 배드민턴 기술 습득 사진으로 설명하고 실제로 동작을 익힐 수 있도록 직접 제작한 동영상 탑재</td></tr>
</table>

주차별 학습내용			
주차	관련하위역량 (Keyword/능력단위요소)	수업내용	비고
		[기술] ▪ 배드민턴 공격기술 종류에 따른 적응력을 기를 수 있다. ▪ 배드민턴 기술을 통한 인간관계회복 능력을 기른다. ▪ 생활 배드민턴 기술을 상대방에게 지도할 수 있는 능력을 기른다. [태도] ▪ 배드민턴 기술을 통해 안전의 중요성을 이해한다. ▪ 배드민턴 기술 능력을 향상 시킬 수 있는 기술을 상호 교환한다.	
10	1. 배드민턴 중급기술4	1.1 배드민턴 기술을 위한 신체움직임 활동의 종류와 실행방법을 설명할 수 있다. [지식] ▪ 배드민턴 기술의 개념 및 중요성 이해 ▪ 배드민턴 기술 수련방법 이해 ▪ 서브를 넣을 수 있다. ▪ 기본 스텝을 익힐 수 있다. [기술] ▪ 배드민턴 공격기술 종류에 따른 적응력을 기를 수 있다. ▪ 배드민턴 기술을 통한 인간관계회복 능력을 기른다. ▪ 생활 배드민턴 기술을 상대방에게 지도할 수 있는 능력을 기른다. [태도] ▪ 배드민턴 기술을 통해 안전의 중요성을 이해한다. ▪ 배드민턴 기술 능력을 향상 시킬 수 있는 기술을 상호 교환한다.	비대면 수업을 통한 배드민턴 기술 습득 사진으로 설명하고 실제로 동작을 익힐 수 있도록 직접 제작한 동영상 탑재
11	1. 배드민턴 중급기술5	1.1 배드민턴 기술을 위한 신체움직임 활동의 종류와 실행방법을 설명할 수 있다.	비대면 수업을 통한 배드민턴 기술 습득 사진으로 설명하고 실제로 동작을 익힐 수 있도록 직접

주차별 학습내용			
주차	관련하위역량 (Keyword/능력단위요소)	수업내용	비고
		[지식] ■ 배드민턴 기술의 개념 및 중요성 이해 ■ 배드민턴 기술 수련방법 이해 ■ 서브를 넣을 수 있다. ■ 기본 스텝을 익힐 수 있다. [기술] ■ 배드민턴 공격기술 종류에 따른 적응력을 기를 수 있다. ■ 배드민턴 기술을 통한 인간관계회복 능력을 기른다. ■ 생활 배드민턴 기술을 상대방에게 지도할 수 있는 능력을 기른다. [태도] ■ 배드민턴 기술을 통해 안전의 중요성을 이해한다. ■ 배드민턴 기술 능력을 향상 시킬 수 있는 기술을 상호 교환한다.	제작한 동영상 탑재
12	1. 양손잡혔을 경우 방어법	1.1 배드민턴 기술을 위한 신체움직임 활동의 종류와 실행방법을 설명할 수 있다. [지식] ■ 배드민턴 기술의 개념 및 중요성 이해 ■ 배드민턴 기술 수련방법 이해 ■ 서브를 넣을 수 있다. ■ 기본 스텝을 익힐 수 있다. [기술] ■ 배드민턴 공격기술 종류에 따른 적응력을 기를 수 있다. ■ 배드민턴 기술을 통한 자신감을 갖는다. ■ 생활 배드민턴 기술을 상대방에게 지도할 수 있는 능력을 기른다. [태도] ■ 배드민턴 기술을 통해 안전의 중요	비대면 수업을 통한 배드민턴 기술 습득 사진으로 설명하고 실제로 동작을 익힐 수 있도록 직접 제작한 동영상 탑재

주차별 학습내용			
주차	관련하위역량 (Keyword/능력단위요소)	수업내용	비고
		성을 이해한다. ■ 배드민턴 기술 능력을 향상 시킬 수 있는 기술을 상호 교환한다.	
13	1. 배드민턴 고급기술1	1.1 배드민턴 기술을 위한 신체움직임 활동의 종류와 실행방법을 설명할 수 있다. [지식] ■ 배드민턴 기술의 개념 및 중요성 이해 ■ 배드민턴 기술 수련방법 이해 ■ 서브를 넣을 수 있다. ■ 기본 스텝을 익힐 수 있다. [기술] ■ 배드민턴 공격기술 종류에 따른 적응력을 기를 수 있다. ■ 배드민턴 기술을 통한 인간관계회복 능력을 기른다. ■ 생활 배드민턴 기술을 상대방에게 지도할 수 있는 능력을 기른다. [태도] ■ 배드민턴 기술을 통해 안전의 중요성을 이해한다. ■ 배드민턴 기술 능력을 향상 시킬 수 있는 기술을 상호 교환한다.	비대면 수업을 통한 배드민턴 기술 습득 사진으로 설명하고 실제로 동작을 익힐 수 있도록 직접 제작한 동영상 탑재
14	1. 배드민턴 고급기술2	1.1 배드민턴 기술을 위한 신체움직임 활동의 종류와 실행방법을 설명할 수 있다. [지식] ■ 배드민턴 기술의 개념 및 중요성 이해 ■ 배드민턴 기술 수련방법 이해 ■ 서브를 넣을 수 있다. ■ 기본 스텝을 익힐 수 있다. [기술] ■ 배드민턴 공격기술 종류에 따른 적응력을 기를 수 있다.	비대면 수업을 통한 배드민턴 기술 습득 사진으로 설명하고 실제로 동작을 익힐 수 있도록 직접 제작한 동영상 탑재

주차별 학습내용			
주차	관련하위역량 (Keyword/능력단위요소)	수업내용	비고
		▪ 배드민턴 기술을 통한 인간관계회복 능력을 기른다. ▪ 생활 배드민턴 기술을 상대방에게 지도할 수 있는 능력을 기른다. [태도] ▪ 배드민턴 기술을 통해 안전의 중요성을 이해한다. ▪ 배드민턴 기술 능력을 향상 시킬 수 있는 기술을 상호 교환한다.	
15	직무능력평가 2 (기말고사) 실시	1. 직무능력 평가1 비대면시-주먹막기배드민턴 기술 1개(사진 5장이상)동작 사진찍어 설명 후 제출,	비대면 수업을 통한 배드민턴 기술 습득 사진으로 설명하고 실제로 동작을 익힐 수 있도록 직접 제작한 동영상 탑재
16	향상평가 실시	하위 10% 실시(직무능력평가 2에서 부족한 부분 재평가)	

V. 탁구

1. 탁구의 역사
2. 탁구 주차별 강의계획서

V. 탁구

1. 탁구

1) 탁구의 기원과 특성

탁구(Table tennis) 경기의 기원에 대하여는 어느 문헌에나 확실한 것은 없으며, 발상지도 역시 분명치 않다. 19세기 말 코트 테니스(Court tennis)에서 힌트를 얻어 객실에서의 경기로 고안되었으며, 영국에서 시작된 것이라고 한다. 1898년 영국의 제임스 기브(James Give)라는 사람이 셀루로이드 공을 만들어 테이블에 네트를 치고 시작한 것이 전 세계적으로 급격히 보급되었다. 1926년 도이취의 그레만(Graman) 박사의 제창으로 국제 탁구 연맹이 조직되어 본부를 런던에 두고, 다음 해 1월 런던에서 제 1회 세계 탁구 선수권 대회가 개최되어 남자 국제 경기에 우승국에 스이슬링 경이 컵을 기증했다. 이것이 오늘날 테니스의 데이비스컵(Davis Cup)과 같이 스이슬링 컵이며, 여자부는 후년 프랑스 탁구 연맹 회장 마세르고오빙씨가 우승컵을 기증하여, 1933년 파리에서 개최된 제8회 대회에서 처음으로 이 컵의 쟁탈전이 거행되었다.

우리나라에 소개된 것은 약60년 전의 일로서 1924년 1월 경성 일일 신문사 주최 제1회 탁구 경기 대회를 개최한 것을 계기로 점차 보급되었으며 1926년 동 신 문사가 주최한 제 2회 대회에는 300여명의 남녀 선수가 참가하는 성황을 보였다. 우리의 손으로 첫 대회를 연 것은 YMCA가 1928년 2월에 YMCA체육관에서 제1회 조선 탁구대회를 처음으로 개최하였다. 이후 해방이 되자 1945년 11월 조선탁구협회가 발족이 되고 전국 선수권 대회가 개최되기 시작 하여 국제 진출의 기틀을 잡았다. 1952년 제1회 아시아 탁구 선수권 대회에 참가 한 것을 시작으로 국제 대회에 참가한 한국은 1956년 동경에서 열린 제 23회 세계 탁구 선수권 대회에서 여자5위, 남자14위를 차지했다.

이 후 더욱 발전 하여 1973년 4월에 유고슬라비아 사라예보에서 열린 제32회세계탁구선구권대회에서 이에리사와 정현숙이 주축이 된 여자팀은 단체전 에서 일본과 중공의 강호를 타파하고 감격의 우승을 차지하여 탁구는 물론 구기 사상 최초로 세계 정상에 오르는 찬란한 금자탑을 수립하였다.

2) 탁구의 준비

(1) 경기장

최소 14m×7m여야하며 천정 높이는 4m 이상과 전등 위치는 4m 이상, 조명도는 400룩스 이상이 되어야한다. 직사광선을 피해야 하며 마루바닥은 견고한 목재 등 반사되지 않으며 미끄럽지 않은 것이어야 한다.

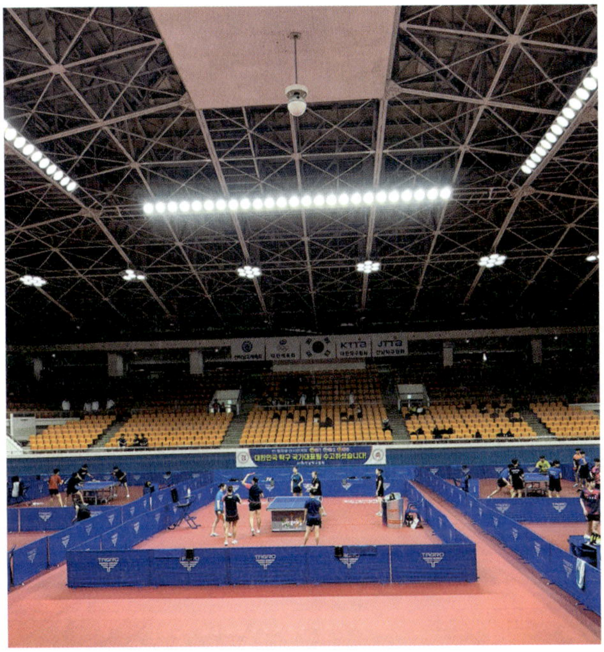

경기장

(2) 탁구대

단단한 목재(계수나무, 나왕)로 제조해야하며 규격은 152.5×274cm, 두께는 2.5cm, 높이는 76cm로 평탄하고 반사광선을 내지 않도록 무광택으로 짙은 선색을 칠해야 한다.

가장 자리에는 너비 2cm 백색선을 긋고, 중앙에 너비 0.3cm의 중앙선을 그리고 손질은 마른 걸레로 하며, 사용하지 않을 때는 커버를 씌워 둬야하며 탁구대를 기대어 둘 때에는 대의 안쪽이 밑으로 가도록 해야 한다.

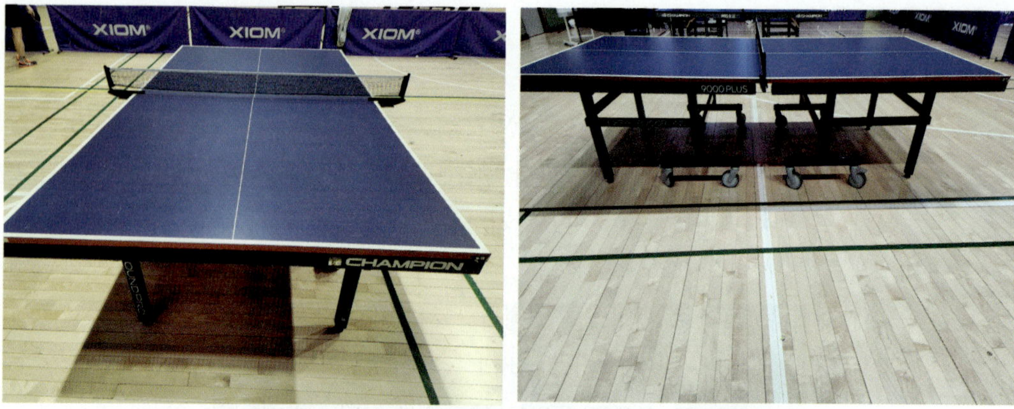

탁구대

(3) 네트와 포스트

네트는 초록색의 그물로 윗부분은 폭 1.5cm의 흰천으로 덮어 씌워야 하며 높이는 코트에서 최상부까지 15.25cm, 코트면과 평행 하여야 하고 팽팽하게 쳐야 한다. 포스트의 직경은 2.2cm이하의 원통으로 포스트는 직각으로 15.25cm 돌출시켜 직립하여 세운다.

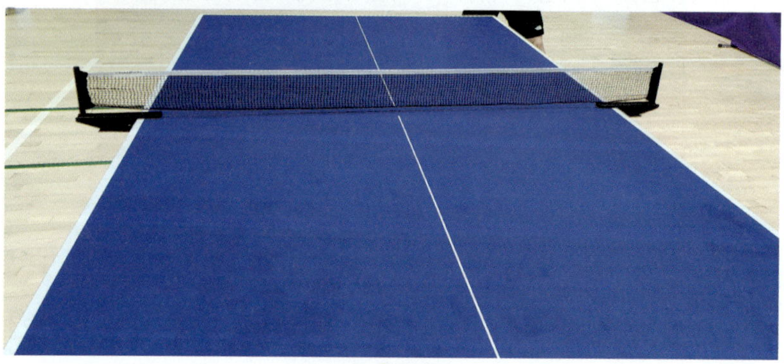

네트와포스트

(4) 볼

볼은 40mm와 2.7g의 셀룰로이드로 탁구대에서 볼을 돌려 봤을 때 타원형은 떨면서 돌아가고 진원은 잘 돌아가며 볼에 흠이 있으면 탁구대 위에서 라켓(목재부분)으로 누르고 움직이면 픽하는 소리가 난다.

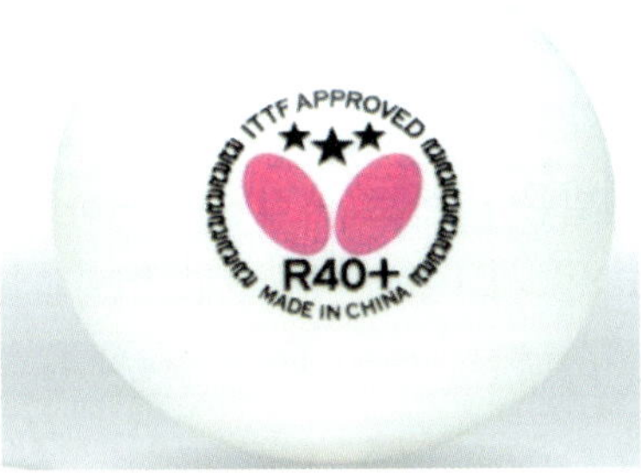

탁구공(버터플라이 R40 공식 시합구

(5) 라켓

룰에는 라켓의 크기, 모양에 관한 규정이 없으며 재질은 목재로 한정하며 펜홀더용과 세이크 핸드용이 있다. 라켓 선정은 전형과 밀접한 관련이 있으며 팔이나 어깨의 힘 그리고 스윙에 따라서도 라켓 선택 방법이 달라진다.

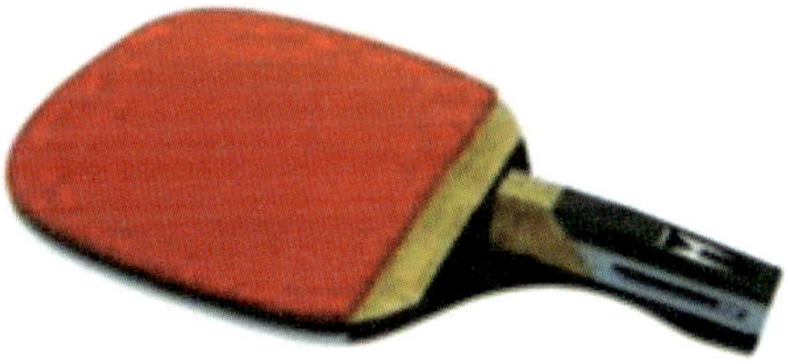

펜홀더 라켓

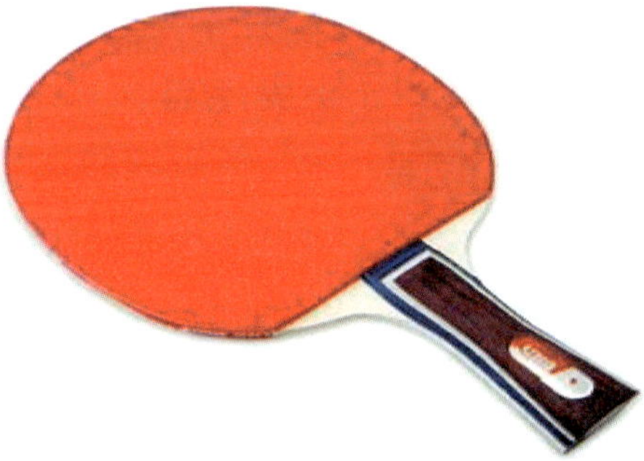

셰이크핸드 라켓

(6) 복장과 신발

넘어오는 볼을 빨리 볼 수 없으므로 흰 셔츠는 금물이다. 진한 단색으로 반사광이 없는 복장이 규칙이며 상의나 하의 색깔은 각각 달라도 무방하며 양말은 흰색도 가능하며 신발은 좌우로 움직임이 편하고 피로가 덜한 신발이 적당하다.

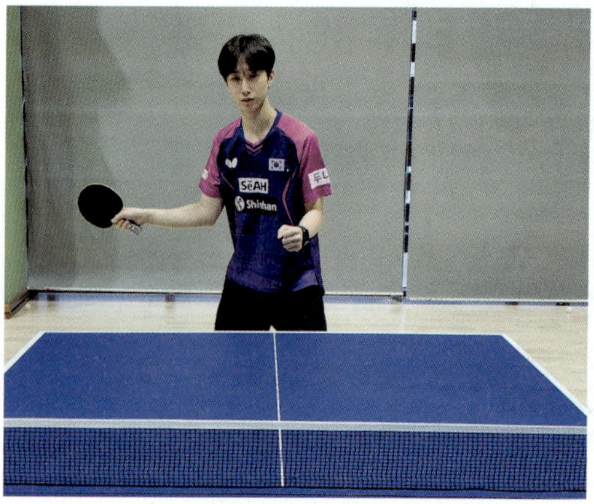

선수복장(앞)

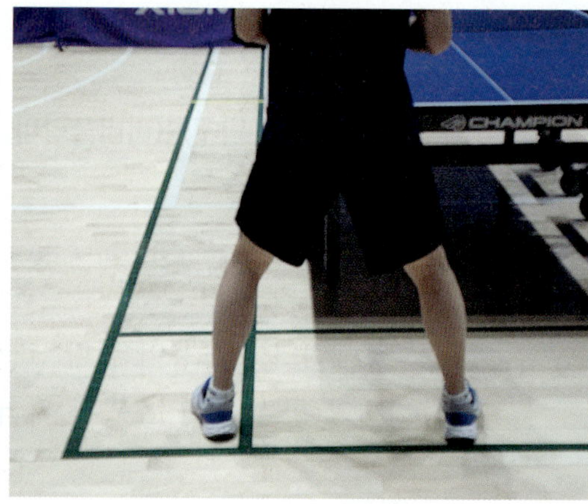

선수복장(뒷)

3) 탁구의 경기규칙 및 방법

(1) 경기종류

개인전과 단체전이 있다. 개인전은 2명이 서로 겨루는 단식으로 4명이 2인1조로 겨루는 복식과 남녀가 한조가 되어 겨루는 혼합복식이 있다. 단체전은 4단식과 1복식의 5전 편성방법과 5단식 2복식의 7전 편성방법 및 9단식이 있다.

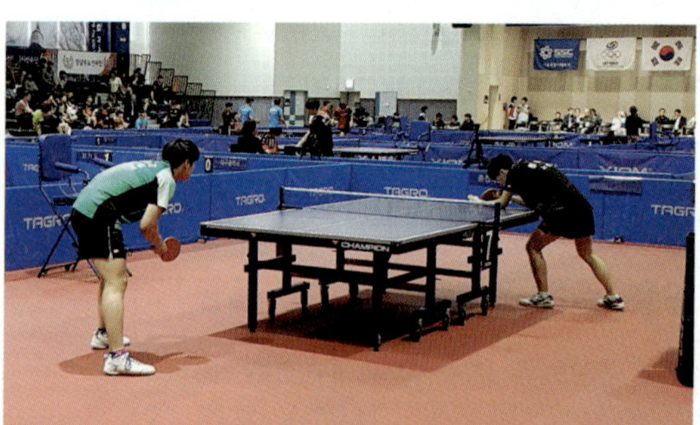

단식경기

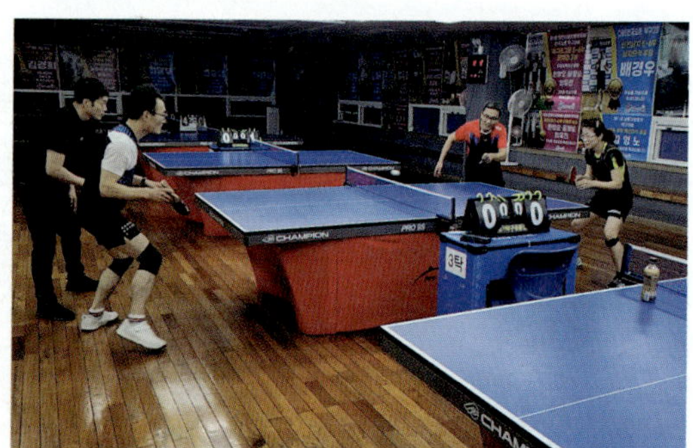

복식경기

(2) 득점 방법 및 승패

서브를 하면서 경기를 시작하며 서브는 자기측 코트에 볼을 한 번 바운드시킨 뒤 상대측 코트로 넘겨야 한다. 복식의 경우 서버의 대각선 쪽에 있는 리시버가 서브를 받아야 하며 서비스는 서브권을 가진 측에서 5번을 먼저 넣은 후 서브권 바뀐다. 세트는 11점 7세트이고 마지막 세트는 한선수가 5점을 득하면 자리를 바꾼다. 아마추어는 3~5 세트(특별한 규정 없이 대회 주관에 따라 다름)이다. 서브는 2개씩 번갈아가면서 서비스하고 10:10은 듀스이며 하나씩 번갈아가면서 서비스하고 2득점을 먼저 하면 세트가 된다. 코트의 교대는 1세트가 끝날 때마다 실시한다.

(3) 경기 운영 방법

엔드 및 서브의 선택은 가위바위보 또는 동전 던지기로 결정하며 선택권을 갖는 자가 서브 또는 리시브를 선택한 후 상대방이 엔드의 선택권을 가지며 선택권은 상대방에게 양보 가능하다. 첫째, 서브는 손바닥에서 볼을 회전시키지 않고 수직으로 던져 시작하며 볼을 약 16cm정도 공중에 띄운 후 서브를 해야 하며 볼을 타구할 때의 위치는 엔드라인보다 후방에서 타구해야 한다. 둘째, 리시브는 상대방의 서브 종류와 형태, 상황, 플레이 특성에 따라 리시브 형태가 다르며 리시브 시 라켓이 네트나 서포트에 닿으면 실점한다. 리시브 시 자신의 주전 무기가 활용될 수 있도록 리시브해야하며 어떤 서브도 리시브할 수 있는 위치와 자세를 필요로 한다. 셋째, 포인트는 서버가 서브 동작을 개시한 이후 볼을 손에서 떨어뜨렸을 때와 서버가 정규의 서브를 못하였을 때 및 상대편이 한 정규 서브나 리턴에 대하여 정규 리턴이 이루어지지 못했을 때 포인트가 된다. 또한, 플레이 중 경기자나 경기자의 라켓, 복장 혹은 소지품이 네트나 서포트 혹은 상대편 코트에 닿았을 때와 플레이 중에 상대방이 친 볼이 코트에 닿기 전에 자기 코트의 엔드라인 안에서 경기자 또는 라켓에 닿았을 때도 포인트가 된다. 경기자가 라켓을 떨어뜨려 볼을 맨손으로 리턴 시와 촉진 룰 경기에서 리시버가 최고 13회의 리시브를 성공하지 못하였을 때도 포인트가 된다.

4) 기본기술과 기본전술

기본전술에는 기본자세, 그립, 스트로크, 서브와 리시브가 있다.

(1) 기본자세

탁구대로부터 0.5m정도 떨어져서 두발을 어깨 넓이로 벌리고 선 자세로 두발은 탁구대의 엔드라인과 평행을 이룬 상태에서 한쪽 발이 약간 앞으로 가도록 한다. 몸의 무게중심은 양발에 균등히 하되, 앞발에 3/4이 가도록 하고 무릎을 약간 굽히고 시선은 상대의 몸 전체, 특히 하체의 움직임과 라켓을 든 손을 봐야 하며 라켓이 탁구대보다 낮아지지 않게 조심하며, 탁구대 위쪽에 자연스럽게 놓도록 한다.

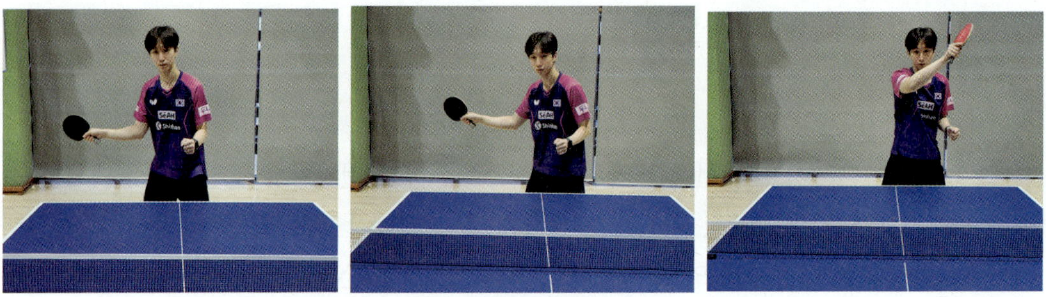

앞면자세

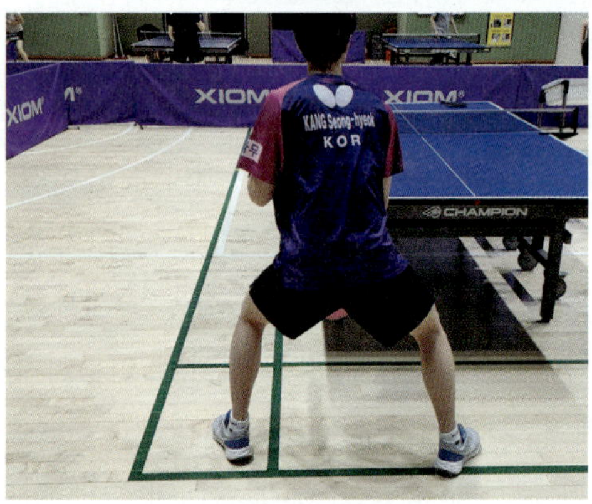

뒷면 자세

(2) 그립

첫째, 펜홀더 그립(penholder grip)은 펜을 잡는 것과 같은 형식으로 동양에서 흔히 사용하며 엄지와 검지로 마치 펜을 잡듯이 앞면을 잡고 나머지 세 손가락으로 라켓의 뒷면을 받치듯이 잡는 것을 말한다. 둘째, 세이크 핸드 그립(shakehand grip)으로 테니스의 라켓 잡는 형식과 같은 모양이며 라켓을 악수하듯이 잡고 검지를 펴서 라켓의 한쪽면을 유지하며 라켓의 앞 뒤 양면을 고루 사용할 수 있는 그립 방법이다.

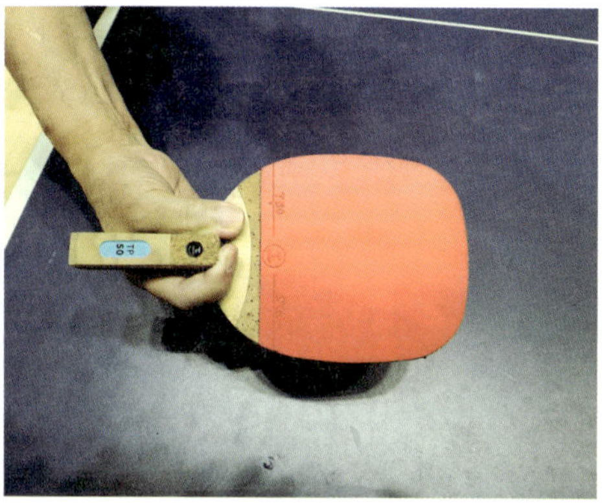

펜홀더 그립 전면

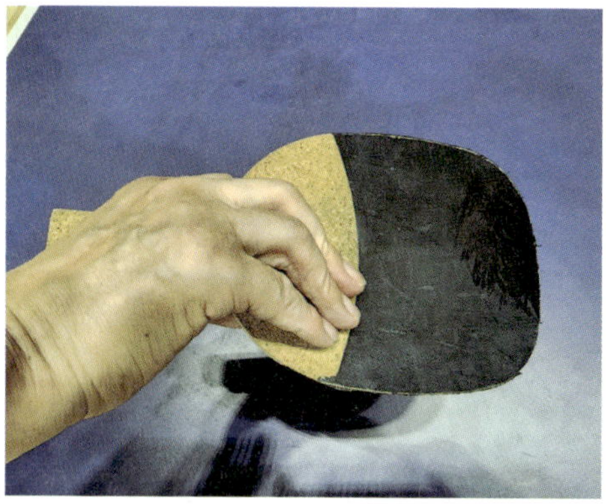

펜홀더 그립 후면

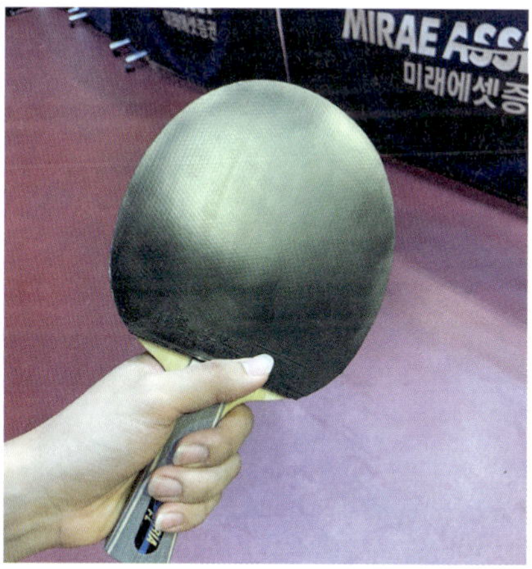

세이크핸드 그립 전면

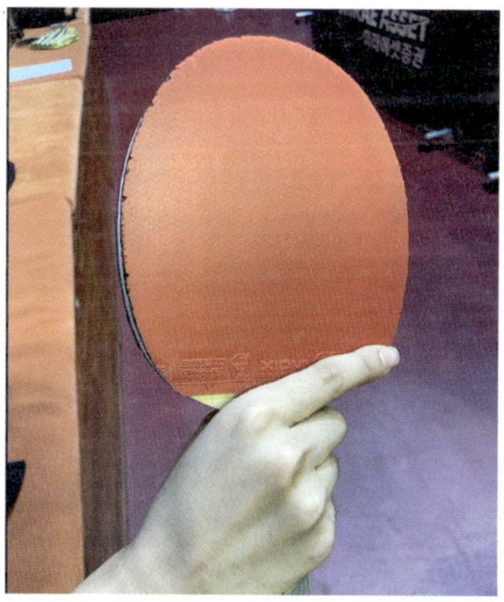

세이크핸드 그립 후면

(3) 스트로크

스토로크에는 롱스트로크, 숏스트로크, 커트스트로크가 있다.

롱스트로크에는 포핸드와 백핸드의 드라이브가 있으며 루프드라이브가 있다.

볼이 바운드하여 정점에 이르기 전에 각도를 맞추어 라켓에 볼을 갖다 대는 숏스트로크가 있다.

커트 스트로크에는 숏커트와 롱커트 및 스매시가 있다.

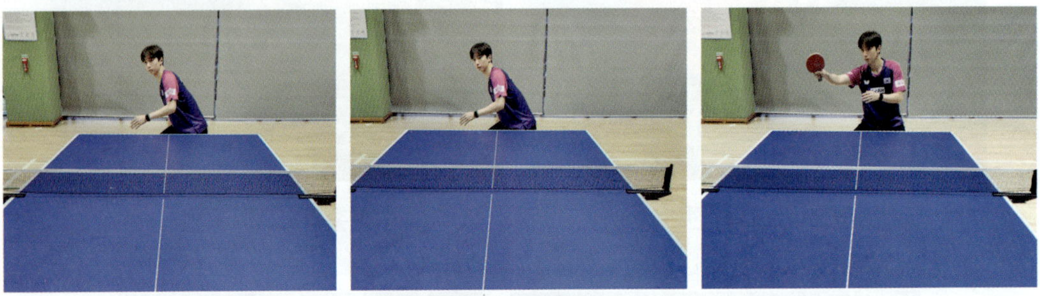

포핸드 드라이브

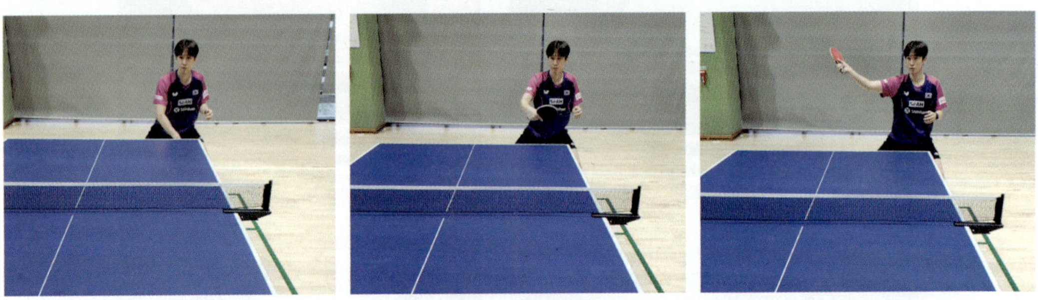

백핸드 드라이브

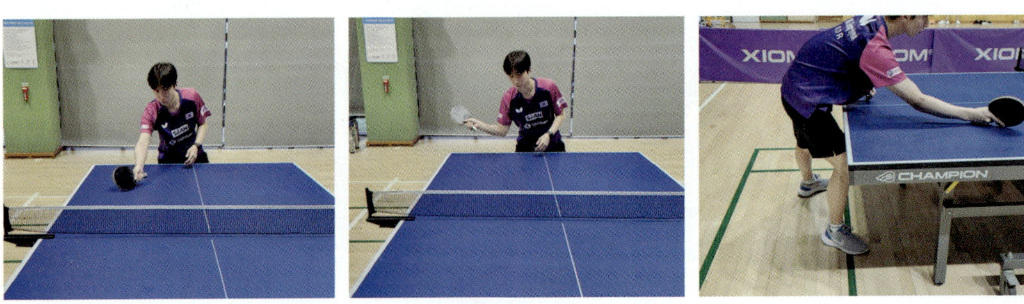

포핸드 숏커트

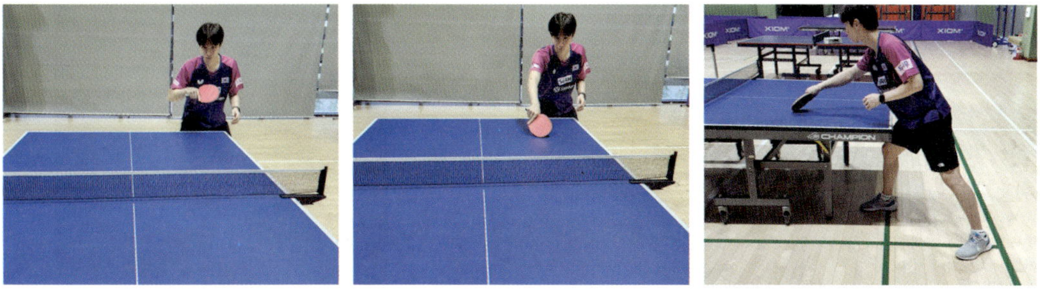

백핸드 숏커트

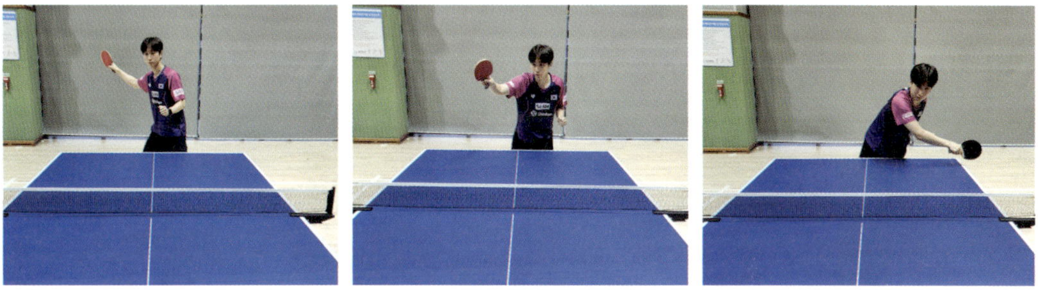

스매시

(4) 서브와 리시브

서브는 공격의 제1구이며 좋은 서브는 상대의 실수를 쉽게 유도할 수 있어 그만큼 간단하게 득점할 수 있다.

리시브는 상대방의 서브를 받아 리턴 하는 것으로 리시브는 반격의 제1구가 되며 리시브할 때의 중요한 기준은 전형에 따라 자기의 주전 무기가 활용되도록 리시브하며 어떤 서브도 리턴 시킬 수 있는 자세와 위치를 선정해야한다. 기초전술에는 전진공격수형, 드라이브주전형, 컷트주전형이 있다.

서브자세

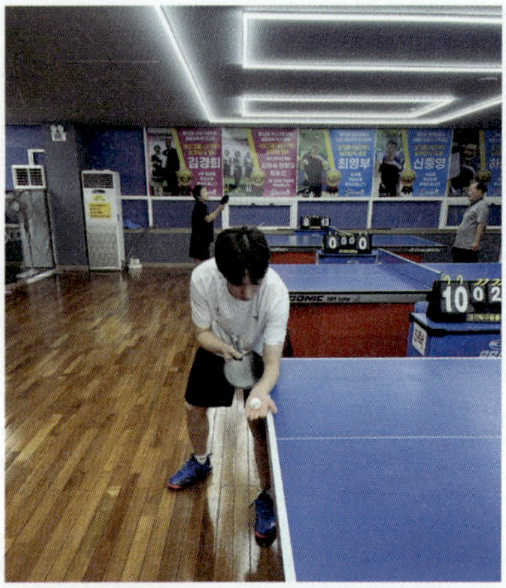

A

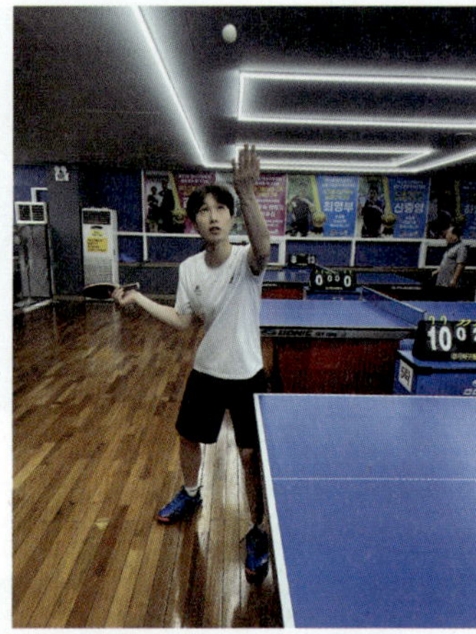

B

리시브자세

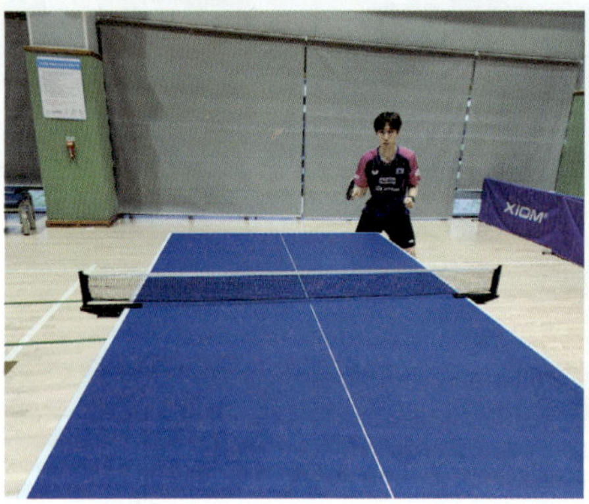

A

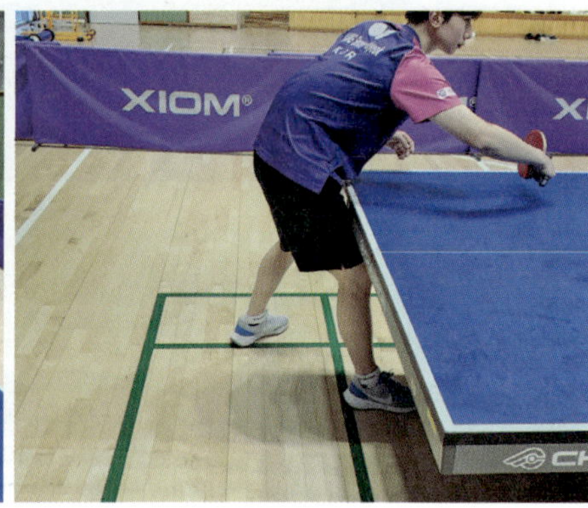

B

(5) 전진 공격수형

탁구대에 붙어서 빠른 템포로 코스를 찌르며 공격하는 타입으로 후진에서 풋워크를 사용하여 드라이브를 거는 일이 거의 없는 선수들이 주이며 랠리는 오래 지속되지 않는 반면 스피드나 날카로움이 있다.

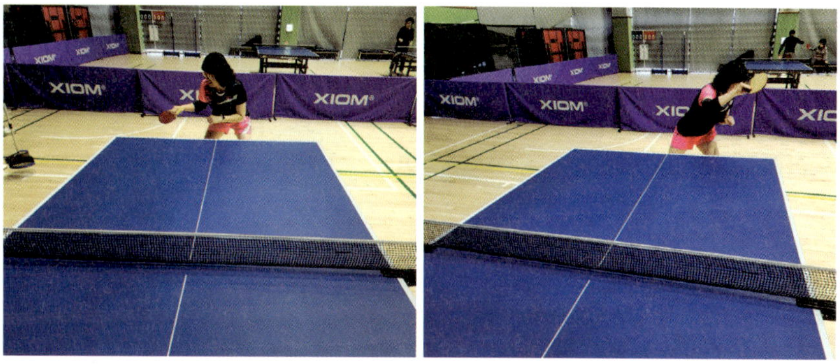

전진공격수형자세 A B

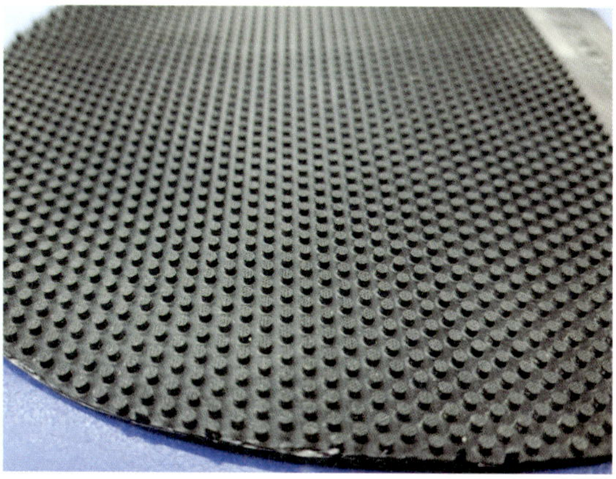

전진공격수형 라버(돌출라버)

(6) 드라이브 주전형

풋워크가 좋고 끈기가 있으며, 스매시가 날카로운 특징이 있다.

드라이브 주전형을 상대하는 기본 전략은 포 앞으로 찌르기의 깎인 볼을 넣고, 상대에게 불리한 드라이브를 걸게하며 백 계통의 기술을 상대에게 사용하게 하여 공격하고, 되어 보내오는 볼을 강타하여 선제공격을 가한다.

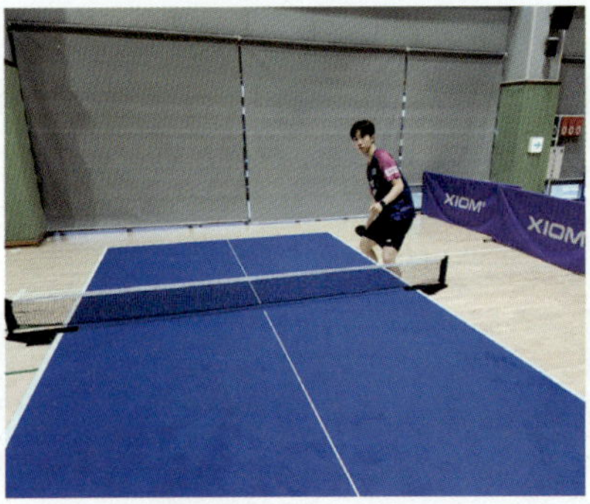

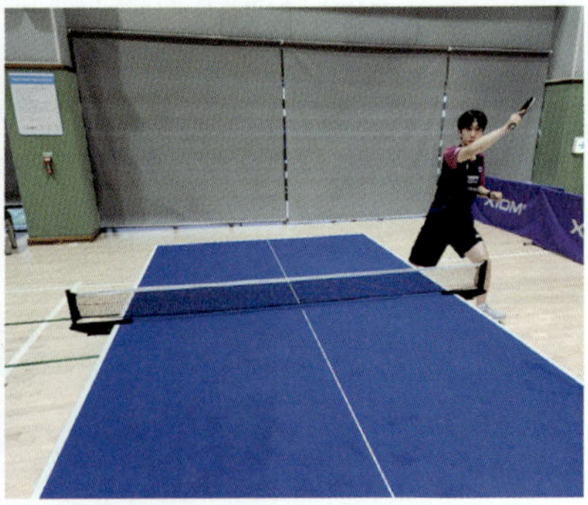

드라이브주전형자세 A B

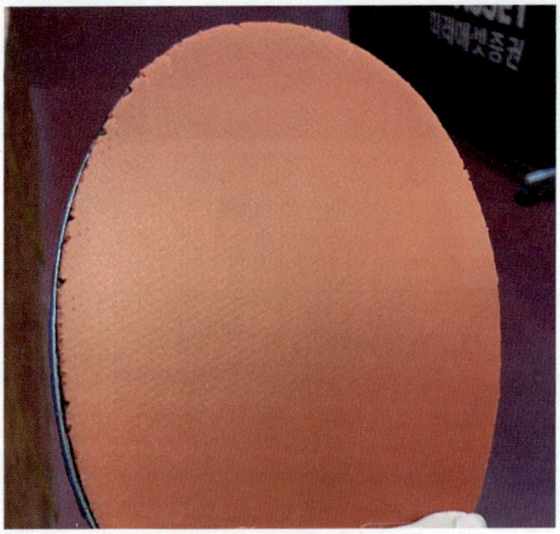

드라이브형 라버(평면라버)

(7) 커트 주전형

풋 워크가 좋고 넓은 수비범위를 지니고 있으며 끈기도 강하다. 커트 주전형을 상대로 할 때의 기본 전략은 상대를 얕은 드라이브나 찌르기, 스톱으로 코트 앞에 가까이 오게 한 후 스매시 공격한다. 양사이드 모두를 수비하고 있을 때는 상대의 미들을 공격하며 드라이브나 롱 볼에 변화를 주어 찬스볼을 만든다. 원칙적으로 백커트보다 포커트가 서투르므로 포쪽을 공격하며 스톱을 너무 많이 사용하거나 찌르기를 과도하게 사용하지 말아야 한다.

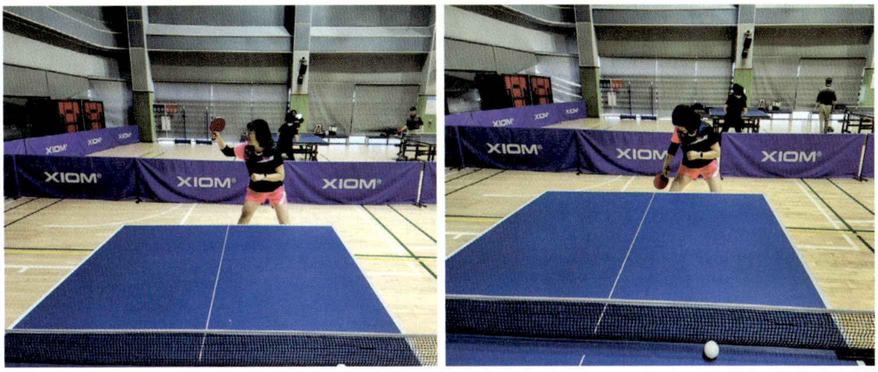

화핸드 롱커트 A B

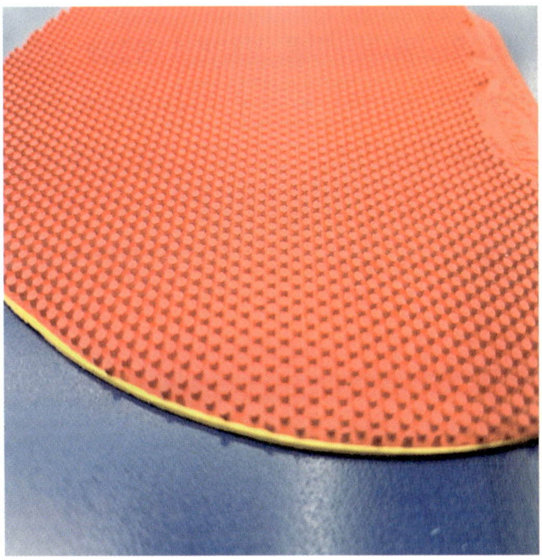

커트주전형(OX라버)

5) 탁구 운동 시 유의사항

탁구를 하기 전에는 충분히 스트레칭으로 준비 운동을 해야 하는데 특히, 무릎, 발목, 어깨, 손목을 충분히 풀어주어야 한다. 체력 소모가 많은 편이라 평소에 체력 단련이 되어 있으면 경기력을 향상시킬 수 있으며 운동화를 신고하여 무릎이나 발목에 충격을 덜 주도록 한다. 탁구를 할 때 발생하는 부상은 급격한 동작이나, 자세변경, 체중이동으로 인한 손목염좌, 발목염좌, 아킬레스건염, 근육경련, 어깨경련 등이 있으므로 이러한 종류의 부상을 방지하기 위해서는 경기 전후 충분한 준비운동과 정리 운동이 필수적이다. 운동시 바른자세의 습득과 정확하고 안정된 기술의 구사가 이루어지도록 해야 한다.

6) 탁구의 효과

실내에 약간의 공간만 있으면 탁구대를 설치해서 계절에 상관없이 할 수 있는 운동이며 동작 자체가 크지 않지만 운동량이 많은 편이다. 하루에 30분 정도의 게임만으로도 많은 에너지를 소비할 수 있는 유산소 운동이며 작은 공을 가지고 하기 때문에 민첩성을 키워주고 정밀한 기술을 배울 수 있다. 또한 동작의 기민성과 정확성, 그리고 빠른 판단력이 요구되므로 운동 신경의 발달과 재치 있고 경쾌한 신체 동작에 대한 효과가 크다.

2. 탁구 주차별 강의계획서

주차별 학습내용			
주차	관련 하위역량 (Keyword/능력단위요소)	수업내용	비고
1	대면 수업 (o.t) 수업방향 성적부여방법	▪ 탁구 기초 기술을 익힐 수 있다. [기술] ▪ 탁구 기술 종류에 따른 적응력을 기를 수 있다. ▪ 탁구기술을 통한 자심감을 기른다. ▪ 탁구기술을 상대방에게 지도할 수 있는 능력을 기른다. [태도] ▪ 탁구기술을 통해 건강의 중요성을 이해한다. ▪ 탁구기술 능력을 향상 시킬 수 있는 개념을 이해한다.	대면 수업을 통한 탁구기술 습득 사진으로 설명하고 실제로 동작을 익힐 수 있도록 직접 제작한 동영상 탐재
2	1. 탁구기술습득을 위한 기본자세 이해하기 2. 탁구기술 강화를 위한 전환법	1.1 탁구기술을 위한 다양한 기술의 종류와 실행방법을 설명할 수 있다. [지식] ▪ 탁구기술의 개념 및 중요성 이해 ▪ 탁구기술 수련방법 이해 [기술] ▪ 탁구기술 종류에 따른 적응력을 기를 수 있다. ▪ 탁구기술을 통한 인간관계회복 능력을 기른다. ▪ 탁구기술을 상대방에게 지도할 수 있는 능력을 기른다. [태도] ▪ 탁구기술을 통해 안전의 중요성을 이해한다. ▪ 탁구기술 능력을 향상 시킬 수 있는 기술을 상호 교환한다.	대면 수업을 통한 탁구기술 습득 사진으로 설명하고 실제로 동작을 익힐 수 있도록 직접 제작한 동영상 탐재
3	2. 탁구기술1- 서브넣기	1.1 서브넣기를 중심으로 직접 훈련효과에 대해 설명할 수 있다.	대면 수업을 통한 탁구기술 습득 사진으로 설명하고 실제로 동작을 익힐 수 있도록 직접 제작한 동영

주차별 학습내용			
주차	관련 하위역량 (Keyword/능력단위요소)	수업내용	비고
		[지식] ▪ 탁구기술의 개념 및 중요성 이해 ▪ 탁구기술 수련방법 이해 [기술] ▪ 탁구기술 종류에 따른 적응력을 기를 수 있다. ▪ 탁구기술을 통한 자신감을 기른다. ▪ 탁구기술을 상대방에게 지도할 수 있는 능력을 기른다. [태도] ▪ 탁구기술을 통해 안전의 중요성을 이해한다. ▪ 탁구기술 능력을 향상 시킬 수 있는 기술을 상호 교환한다.	상 탐재
4	1. 탁구기술2- 포핸드(화)	1.1 탁구기술 실습 중 주의사항을 이해할 수 있다. [지식] ▪ 탁구기술의 개념 및 중요성 이해 ▪ 탁구기술 수련방법 이해 [기술] ▪ 탁구기술 종류에 따른 적응력을 기를 수 있다. ▪ 탁구기술을 통한 자신감을 기른다. ▪ 탁구기술을 상대방에게 지도할 수 있는 능력을 기른다. [태도] ▪ 탁구기술을 통해 안전의 중요성을 이해한다. ▪ 탁구기술 능력을 향상 시킬 수 있는 기술을 상호 교환한다.	대면 수업을 통한 탁구기술 습득 사진으로 설명하고 실제로 동작을 익힐 수 있도록 직접 제작한 동영상 탐재
5	1. 탁구기술2- 빽핸드	1.1 탁구기술에 대한 개념을 이해하고 설명할 수 있다. 1.2 탁구기술을 위한 다양한 기술의 종류와 실행방법을 설명할 수 있다.	대면 수업을 통한 탁구기술 습득 사진으로 설명하고 실제로 동작을 익힐 수 있도록 직접 제작한 동영상 탐재

주차별 학습내용			
주차	관련 하위역량 (Keyword/능력단위요소)	수업내용	비고
		1.3 탁구기술 실습 중 주의사항을 이해할 수 있다. [지식] ■ 탁구기술의 개념 및 중요성 이해 ■ 탁구기술 수련방법 이해 [기술] ■ 탁구기술 종류에 따른 적응력을 기를 수 있다. ■ 탁구기술을 통한 자신감을 기른다. ■ 탁구기술을 상대방에게 지도할 수 있는 능력을 기른다. [태도] ■ 탁구기술을 통해 안전의 중요성을 이해한다. ■ 탁구기술 능력을 향상 시킬 수 있는 기술을 상호 교환한다.	
6	1. 탁구기술2- 포 컷트	1.1 컷트 기술 훈련을 통한 능력을 향상시킨다. [지식] ■ 컷트의 원리를 이해한다. ■ 포컷트와 빽컷트의 훈련시 활용되는 기술을 이해한다. [기술] ■ 컷트 기술 시 상대방의 반응과 움직임과 대응법을 이해 한다. ■ 탁구기술 단계에 따라 훈련 방법이 달라져야 함을 이해한다. [태도] ■ 탁구기술 수련 시 상해가 일어나지 않도록 주의한다.	대면 수업을 통한 탁구기술 습득 사진으로 설명하고 실제로 동작을 익힐 수 있도록 직접 제작한 동영상 탐재
7	1. 탁구기술2- 빽컷트	1.1 빽컷트 원리를 이해한다.	대면 수업을 통한 탁구기술 습득 사진으로 설명하고 실제로 동작을

주차별 학습내용			
주차	관련 하위역량 (Keyword/능력단위요소)	수업내용	비고
		[지식] ■ 컷트를 적절하게 혼용하여 훈련하는 방법을 익힌다. [기술] ■ 컷트 기술시 상대방 운빅임을 이해한다. ■ 탁구기술 단계에 따라 수련 방법이 달라져야 함을 이해한다. [태도] ■ 탁구기술 수련 시 상해가 일어나지 않도록 주의한다.	익힐 수 있도록 직접 제작한 동영상 탐재
8	직무능력평가1 실시	1. 직무능력 평가1 비대면시-탁구기술의 필요성,	대면 수업을 통한 탁구기술 습득 사진으로 설명하고 실제로 동작을 익힐 수 있도록 직접 제작한 동영상 탐재
9	1. 탁구기술2- 포 드라이브	1.1 포드라이브 공격시 방어 방법을 방향에 따라 적용하여 실시한다. [지식] ■ 드라이브 훈련시 원리를 이해한다. ■ 드라이브 기술을 적절하게 혼용하여 숙련하는 방법을 익힌다. [기술] ■ 드라이브 기술 시 상대방 대응을 이해 한다. ■ 탁구기술 단계에 따라 수련 방법이 달라져야 함을 이해한다. [태도] ■ 탁구기술 수련 시 상해가 일어나지 않도록 주의한다.	대면 수업을 통한 탁구기술 습득 사진으로 설명하고 실제로 동작을 익힐 수 있도록 직접 제작한 동영상 탐재
10	1. 탁구기술2- 빽 드라이브	1. 빽드라이브 공격시 방어 능력을 향상시킨다. 2. 빽드라이브 원리를 이해한다. [지식]	대면 수업을 통한 탁구기술 습득사 실제로 동작을 익힐 수 있도록 직접 제작한 동영상 탐재

주차별 학습내용			
주차	관련 하위역량 (Keyword/능력단위요소)	수업내용	비고
		▪ 빽드라이브 훈련 시 원리를 이해한다. ▪ 빽드라이브 훈련 시 활용되는 기술을 이해한다. [기술] ▪ 빽드라이브 기술 시 상대방 제압법을 이해 한다. ▪ 빽드라이브 기술 시 적용이 어려운 술기를 반복 숙달시킨	
11	1. 탁구기술2- 스매시	1. 스매시 방법을 습득한다. 2. 스매시 방어법을 이해한다. [지식] ▪ 스매시 시 방어법에 대하여 이해한다. [기술] ▪ 스매시 방어법 중 하이공격법과 로우 공격법을 이해한다. ▪ 탁구기술 수련 목적에 따라 수련 방법이 달라져야 함을 이해한다. [태도] ▪ 스매시 적용시 상해가 일어나지 않도록 주의한다.	대면 수업을 통한 탁구기술 습득 사진으로 설명하고 실제로 동작을 익힐 수 있도록 직접 제작한 동영상 탐재
12	1. 탁구기술2- 빽 스매시	1. 스매시 방법을 습득한다. 2. 스매시 방어법을 이해한다. [지식] ▪ 스매시 시 방어법에 대하여 이해한다. ▪ 빽스매시 시 방어법에 대하여 이해한다. [기술] ▪ 스매시 방어법 중 하이공격법과 로우 공격법을 이해한다. ▪ 탁구기술 수련 목적에 따라 수련 방법이 달라져야 함을 이해한다. [태도]	대면 수업을 통한 탁구기술 습득 사진으로 설명하고 실제로 동작을 익힐 수 있도록 직접 제작한 동영상 탐재

<table>
<tr><th colspan="4">주차별 학습내용</th></tr>
<tr><th>주차</th><th>관련 하위역량
(Keyword/능력단위요소)</th><th>수업내용</th><th>비고</th></tr>
<tr><td></td><td></td><td>▪ 스매시 적용시 상해가 일어나지 않도록 주의한다.</td><td></td></tr>
<tr><td>13</td><td>1. 탁구기술2- 리턴기술</td><td>1. 리턴 방법을 습득한다.
2. 리턴 방어법을 이해한다.

[지식]
▪ 리턴 시 방어법에 대하여 이해한다.
▪ 리턴 시 방어법에 대하여 이해한다.

[기술]
▪ 리턴 방어법 중 하이공격법과 로우공격법을 이해한다.
▪ 탁구기술 수련 목적에 따라 수련 방법이 달라져야 함을 이해한다.

[태도]
▪ 리턴 적용시 상해가 일어나지 않도록 주의한다.</td><td>대면 수업을 통한 탁구기술 습득 사진으로 설명하고 실제로 동작을 익힐 수 있도록 직접 제작한 동영상 탐재</td></tr>
<tr><td>14</td><td>1. 탁구기술2- 복식기술</td><td>1. 복식 시합 방법을 습득한다.
2. 복식 시합 시 위치를 이해한다.

[지식]
▪ 복식 시합시 방어법에 대하여 이해한다.
▪ 복식 시합시 공격방법에 대하여 해한다.

[기술]
▪ 복식 시합 방어법 중 수비방법을 해한다.
▪ 탁구기술 수련 목적에 따라 수련 방법이 달라져야 함을 이해한다.

[태도]
▪ 수비기술 적용시 상해가 일어나지 않도록 주의한다.</td><td>비대면 수업을 통한 탁구기술 습득 사진으로 설명하고 실제로 동작을 익힐 수 있도록 직접 제작한 동영상 탐재</td></tr>
<tr><td>15</td><td>직무능력평가 2
(기말고사) 실시</td><td>1. 직무능력 평가2 탁구시합기술 평가</td><td>비대면 수업을 통한 탁구기술 습득 사진으로 설명하고 실제로 동작을 익힐 수 있도록 직접 제작한</td></tr>
</table>

주차별 학습내용			
주차	관련 하위역량 (Keyword/능력단위요소)	수업내용	비고
			동영상 탐재
16	향상평가 실시	하위 10% 실시(직무능력평가 2에서 부족한 부분 재평가)	

Ⅵ. 골프

1. 골프의 유래 및 특성
2. 골프채 잡는 법(그립)
3. 스윙의 기초
4. 아이언 샷 기본자세
5. 드라이버 샷 기본자세
6. 우드샷의 기초
7. 하이브리드 샷의 기초
8. 칩샷의 기초
9. 로프샷의 기초
10. 벙커 샷의 기초
11. 퍼팅의 기초
12. 골프 매너
13. 스크린 골프
14. 골프용어 정리
15. 골프 주차별 강의계획서

VI. 골프

1. 골프의 유래 및 특성

자연 속에서 자연을 즐기면서 클럽으로 볼을 쳐서 홀(구멍)에 넣는 레저스포츠로 승부는 볼을 친 횟수로 결정하며 횟수가 적은 순으로 우승 을 가리는 스포츠이다. 골프의 유래에 대해서는 여러 가지 설이 전해져 오고 있다. 스코틀랜드 양치기들이 작은 돌을 나뭇가지로 치고 놀던 것에서 유래되었다는 설과 잉글랜드 지방에서 둥글게 깎은 나무를 치고 놀던 캄프카라는 것에서 유래되었다는 설, 그리고 네덜란드에서 구부러진 막대기로 볼을 치는 골벤이라는 놀이에서 유래되었다는 설 등이다. 그러나 '이것이 기원이다'라고 말할 만한 정확한 기원이 되는 설은 없다. 단지 막대기와 나뭇가지 등으로 볼을 치며 놀았다는 것에서 공통점을 찾을 수 있다. 이러한 놀이 등이 다양하게 발전되어서 오늘날의 골프경기가 되었다. 우리나라에 골프가 전해진 것은 1900년 원산 세관 구내에서 영국인에 의해 원산골프 코스가 창설된 것에서 유래되었다. 골프의 묘미는 무엇보다도 대자연의 아름다운 경치를 만끽하고 깨끗한 공기를 마시면서 자연속에서 자연을 상대로 즐기는 것이라고 할 수 있다. 또한 자신이 날린 볼의 낙하지점을 확인하는 것도 짜릿한 긴장감과 쾌감을 느낄 수 있다. 이밖에도 서로의 인격을 존중하면서 즐기는 신사적인 게임으로 수많은 장애물을 극복해 가면서 목적을 이루어 가는 스포츠이다.

최근에는 스크린골프가 유행인데 스크린골프는 골프를 실내에서 즐길 수 있도록 제작된 시스템으로 골프 시뮬레이터라고도 한다. 대한민국의 업체들이 세계 시장의 90%이상을 선점하고 있으며 이 시스템을 이용한 일명 골프방이라고 하며 초보자들에게 비용과 시간을 절약으로 각광받고 있다. 스크린 골프의 구성은 우선, 플레이어가 친 공의 탄도, 방향, 거리, 스피드, 회전 등을 판독하여 데이터화 시키는 센서와 프로젝터가 보여주는 영상을 보여주기 위한 하얀 광목천 스크린과 스크린 골프 영상을 크게 보여주기 위한 프로젝터가 있다. 또한 골프시뮬레이터 프로그램을 실행시키기 위한 컴퓨터와 페어웨이나 러프의 라이에 따라 자동으로 경사를 구현하는 시스템의 스윙플레이트와 자동으로 공을 공급해주는 시스템, 티의 높낮이를 조절할 수 있는 시스템의 오토티업기가 있다. 3미터내외 퍼팅시 그린언듈레이션에 따라 그린라이가 표현되는 퍼팅장비로 퍼팅시뮬레이터와 스윙시 플레이어가 친 스윙모습을 반복하여 보여줄 수 있는 캠코더 또는 CC카메라로 모션카메라 또는 CC카메라로 구성되어있다.

2) 골프 준비

현재 전국 골프장은 약 300곳이 넘고 있으며 건설 중인 곳도 수십개에 달하고 있으며 스크린 골프연습장의 경우 전국적으로 4천여 개에 달하고 있다고 한다.

골프를 즐길 수 있는 장소는 회원제 장소와 비회원제인 퍼블릭 코스 가 있는데 퍼블릭 코스에는 다음과 같은 곳들이 있다. 퍼블릭코스는 일반 골퍼들의 도착순으로 게임을 즐길 수 있는데 평일의 경우는 30분~1시간 정도 기다리면 된다. 회원제코스는 거액의 회원권을 보유한 사람이거나 동반하는 경우에만 가능하다.

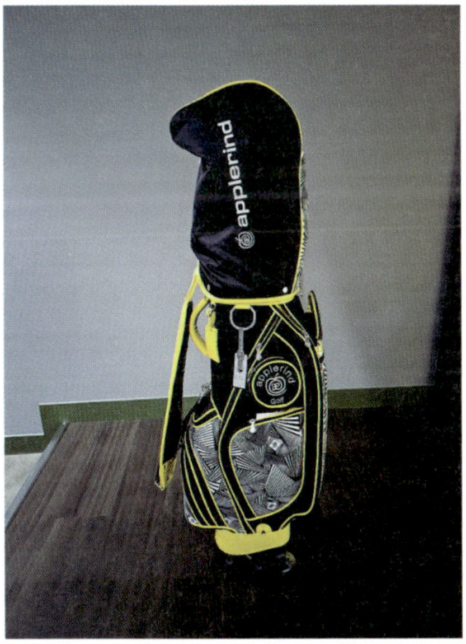

골프가방

골프의 장비로는 가장 기본적인 것이 골프채, 골프공, 골프화, 골프 장갑이다. 골프 클럽은 우드, 아이언, 퍼터로 구분된다. 기본적으로 우드는 날릴 때 사용하는데 1번 드라이버(driver), 2번 브러시(brassie), 3번 스푼(spoon), 4번 배피(baffy), 5번 크리크(cleek)가 있다. 아이언은 붙일 때 사용하는데 1번부터 9번까지가 있고 여기에 피칭웨지(pitching wedge)와 샌드웨지(send wedge)가 있다. 1, 2번 아이언은 드라이빙 아이언이라고도 하는데 수준 높은 플레이를 위한 것이므로 아마추어라면 3번부터 구입하는 것이 좋다. 퍼터는 넣을 때 사용하는 것으로 종류가 매우 다양하다. 퍼터는 자신에게 잘 맞는 것을 선택해서 구입하는 것이 좋다. 골프의 클럽을 구입할 때는 자신의 신장, 체중, 경력 등을 고려하여 자신에게 맞는 클럽을 선택해 야 한다. 골프의 클럽은 14개까지 사용할 수 있는데 14개를 모두 갖추면 풀세트 이고 반 정도를 갖추면 하프세트이다. 풀세트는 우드 1, 3, 4, 5번, 아이언 3, 4, 5, 6, 7, 8, 9번에 피칭웨지, 샌드웨지, 퍼터 정도가 표준이다. 하프 세트는 우드 1, 3번, 아이언 3, 5, 7, 9번에 샌드웨지, 퍼터 등 8~9개 정도이다. 골프공은 만일의 경우를 대비해서 2~3개를 준비하는 것이 좋다. 이 밖에도 골프백, 골프웨어 등이 필요하다.

골프 채	설명
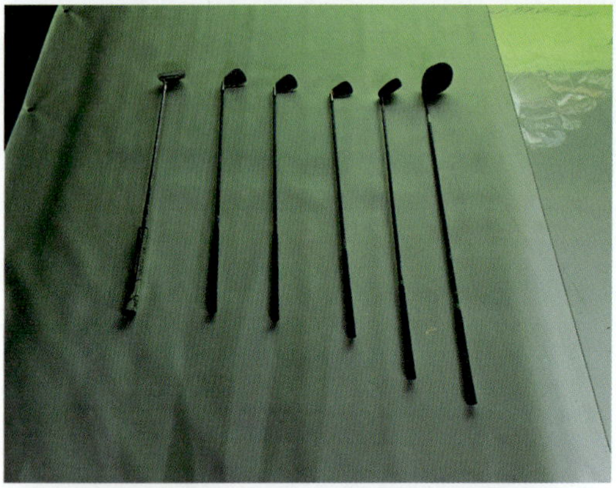	왼쪽부터 퍼터, 샌드, 피치, 아이언 7, 유틸리티, 드라이버
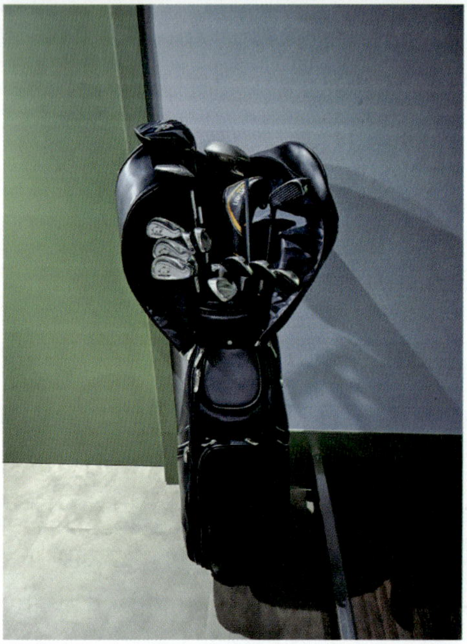	골프 연습장에서 스윙 연습을 할 때 골프백과 골프채 정렬 상태

골프 채	설명
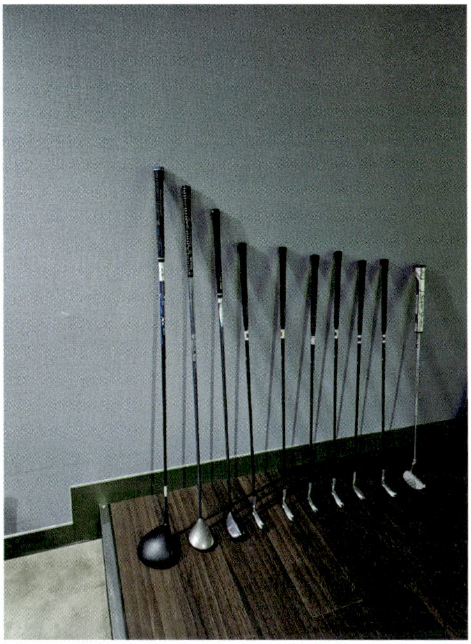	스크린 골프장에서 초보 동호인들의 골프채 정렬 상태

3) 골프의 운동 방법

골프란 정해진 장소에서부터 볼을 쳐서 몇 번 만에 홀에 넣을 수 있는지를 겨루는 스포츠이다. 골프의 코스는 66~100만평의 부지에 1번부터 18번까지의 18개홀(플레이 그라운드의 단위)이 적당히 나누어져 배치되어 있다. 한 홀의 넓이는 1만 평에서 1만 5천 평 정도로 18홀을 기준으로 할 때 1번부터 8번까지를 아웃코스(out course)라하고 10번부터 18번까지를 인코스(in course)라 부른다. 골프의 경기방식은 1번 홀에서부터 18번 홀까지를 차례로 정해진 규칙 에 따라 클럽으로 볼을 친다. 제1타를 친 후부터 각 홀에 있는 구멍(기가 꽂혀 있는 목표점)에 볼을 쳐 넣기까지의 타수(스코어)를 세면서 친다. 홀마다의 타수가 스코어 카드에 기재되어 18홀이 끝난 뒤에 합계타수(그로스 스코어)의 적고 많음에 따라 승부를 결정한다. 그로스 스코어 에서는 개개인의 기량에 의해 결정된 핸디캡을 뺀 네트 스코어(실제 점수)에 따라 성적이 정해진다. 경기 방법에는 스트로크 플레이(가장 일반적인 방식)와 매치 플레이가 있는데 스트로크 플레이는 홀아웃 할 때까지의 타수(스트로크)를 18홀 합계해서 승패를 결정하는 방식이 고 매치 플레이는 각 홀마다 승부를 결정하는 방식이다.

홀에는 4개의 롱홀과 10개의 미들홀, 4개의 쇼트홀이 합해져 18홀로 구성되어 있다. 각각에 파(표준타수)가 정해져 롱홀이 파5, 미들홀이 파4, 쇼트홀이 파3 으로 되어있고 합계가 72가 된다. 다시 말해 1라운드를 하는데 72로 끝나면 파플레이(표준타수로 플레이 하는 것)를 했다고 할 수 있다. 골프의 기본 테크닉에서 그립이란 골프 클럽을 쥐는 것을 말하는데 그립은 클럽과 몸을 연결해 주는 유일한 접점으로 골프는 그립으로 시작해서 그립으로 끝난다고 할 정도 로 중요하다. 그립은 임팩트 시 충격에 견딜 수 있도록 클럽을 안정시켜 스윙을 컨트롤하여 클럽에 공을 정확히 맞추는 역할을 한다. 그립은 오른손과 왼손의 잡는 방법에 따라 오버래핑 그립, 내츄럴그립, 인터로킹 그립으로 나누고 왼손의 손등이 향하는 방향에 따라 스트롱 그립(일명 노멀그립이라고도 한다)과 슬라이스 그립으로 나눈 다. 골프의 기본 테크닉에는 어드레스(address), 백스윙(back swing), 다운스윙(down swing), 임팩트(impact), 피니시(finish), 어프로치 (approach), 벙커샷(sand bunker), 퍼팅(putting) 등이 있다.

초보자의 경우라면 우선 실내골프장을 찾아 배우는 것이 체계적으로 배울 수 있어 적합하다. 실내경기장에 따라 평생회원제로 하는 경우도 있고 몇 개월 과정으로 나누어 강습하는 곳도 있다. 필드에 나가서 할 수 있는 골프장은 회원제와 비회원제가 있다.

4) 골프 운동 시 필요한 트레이닝

골프의 경우 유연성만큼 중요한 것이 근력이다. 스윙 임팩트 순간에 부드럽게 돌아가는 허리와 팔과 어깨 그리고 단단하게 허리를 잡아주되 중심을 잡을 수 있도록 균형감각이 필요한 하체이다. 스윙자세의 경우 상체와 하체의 트위스트 운동이 필수 이며 몸통을 숙이거나 비트는 동작은 전부 복부와 허리에 의하여 시작하고 마무리해야 하므로 복부와 허리의 근력도 중요하지만, 순간적으로 힘을 주었을 때 자연스럽게 근육의 길이가 늘어나면서 부드럽게 스윙으로 이어져야 한다.

스윙 시 임팩트 순간 왼쪽 손목에서 어깨까지 순간적으로 골프채를 잡아채는 동작이 이어지는데 이때 골프채 진행방향으로 몸통을 틀어주게 되는데, 이때 편측으로 모든 근육이 순간적으로 수축하게 된다.

이때 유연성이 부족할 경우 밸런스가 무너져 근육의 과도한 긴장 상태가 지속될 수 있으므로 어깨와 손목, 팔꿈치 등의 회전운동과 스트레칭이 필요하다.

마지막으로 하체, 스윙동작에서 지면에 축이 되어 지지하고 있는 발과 턴이 되는 발이 있는데 턴이 되는 발의 경우 골반과 무릎 외측인대의 유연성이 필요하다.

휘트니스 클럽이나 가정에서 쉽게 따라할 수 있는 운동으로 유연성과 근력을 키울 수 있는 운동방법이다. 물론 이외에도 골프를 치는 사람이라면 반드시 해야 할 다양한 트레이닝이 있다. 단순하게 취미로 치는 골프일지라도 골프에 사용하는 근육에 맞는 운동방법과 트레이닝을 병행 하면 지금보다 발전된 모습을 반드시 확인 할 수 있다.
골프하는 사람의 유연성과 근력상태에 따라 운동방법과 효과가 다르므로 반드시 전문 트레이너의 지도가 필요하다. 기회가 된다면 전문 트레이너로 부터 골프 트레이닝 향상을 위한 밸런스 운동 및 스트레칭에 대하여 상담 및 지도를 받아볼 필요가 있다.

5) 골프 운동 시 유의사항

골프도 몸을 이용하는 스포츠이기 때문에 워밍업을 한 후 즐기는 것 이 신체에 무리가 없다. 그린에서의 스타트 시간은 반드시 엄수해야 하고 최소한 한 시간 전에 코스에 도착해야 한다. 티 그라운드에서의 연습은 삼가고 다른 사람의 샷은 조용히 지켜보는 것이 예의이다. 샷에 의해 팬 터프는 반드시 제자리로 돌려둔다. 벙커는 낮은 쪽으로 출입하고 샷 후에는 반드시 모래를 골라둔다. 앞 조가 확실한 안전권으로 나갈 때까지는 샷은 금지한다. 그린 상에서는 조용히 걷고 홀 아웃 하면 재빨리 그린 밖으로 나간다. 골프 카트는 정해진 장소 이외의 통행은 금지되어 있다. 오구를 막는 의미에서 자신의 볼에 안표를 해둔 다. 골프를 즐기기에는 장비도 고가라서 부담이 크고 골프자의 이용도 일반 다른 레저스포츠에 비해 비싼 편이다.

6) 골프의 운동효과

요즘 급속하게 퍼지고 있는 골프는 18홀 플레이를 하는 동안 8~10km의 많은 거리를 걸을 수 있는 좋은 운동이다. 또한 잔디 위를 걷기 때문에 다리 관절 등에 부담을 주지 않고 걸을 수 있어 노인이나 관절이 좋지 않은 사람들에게도 좋다. 골프는 그 운동 방법이 과학적인 편이라 힘뿐만 아니라 머리와 고도의 정밀성을 필요로 하는 종합 스포츠라고 할 수 있다. 세부적인 효과로 우선 고혈압이나 관상 동맥 질환과 같은 심장질환이 있는 환자에게 가벼운 걷기와 같은 운동 효과를 주며 몸의 균형을 잡아주며 걷기를 통해 체지방을 분해해주는 효과가 있다. 신체의 회전운동과 직선운동이 병합된 운동이라 몸을 단련하고 유연성을 기를 수 있으며 여러 사람과 함께 어울려 경기를 하므로 상호간 커뮤니케이션을 할 수 있고 실력이 늘어감에 따라 재미와 성취감을 느낄 수 있는 운동이다.

2. 골프채 잡는 법(그립)

골프를 치게되면 중요도를 그립이 70%, 셋업이 20%, 스윙이이 10%라고 한다. 그립을 잘못 잡고 아무리 연습을 해도 실력은 늘지 않고 시간이 흐를수록 스윙에 대한 불만을 갖게된다. 흔히 프로들은 나쁜 그립을 취하는 것은 골프를 포기하는 것과도 같다고들 한다.

골프채를 잡는방법은 세가지가 있다. 왼손 검지에 오른손 약지손가락을 끼어서 잡는 인터로킹 그립과 왼손 검지손가락과 장지손가락 위에 오른손의 약지를 올려 놓고 잡는방법은 오버랩핑이라고 하며, 야구배트를 잡듯이 왼손과 오른손이 서로 겹치지 않도록 잡는 베이스그립이 있다. 어느 그립법을 취하는 것이 유리하거나 불리한 것이 아니라 개인의 취향과 편안함 정도에 따라 선택하는 것이 바람직하다고 할 수 있다.

사진	설명
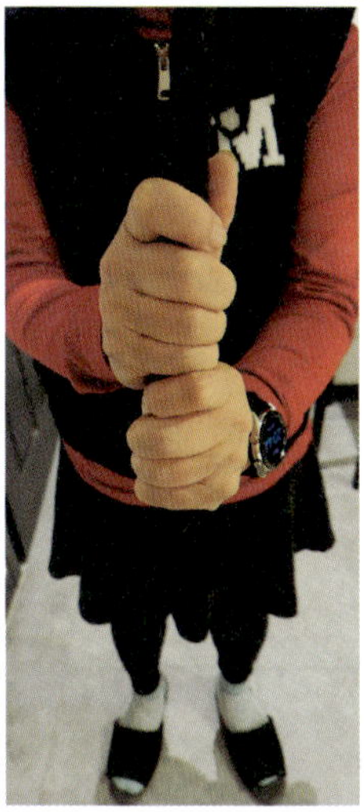	베이스볼 그립
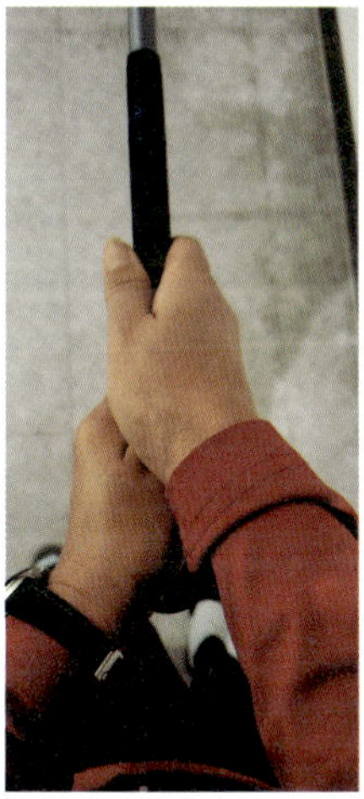	베이스볼 전면 그립

사진	설명
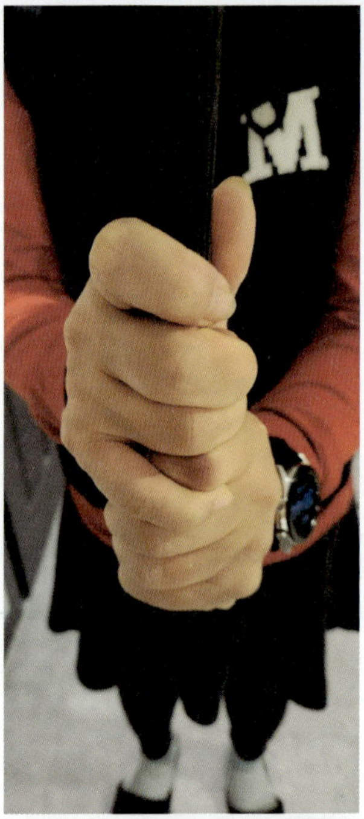	오버랩 그립
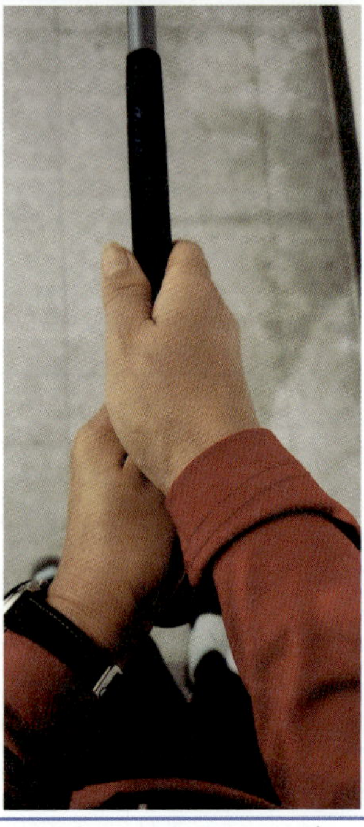	오버랩 전면 그립

사진	설명
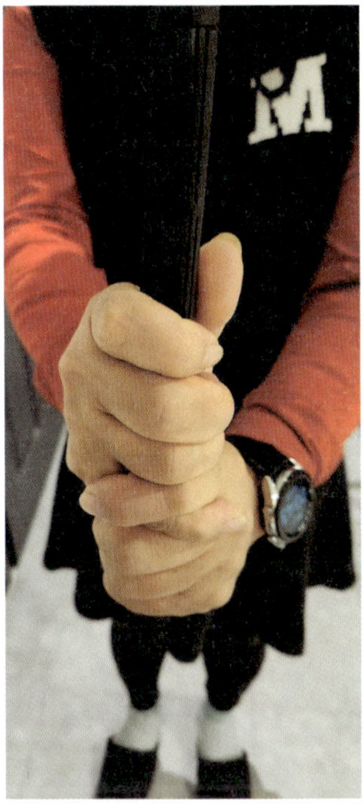	인터로킹 그립
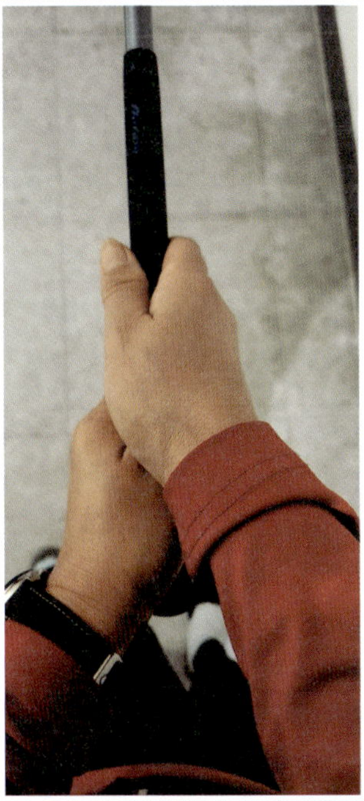	인터로킹 전면 그립

3. 스윙의 기초

스윙은 자연스럽게 체중의 이동이 이루어져야 한다. 백스윙은 클럽이 일정한 궤도를 따라 움직이면서 원을 그리는 것이 좋다. 특히 백스윙을 할 때 오른쪽 무릎의 각도는 어드레스 때나 백스윙 탑에서나 변하지 않는다. 오른쪽 무릎은 모든 인체의 체중을 싣는 중심점이므로 고정력을 강화해야 한다.

1) 골프스윙의 이해

골프 스윙은 각 코스에 따라서 가능한 한 적은 수의 샷을 하여 한지점에서 다른 지점으로 볼을 이동시키기 위한 동작이다. 볼의 최초의 지점은 골퍼가 볼을 티 위에 올려놓는 곳이며, 원하는 마지막 지점은 홀이 되는 것이다(Hay,1985). Hay(1985)는 볼의 변위 중 비행거리에 영향을 주는 요인을 릴리즈 때 속도와 볼이 클럽면을 떠 날 때 방향, 그 때의 볼의 높이 및 공기저항 등이라고 보고하였다.

2) 백스윙과 코킹의 원리

골프 경기 중에서 백스윙이니 다운스윙은 모두 어깨, 팔, 손과 클럽의 회전운동으로 구성되며 각각 다른 축을 중심으로 하여 회전하는 지레로 생각할 수 있기 때문에 스윙동작이 가장 중요한 기술이라고 할 수 있다. Hay(1985)는 클럽의 지렛대는 손을 지나는 축을 중심으로 회전하고, 어깨-팔-손의 지렛대는 수평면에 대해 약간 경사가 진 채로 골퍼 가슴을 지나는 축을 중심으로 각각 회전한다고 하였다.

3) 다운스윙과 언코킹의 역학적 원리

Hay(1985)에 의하면 다운스윙의 궁극적인 목적은 클럽 헤드를 볼의 진행방향으로 최대한 빠른 속도를 유지하면서 임팩트 지점가지 옮기는데 있으며, 다운 스윙의 시작은 톱스윙의 위체에서 고관절이 전방으로 움직임과 함께 시작한다고 하였으며, Hay에 나타난 Cochran과 Stobbs(1968)의 자료에 의하면 우수 골프 선수를 대상으로 연구한 결과 클럽 헤드가 백스윙시 최고점에 오기 약 0.1초 지점에서 고관절을 전방으로 움직이기 시작한다고 하였다. 이러한 고관절의 전방으로의 움직임은 신체 여러 근육의 협응에 의해 가능하며, 다운스윙 후반에 엉덩이와 하지의 근육이 발휘하는 힘은 골프 드라이브 중 3~ 4마력 중 60%에 해당하며, 이러한 하지, 엉덩이, 및 동체의 근육이 발휘하는 힘은 장거리 드라이브시 나오는 힘의 원천인 것이다.

4) 임팩트의 원리

Hay에 의하면 임팩트 되는 순간에 스윙의 중요한 요소는 클럽 페이스의 방향, 클럽 헤드의 위치와 클럽 헤드가 움직이는 속도라고 하였다. 이론적으로 볼 때 비행 방향에 직각이 된다면 클럽 헤드의 중심은 볼의 중심 바로 뒤쪽에 위치하여 최대의 스피드로 비행하게 된다. 이러한 조건을 만족하기 위해서는 골퍼는 임팩트시 신체 중심을 기준으로 한 자세 변화가 적어야 하며 가장 좋은 자세는 다음의 조건을 갖추어야 한다. 첫째로 클럽 헤드는 손의 바로 뒤나 손의 동일선 상에 있어야 하고 둘째로 왼쪽과 손목 후면은 시도하고자 하는 샷의 방향에 수직이 되는 수직면내에 있어야 하며 셋째로는 신체중심은 양발 중앙선 약간 전방에 있어야 하고 이 때 오른쪽발 보다 왼쪽발에 체중의 비중을 더 둔다. 마지막으로 어깨-팔-손에 이르는 지렛대의 축은 골퍼의 가슴을 지나면서 다운스윙 전구간 같은 위치에 있어야 한다. 이를 위해서는 동체를 기울인 상태에서 볼을 주시하면서 축이 흔들리지 않도록 해야 한다. 임팩트시 클럽 헤드의 운동에너지는 윤재백(1992)에 의하면 헤드의 질량에 헤드의 속도의 제곱을 곱한 값의 반이라고 하였다. 헤드의 질량이 일정하다면 골프 스윙에 의한 클럽 헤드 속도를 최대로 할 수 있는 기술이 매우 중요하며 샷을 할 때 좌우측손이 비행방향에 수직이 되게 하고, 신체 중심은 양발의 중심선보다 약간 전방에 있어야 한다고 하였다. 뿐만 아니라 임펙트시 헤드만 움직이는 것이 아니라 샤프트, 그립 및 인체도 움직이기 때문에 전체 에너지 중 헤드의 에너지를 높이는 것이 무엇보다도 중요하다고 하였다.

4. 아이언 샷 기본자세

골프를 처음 시작하게 되면 맨 처음 잡는 골프채가 7번 아이언이다. 골프채는 7번 아이언을 미들아이언이라고 하고, 7번보다 긴 3번과 4번 같은 경우는 롱 아이언이라고 하며, 7번 아이언보다 짧은 9번은 숏 아이언이라고 한다. 이들 클럽은 번호가 낮을수록 클럽의 길이가 길며, 볼을 치기가 어렵다.

방법	설명
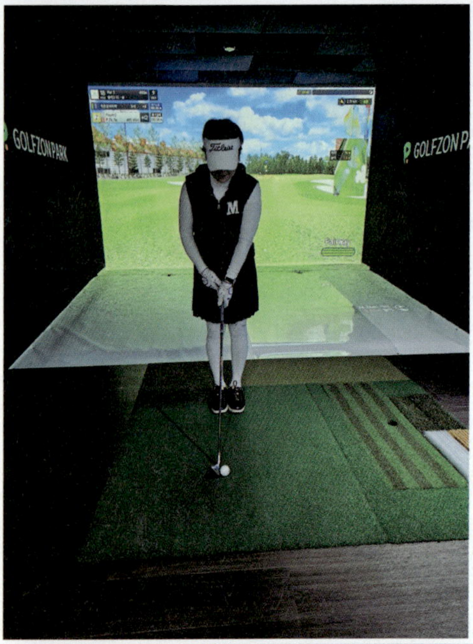	**아이언 7번** 두 다리를 모은 후 골프공 앞에 아이언 골프채를 놓은 후
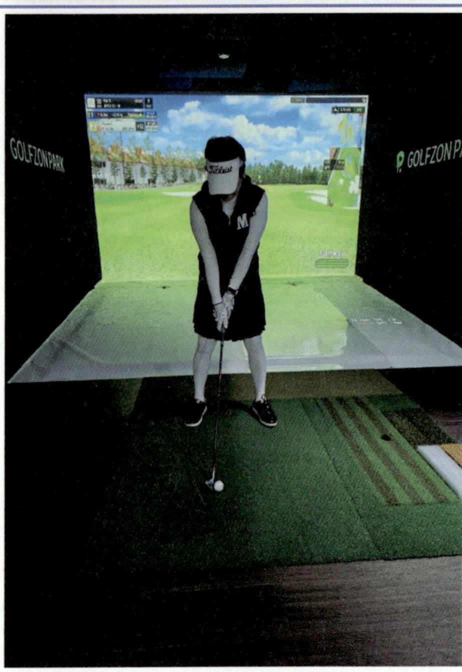	어깨넓이로 다리를 벌린 후 양 쪽 다리의 가운데에 골프공을 위치시킨 후

방법	설명
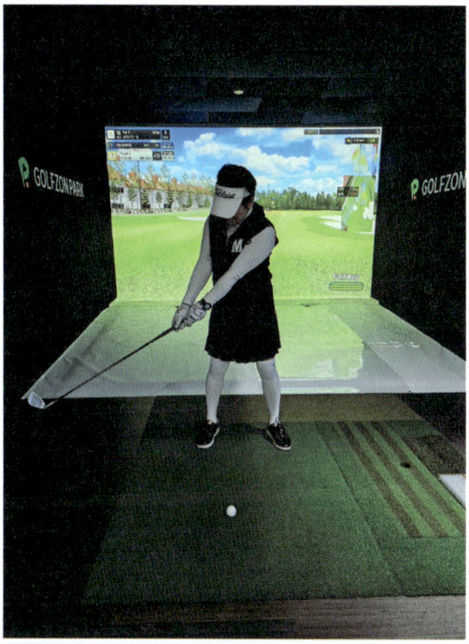	우측으로 두팔을 뻗어 들고
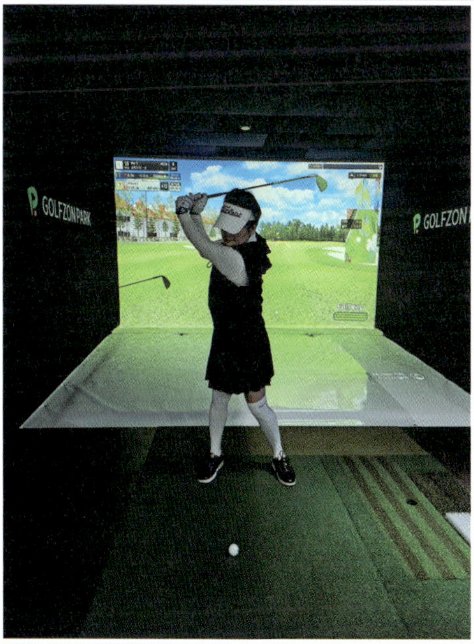	우측어깨위로 테이크백을 실시한 후

방법	설명
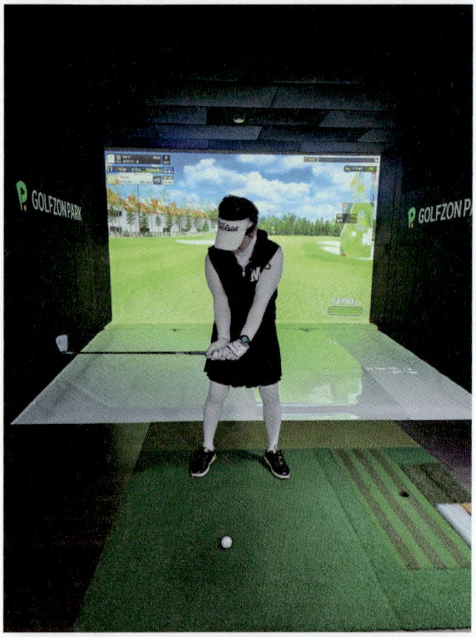	다운스윙을 허리 옆까지 내린 후 (이때 골프채는 지면과 수편이 되도록 함)
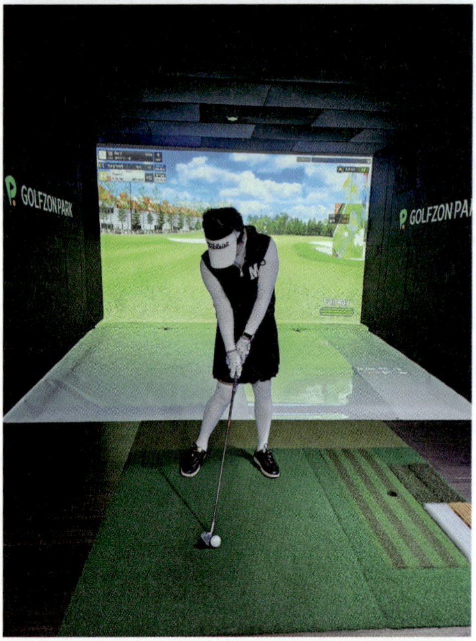	우측 허리공간을 만들어 임팩트 한 후

방법	설명
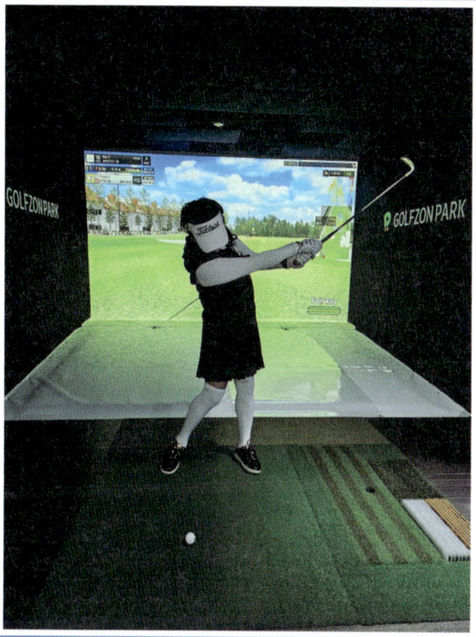 	두 팔을 죄측으로 뻗어 올린 후
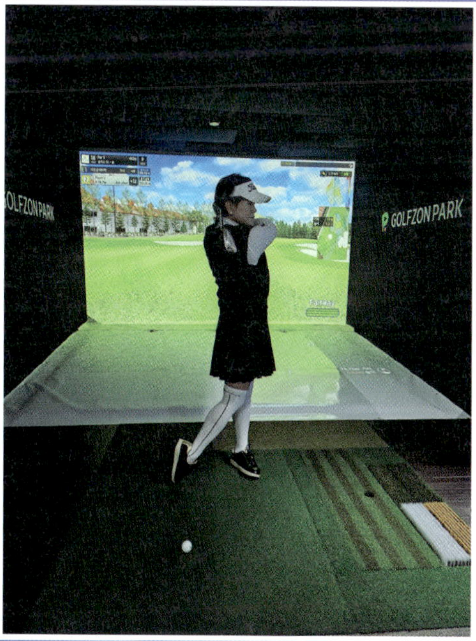 	팔로 스윙으로 마무리를 한다.

5. 드라이버 샷 기본자세

골프에서 드라이버 샷은 가장 어려운 샷이다. 드라이버 샷은 힘을 빼고 백스윙을 하는 것이 무엇보다도 중요하며, 볼을 멀리치기위하여 몸을 일으키는 실수를 적게 할 수 록 잘 적응할 수가 있다. 할수 있다는 자신감과 긴장을 풀기만 해도 자기 나이 또래의 평균 거리를 칠 수가 있다. 드라이버 샷은 그날 기분에 따라, 몸상태에 따라 잘 칠 수도 있고, 전혀 다른 스윙을 할 수가 있다. 실수를 범하지 않기위해서는 어드레스 시 몸을 타깃을 향해 정확하게 정렬을 하고 어깨선을 타깃 라인에 맞추는 것이 무엇보다도 중요하다. 특히 어드레스 상태에서 취한 척추각이 바뀌지 않고 임팩트까지 유지하는 것이 중요하다.

방법	설명
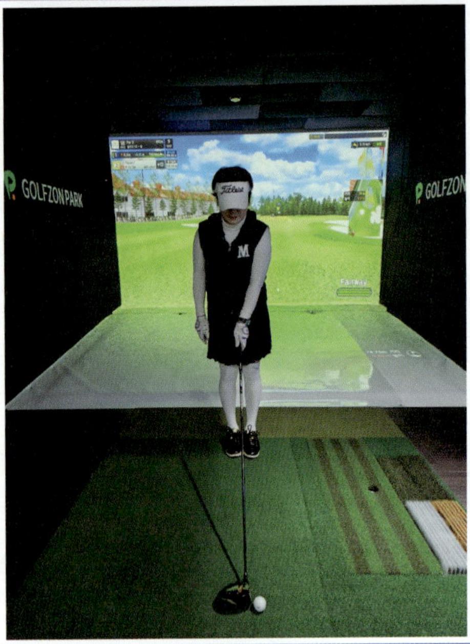	두 나리를 모은 후 왼발과 나란히 드라이버 헤드 전면을 댄 후

방법	설명
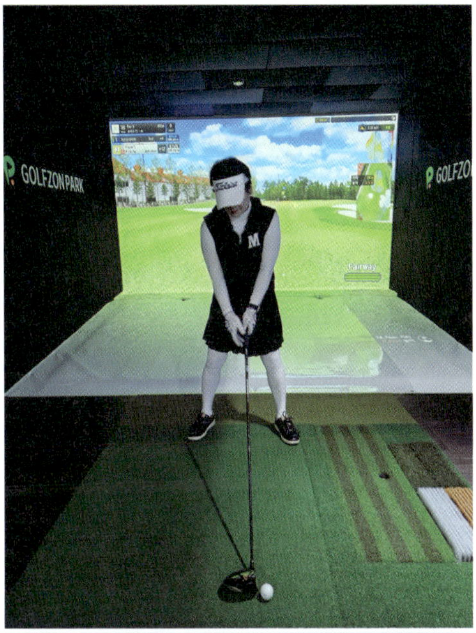	오른쪽으로 넓게 양 다리를 벌려 자세를 취한 후
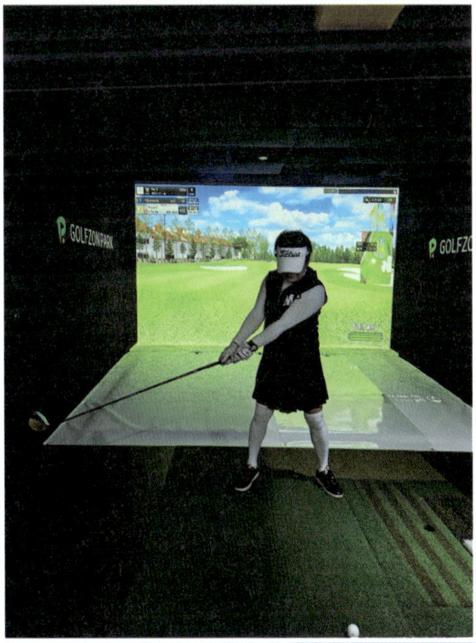	두 팔을 오른쪽 허리까지 뻗은 후

방법	설명
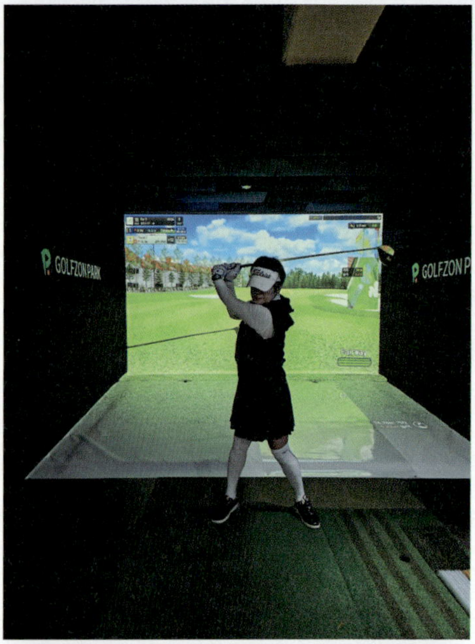	오른쪽 어깨 위로 테이크백을 한 후
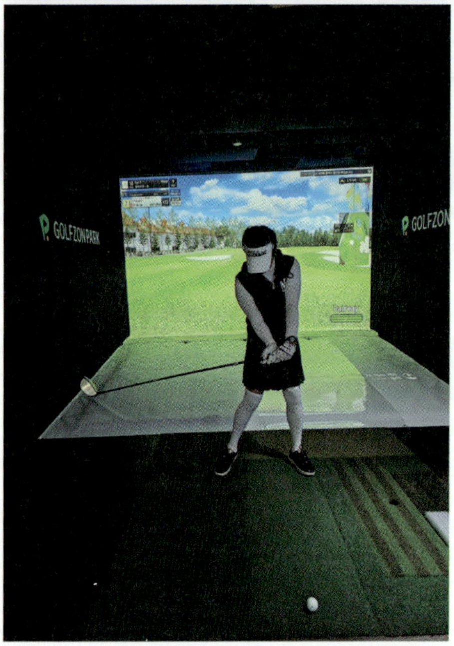	다운스윙을 허리까지 끌어내려 헤드와 수평을 이룬 후

방법	설명
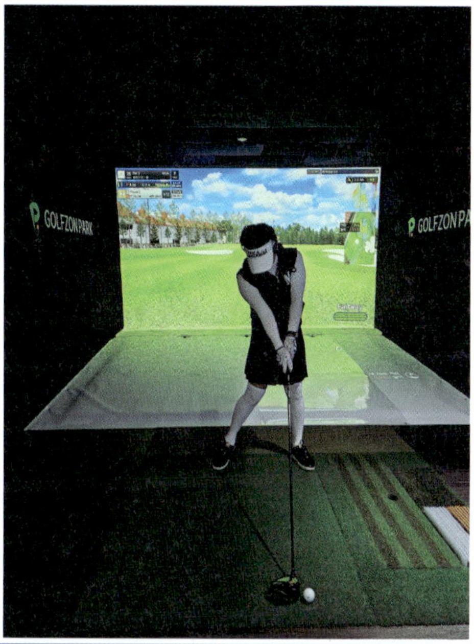	드라이버 헤드를 골프공에 임팩트 시켜
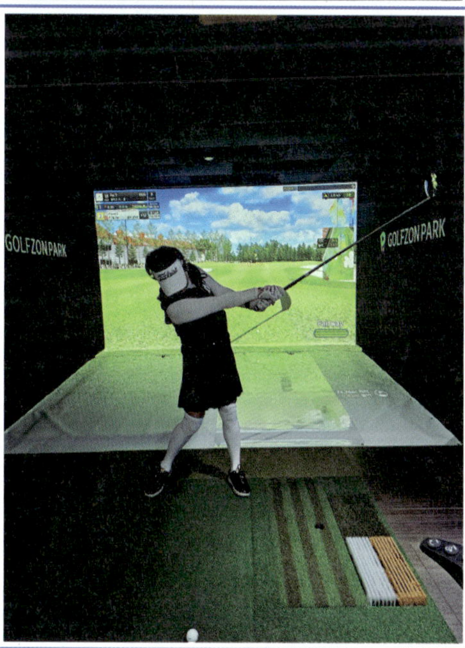	두 팔을 왼쪽으로 쭉 뻗은 후

방법	설명
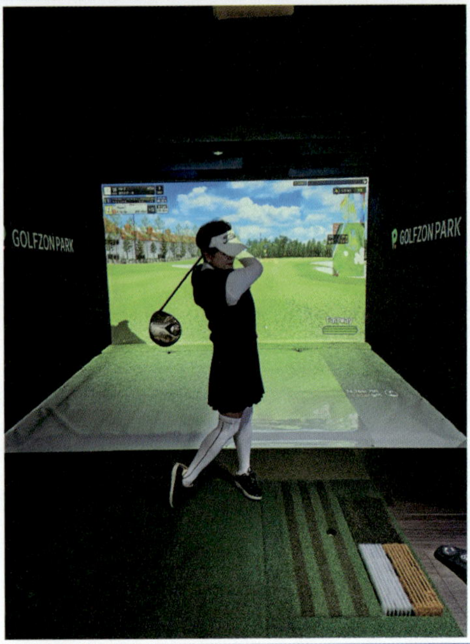	허리와 어깨를 돌려 스윙을 한다.

6. 우드샷의 기초

우드샷도 드라이버 샷과 같이 어려운 샷이다. 클럽의 길이가 거의 드라이버와 같이 길기 때문이며, 티를 꽂지 않고 지면에서 쳐야하기 때문에 다운스윙 시 잔디를 쓸어주듯이 스윙을 해야 한다. 클럽의 길이가 길기 때문에 임팩트 시 부담감을 갖는 경우가 많아 실패할 확률이 많은 클럽이다. 어드레스 시에 드라이버보다 좁게 스탠스를 하는 것이 유리하며, 볼의 위치는 왼쪽 다리의 바지 주름선에 맞추는 것이 유리하다.

7. 하이브리드 샷의 기초

하이브리드 샷은 롱 아이언 샷과 우드 샷의 장점만을 결합해서 만든 클럽으로 초보들의 만족도가 높은 샷으로 각광을 받고 있다. 연습방법으로는 부드러운 스윙을 하면서 롱 아이언중에서 4번아이언을 생각하며 스윙을 하면 성공률이 높다. 하이브리드 샷은 백스윙을 천천히 하여야 하며 롱 아이언의 로프트에 맞게 어깨턴을 이용해 넓은 어깨턴이 필요하다.

8. 칩샷의 기초

칩 샷은 손목을 사용하지 않고 그린 주변에서 홀까지 구르게 한느 샷이다.웨지뷰터 9번, 8번, 7번 아이언이 주로 사용된다. 칩 샷은 볼이 떨어지는 지점에 집중을 해야한다. 핸드 포워드 클럽을 잡은 손을 볼보다 앞쪽으로 밀었다가 그 반동으로 스윙을 해야 볼을 똑바로 보낼 수 있다. 클럽과, 어깨, 팔, 손이 하나가 되고 코킹을 풀지 않아야 한다.

9. 로브샷의 기초

로브 샷은 그린 앞에 벙커가 있을 경우 벙커를 넘기려고 하는 샷이며, 백스핀이 생기기 때문에 볼이 그린에 꽂히듯 정지를 한다.

탄도는 거의 수직에 가깝게 떠서 그린에 떨어진다.

10. 벙커 샷의 기초

벙커 샷은 셋업에 따라 볼을 원하는 곳에 보낼 수 있으며 벙커에서 탈출을 하는데 유리하다. 벙커 샷은 헤드를 오픈한 후에 그립을 잡는 것이 유리하다. 클럽헤드가 하늘을 보게 한 후 양발이 모래속에 잠길 정도로 스탠스를 하는 것이 안정적인 샷을 구사하는데 유리하다. 벙커 샷은 볼이 모래에 박혔을 경우도 있고, 라이가 좋지 않은 샷을 할 EO는 중심축의 유지가 매우 중요하다. 특히 그린주변에서 벙커 샷을 할 경우는 왼발을 열고 오픈 스탠스로 서서 볼의 뒤쪽 3~4cm지점을 공략하는 것이 유리하다.

11. 퍼팅의 기초

퍼팅은 그린위에 올라간 골프공을 홀안에 넣는 과정이다. 퍼팅에서 가장 중요한 것은 거리와 방향이다.

골프공을 홀에 넣기 위해서는 항상 볼이 홀을 지나가도록 스피드를 조정하여야 한다.

사진	설명
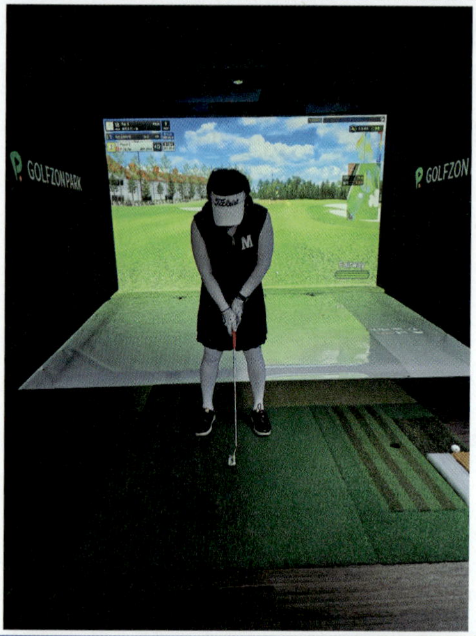	퍼터의 날을 목표와 직각이 되도록 하게 준비를 한 후 어깨와 손은 역삼각형을 이루도록 자세를 취한다. 이때 볼은 다리와 다리 사이에 놓도록하고 한다.
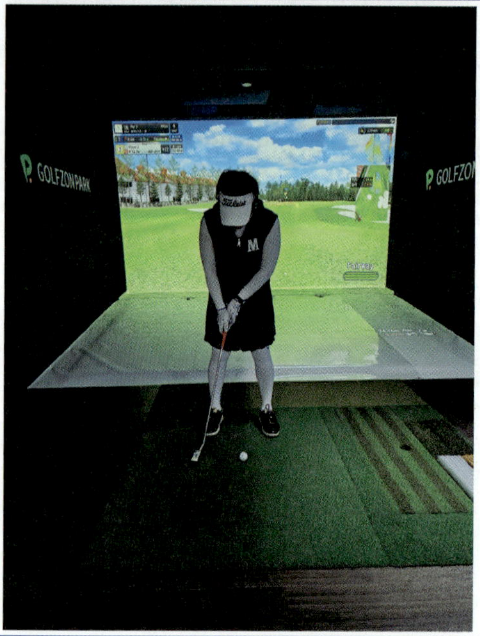	볼을 임팩트 시 머리를 들지 말고 볼이 떠난 자리를 주시하라

사진	설명
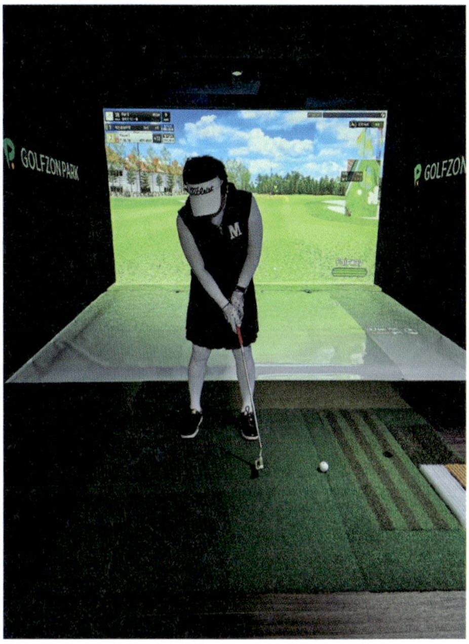	퍼터를 잡은 손과 양쪽다리는 삼각형을 유지하면서 시계추와 같이 진자운동을 하도록 한다.

12. 골프 매너

골프에서는 양심에 따라 플레이를 하는 것과 남을 배려하는 마음을 가져야 하며, 특히 동반자에게 관대한 마음을 가져야하며, 룰을 지키는 습관을 갖는 것이 매우 중요하다.

골프는 동반자의 실수를 비웃지 말고, 항상 칭찬하는 습관을 가져야 한다. 특히 '나이스 샷'과 '굿 샷'을 말하는데 인색하지 말아야 한다. 티 그라운드 주변에서는 항상 조용히 하여야 하며, 연습 스윙은 지정된 장소에서만 실시한다. 특히 티업시간에 가까워지게 도착하여 동반자글에게 피해를 주지 않아야 한다. 필드에 나가서 볼을 함부로 만지지 말아야 하며, 그린에서의 마크는 반드시 캐디가 아닌 플레이어가 하여야 한다. 상대가 퍼팅을 할 경우 조용히 해야하며, 러프로 간 볼은 5분동안 찾아보고, 찾을 수 없으면 바로 포기한다.

13. 스크린 골프

스크린 골프는 실제 필드와 같은 뷰를 제공하는 골프 오락 프로그램으로 실제 골프클럽의 스윙에 따른 거리 및 방향, 볼스피드, 퍼ㅇ팅 수 등을 실전과 같이 즐길 수 있도록 만들어져있다. 필드를 가기전에 적응하기 위해 많은 골프 동호인들이 연습하는 곳으로 초보 골프 동호인들은 골프 스크린 게임을 하기 위해 기기의 동작을 실행할 수 있어야 효과적인 게임을 즐길 수 있다.

장치	설명
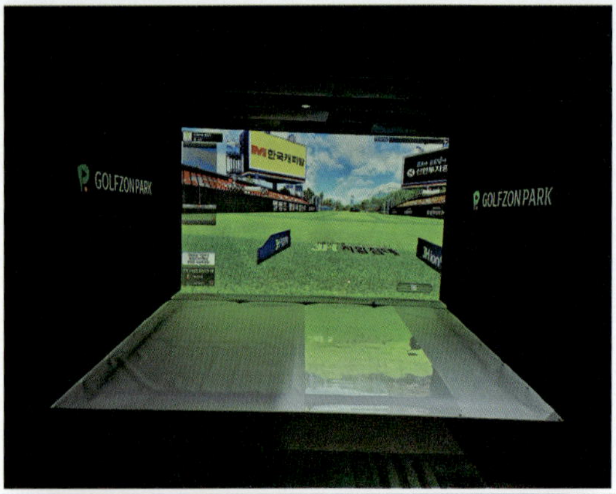	스크린 화면
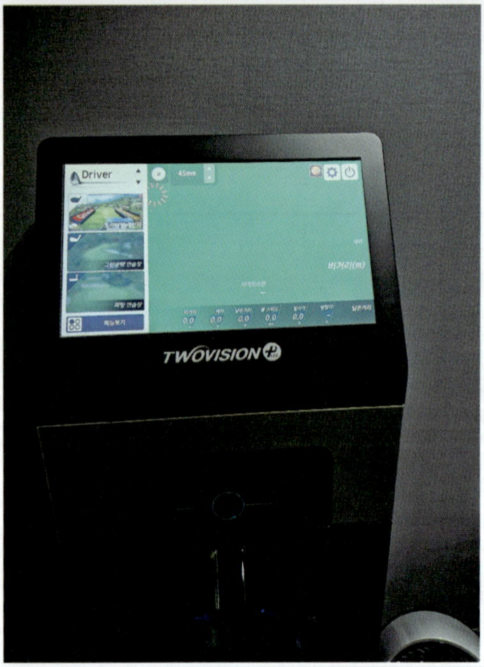	골프 스크린 게임을 하기 위해 터치식 컴퓨터 모니터

장치	설명
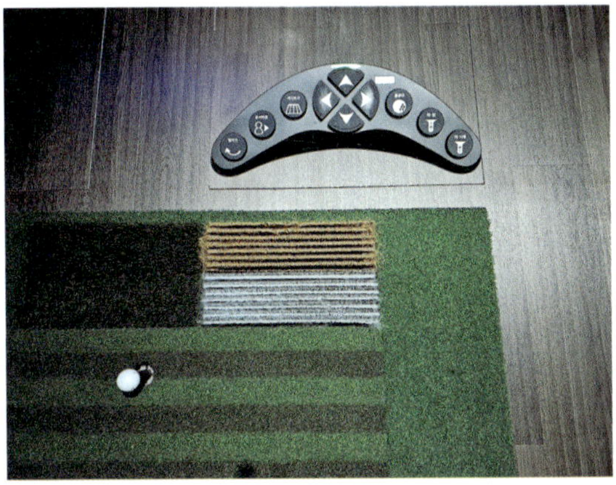	필드에 가면 티샷을 할 수 있는 것과 똑같이 만들어져 있으며, 우측에 있는 노란 부위와 회색구역은 벙커이며, 왼쪽 의 진한 녹색구역은 러프, 그리고 검은선과 녹색선으로 된 구역은 페어웨이를 설정해 놓은 것이다. 맨위에 있는 브메랑과 같이 생긴 기기는 프로그램을 진행하면서 골프공이 올라오게 하기도 하며 높이를 조절할 수 있으며, 좌, 우로 공격 방향을 움직일 수 있도록 해놓은 기기의 일종이다.
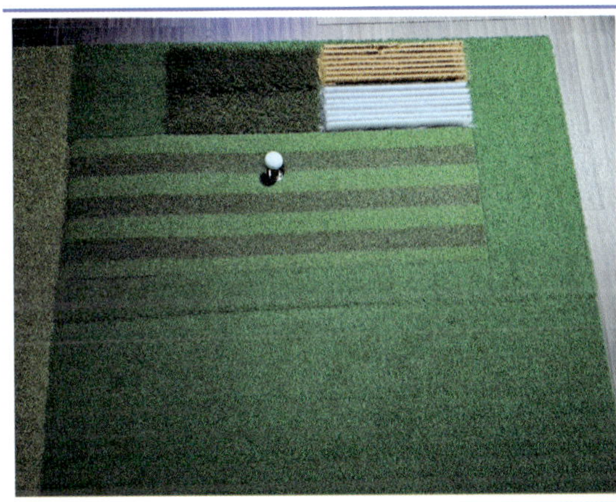	공일 올라온 상태로 치는 경우는 드라이버로 칠 때이며, 아이언이나 우드로 공략할 때는 공을 내려 놓고 쳐야 한다.
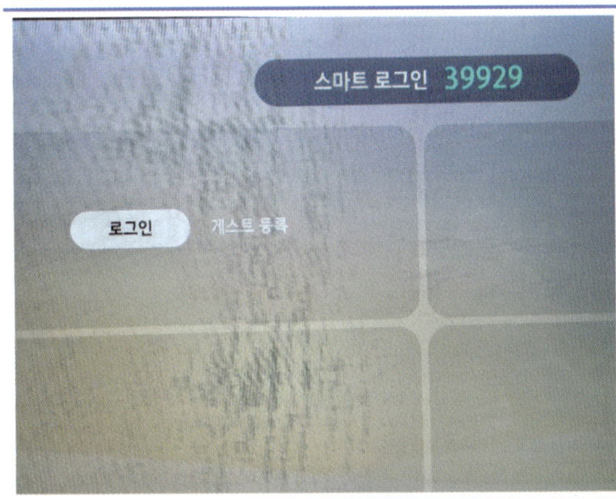	게임을 하기 전에 동반자와 함께 등록을 하고 치기위해 로그인을 해야한다.

장치	설명
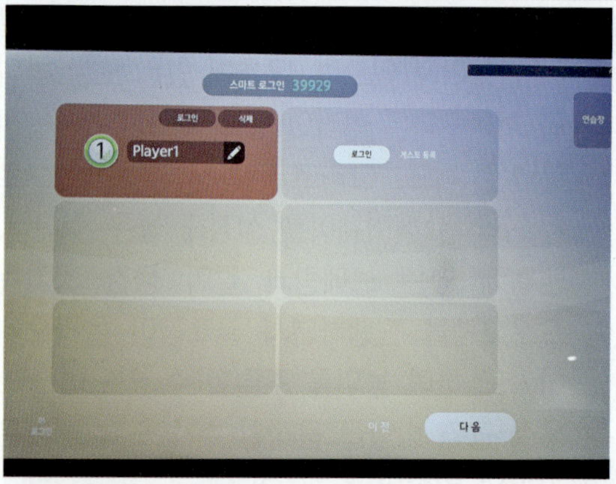	
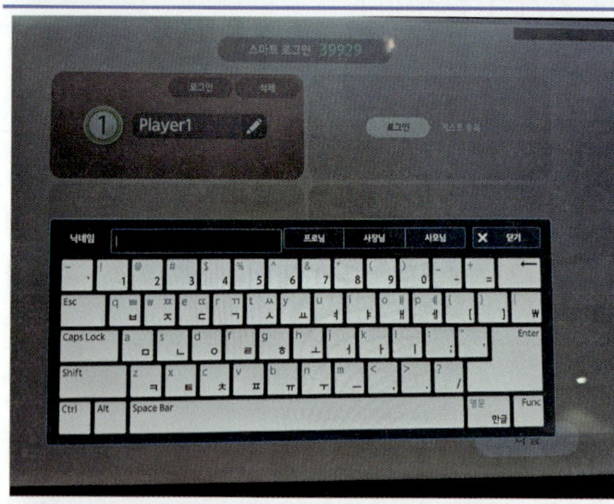	자판기에 개인 이력을 등록한 후 프로그램을 시작하면 된다.
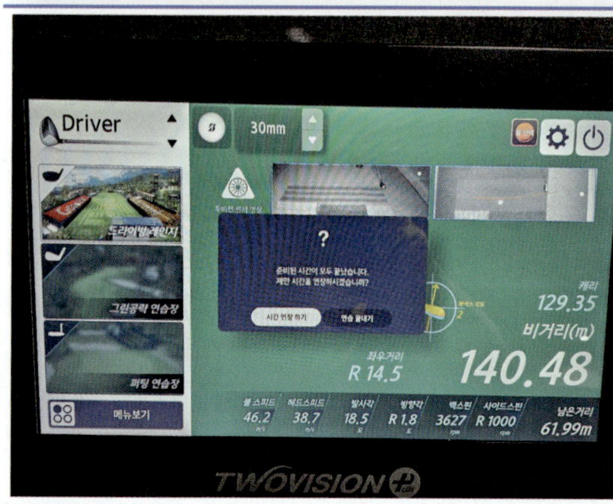	게임이 끝나면 이와 같은 화면이 나타나며 다시 한게임을 더 할건지 아닌지를 확인하고 있다.

14. 골프용어 정리

1) 코킹:코킹은 백스윙을 할 때
2) 트랜지션: 트랜지션은 백스윙 탑에서 다운스윙으로 전환되는 순간
3) 샬로우: 골프클럽이 완만하게 뒤로 떨어트린 상태로 다운스윙을 하는 것
4) 캐스팅: 클럽이 풀려서 내려오는 현상
5) 스쿠핑: 퍼올리며 스윙하는 손목의 동작
6) 파: 각 홀에서 정해진 표준 스트로크 수
7) 버디: 파보다 한 벌 덜 치는 것
8) 보기: 파보다 한번 더 치는 것
9) 퍼터: 그린위에서 홀에 골프공을 넣기 위해 사용하는 클럽
10) 아이언: 공을 제 거리만큼 치기 위해 만들어진 클럽으로 길이가 모두 다르며 클럽의 라이(각도) 가 각각 다르다.
11) 드라이버:골프 클럽 중 가장길며, 골프공을 멀리 보낼 때 사용하는 클럽이다.
12) 티: 골프에서 공을 치기 위해 공을 올려 놓을 수 있도록 만든 기구이며, 나무나 프라스틱으로 만들어져 있다.
13) 페어웨이: 그린과 티 사이에 위치한 구역이다.

15. 골프 주차별 강의계획서

골프를 체계적으로 숙련하기 위해서는 16주간의 훈련 프로그램을 계획하여야 한다.

주차별 학습내용			
주차	관련하위역량 (Keyword/능력단위요소)	수업내용	비고
1	대면 수업 (o.t) 수업방향 성적부여방법	▪골프 스윙 익힐 수 있다. ▪골프채 잡는 법을 익힐 수 있다. [기술] ▪골프 스윙의 종류에 따른 적응력을 기를 수 있다. ▪골프 스윙을 통한 인간관계회복 능력을 기른다. ▪생활 골프 스윙을 상대방에게 지도할 수 있는 능력을 기른다. [태도] ▪골프 스윙을 통해 안전의 중요성을 이해한다. ▪골프 스윙 능력을 향상 시킬 수 있는 개념을 이해한다.	대면 수업을 통한 골프 스윙 습득 사진으로 설명하고 실제로 동작을 익힐 수 있도록 직접 제작한 동영상 탑재
2	1. 골프 스윙기술습득을 위한 기본자세 이해하기	1.1 골프 스윙을 위한 신체방어활동의 종류와 실행방법을 설명할 수 있다. [지식] ▪생활골프 스윙의 개념 및 중요성 이해 ▪골프 스윙 수련방법 이해 [기술] ▪골프 스윙 종류에 따른 적응력을 기를 수 있다. ▪골프 스윙을 통한 인간관계회복 능력을 기른다. ▪생활 골프 스윙을 상대방에게 지도할 수 있는 능력을 기른다. [태도] ▪골프 스윙을 통해 안전의 중요성을 이해한다. ▪골프 스윙 능력을 향상 시킬 수 있는 기술을 상호 교환한다.	대면 수업을 통한 골프 스윙 습득 사진으로 설명하고 실제로 동작을 익힐 수 있도록 직접 제작한 동영상 탑재

주차별 학습내용			
주차	관련하위역량 (Keyword/능력단위요소)	수업내용	비고
3	1. 골프 스윙1- 아이언 7번 실습	1.1 퍼터스윙을 중심으로 직접 홀인원 연습 효과에 대해 설명할 수 있다. [지식] ▪ 생활골프 스윙의 개념 및 중요성 이해 ▪ 골프 스윙 수련방법 이해 [기술] ▪ 골프 스윙 종류에 따른 적응력을 기를 수 있다. ▪ 골프 스윙을 통한 인간관계회복 능력을 기른다. ▪ 생활 골프 스윙을 상대방에게 지도할 수 있는 능력을 기른다. [태도] ▪ 골프 스윙을 통해 안전의 중요성을 이해한다. ▪ 골프 스윙 능력을 향상 시킬 수 있는 기술을 상호 교환한다.	대면 수업을 통한 골프 스윙 습득 사진으로 설명하고 실제로 동작을 익힐 수 있도록 직접 제작한 동영상 탑재
4	1. 골프 스윙1- 샌드 샷 실습	1.1 골프 스윙 실습 중 주의사항을 이해할 수 있다. [지식] ▪ 생활골프 스윙의 개념 및 중요성 이해 ▪ 골프 스윙 수련방법 이해 [기술] ▪ 골프 스윙 종류에 따른 적응력을 기를 수 있다. ▪ 골프 스윙을 통한 인간관계회복 능력을 기른다. ▪ 생활 골프 스윙을 상대방에게 지도할 수 있는 능력을 기른다. [태도] ▪ 골프 스윙을 통해 안전의 중요성을 이해한다.	대면 수업을 통한 골프 스윙 습득 사진으로 설명하고 실제로 동작을 익힐 수 있도록 직접 제작한 동영상 탑재

<table>
<tr><th colspan="4">주차별 학습내용</th></tr>
<tr><th>주차</th><th>관련하위역량
(Keyword/능력단위요소)</th><th>수업내용</th><th>비고</th></tr>
<tr><td></td><td></td><td>■ 골프 스윙 능력을 향상 시킬 수 있는 기술을 상호 교환한다.</td><td></td></tr>
<tr><td>5</td><td>1. 골프 스윙1- 피치샷 실습</td><td>1.1 골프 스윙에 대한 개념을 이해하고 설명할 수 있다.
1.2 골프 스윙을 위한 신체방어활동의 종류와 실행방법을 설명할 수 있다.
1.3 골프 스윙 실습 중 주의사항을 이해할 수 있다.

[지식]
■ 생활골프 스윙의 개념 및 중요성 이해
■ 골프 스윙 수련방법 이해

[기술]
■ 골프 스윙 종류에 따른 적응력을 기를 수 있다.
■ 골프 스윙을 통한 인간관계회복 능력을 기른다.
■ 생활 골프 스윙을 상대방에게 지도할 수 있는 능력을 기른다.

[태도]
■ 골프 스윙을 통해 안전의 중요성을 이해한다.
■ 골프 스윙 능력을 향상 시킬 수 있는 기술을 상호 교환한다.</td><td>대면 수업을 통한 골프 스윙 습득 사진으로 설명하고 실제로 동작을 익힐 수 있도록 직접 제작한 동영상 탑재</td></tr>
<tr><td>6</td><td>1. 골프 스윙1- 벙커샷 실습</td><td>1.1 골프클럽 그립 방법에 따른 비거리에 미치는 영향에 대하여 이해하도록 한다.

[지식]
■ 골프 스윙 방법 연습 시 활용도구의 용법을 이해한다.
■ 골프 스윙 방법 연습 시 활용되는 기술을 이해한다.
■ 골프 스윙 방법 연습 시 적절하게 골프 스윙과 혼용하여 수련하는 방법을 익힌다.</td><td>대면 수업을 통한 골프 스윙 습득 사진으로 설명하고 실제로 동작을 익힐 수 있도록 직접 제작한 동영상 탑재</td></tr>
</table>

주차별 학습내용			
주차	관련하위역량 (Keyword/능력단위요소)	수업내용	비고
		[기술] ■ 골프 스윙 방법 연습 중 상해예방법을 이해 한다. ■ 골프 스윙 방법 연습하기 위한 기초체력 향상 방법을 이해한다. ■ 골프 스윙 연습 목적에 따라 연습 방법이 달라져야 함을 이해한다. [태도] ■ 프 스윙 방법 연습 시 상해가 일어나지 않도록 주의한다. ■ 반드시 1:1로 대면하여 연습하도록 한다.	
7	1. 골프 스윙1- 어프로치샷 실습	1.1 골프클럽 그립 방법에 따른 비거리에 미치는 영향에 대하여 이해하도록 한다. [지식] ■ 골프 스윙 방법 연습 시 활용도구의 용법을 이해한다. ■ 골프 스윙 방법 연습 시 활용되는 기술을 이해한다. ■ 골프 스윙 방법 연습 시 적절하게 골프 스윙과 혼용하여 수련하는 방법을 익힌다. [기술] ■ 골프 스윙 방법 연습 중 상해예방법을 이해 한다. ■ 골프 스윙 방법 연습하기 위한 기초체력 향상 방법을 이해한다. ■ 골프 스윙 연습 목적에 따라 연습 방법이 달라져야 함을 이해한다. [태도] ■ 골프 스윙 방법 연습 시 상해가 일어나지 않도록 주의한다. ■ 반드시 1:1로 대면하여 연습하도록 한다.	대면 수업을 통한 골프 스윙 습득 사진으로 설명하고 실제로 동작을 익힐 수 있도록 직접 제작한 동영상 탑재

주차별 학습내용			
주차	관련하위역량 (Keyword/능력단위요소)	수업내용	비고
8	직무능력평가1 실시 1. 골프 스윙1- 아이언 7번 실습	1. 직무능력 평가1 비대면시-골프 스윙의 필요성, 골프 스윙과 인성의 관계, 본인이 가장 잘하는 골프 스윙 1개동작 사진찍어서 설명후 제출 2. 골프클럽 그립 방법에 따른 비거리에 미치는 영향에 대하여 이해하도록 한다. [지식] ▪ 골프 스윙 방법 연습 시 활용도구의 용법을 이해한다. ▪ 골프 스윙 방법 연습 시 활용되는 기술을 이해한다. ▪ 골프 스윙 방법 연습 시 적절하게 골프 스윙과 혼용하여 수련하는 방법을 익힌다. [기술] ▪ 골프 스윙 방법 연습 중 상해예방법을 이해 한다. ▪ 골프 스윙 방법 연습하기 위한 기초체력 향상 방법을 이해한다. ▪ 골프 스윙 연습 목적에 따라 연습 방법이 달라져야 함을 이해한다. [태도] ▪ 골프 스윙 방법 연습 시 상해가 일어나지 않도록 주의한다. ▪ 반드시 1:1로 대면하여 연습하도록 한다.	대면 수업을 통한 골프 스윙 습득 사진으로 설명하고 실제로 동작을 익힐 수 있도록 직접 제작한 동영상 탑재
9	1. 골프 스윙2- 드라이버 실습	1.1 골프클럽 그립 방법에 따른 비거리에 미치는 영향에 대하여 이해하도록 한다. [지식] ▪ 골프 스윙 방법 연습 시 활용도구의 용법을 이해한다. ▪ 골프 스윙 방법 연습 시 활용되는	대면 수업을 통한 골프 스윙 습득 사진으로 설명하고 실제로 동작을 익힐 수 있도록 직접 제작한 동영상 탑재

주차별 학습내용			
주차	관련하위역량 (Keyword/능력단위요소)	수업내용	비고
		기술을 이해한다. ▪골프 스윙 방법 연습 시 적절하게 골프 스윙과 혼용하여 수련하는 방법을 익힌다. [기술] ▪골프 스윙 방법 연습 중 상해예방법을 이해 한다. ▪골프 스윙 방법 연습하기 위한 기초 체력 향상 방법을 이해한다. ▪골프 스윙 연습 목적에 따라 연습 방법이 달라져야 함을 이해한다. [태도] ▪골프 스윙 방법 연습 시 상해가 일어나지 않도록 주의한다. ▪반드시 1:1로 대면하여 연습하도록 한다.	
10	1. 골프 스윙2- 드라이버 실습	1.1 골프클럽 그립 방법에 따른 비거리에 미치는 영향에 대하여 이해하도록 한다. [지식] ▪골프 스윙 방법 연습 시 활용도구의 용법을 이해한다. ▪골프 스윙 방법 연습 시 활용되는 기술을 이해한다. ▪골프 스윙 방법 연습 시 적절하게 골프 스윙과 혼용하여 수련하는 방법을 익힌다. [기술] ▪골프 스윙 방법 연습 중 상해예방법을 이해 한다. ▪골프 스윙 방법 연습하기 위한 기초 체력 향상 방법을 이해한다. ▪골프 스윙 연습 목적에 따라 연습 방법이 달라져야 함을 이해한다.	대면 수업을 통한 골프 스윙 습득 사진으로 설명하고 실제로 동작을 익힐 수 있도록 직접 제작한 동영상 탑재

주차별 학습내용			
주차	관련하위역량 (Keyword/능력단위요소)	수업내용	비고
		[태도] ▪ 골프 스윙 방법 연습 시 상해가 일어나지 않도록 주의한다. ▪ 반드시 1:1로 대면하여 연습하도록 한다.	
11	1. 골프 스윙2- 드라이버 실습	1.1 골프클럽 그립 방법에 따른 비거리에 미치는 영향에 대하여 이해하도록 한다. [지식] ▪ 골프 스윙 방법 연습 시 활용도구의 용법을 이해한다. ▪ 골프 스윙 방법 연습 시 활용되는 기술을 이해한다. ▪ 골프 스윙 방법 연습 시 적절하게 골프 스윙과 혼용하여 수련하는 방법을 익힌다. [기술] ▪ 골프 스윙 방법 연습 중 상해예방법을 이해 한다. ▪ 골프 스윙 방법 연습하기 위한 기초체력 향상 방법을 이해한다. ▪ 골프 스윙 연습 목적에 따라 연습 방법이 달라져야 함을 이해한다. [태도] ▪ 골프 스윙 방법 연습 시 상해가 일어나지 않도록 주의한다. ▪ 반드시 1:1로 대면하여 연습하도록 한다.	대면 수업을 통한 골프 스윙 습득 사진으로 설명하고 실제로 동작을 익힐 수 있도록 직접 제작한 동영상 탑재
12	1. 골프 스윙2- 드라이버 실습	1. 골프클럽 그립 방법에 따른 비거리에 미치는 영향에 대하여 이해하도록 한다. [지식] ▪ 골프 스윙 방법 연습 시 활용도구의 용법을 이해한다. ▪ 골프 스윙 방법 연습 시 활용되는	대면 수업을 통한 골프 스윙 습득 사진으로 설명하고 실제로 동작을 익힐 수 있도록 직접 제작한 동영상 탑재

주차별 학습내용			
주차	관련하위역량 (Keyword/능력단위요소)	수업내용	비고
		기술을 이해한다. ▪ 골프 스윙 방법 연습 시 적절하게 골프 스윙과 혼용하여 수련하는 방법을 익힌다. [기술] ▪ 골프 스윙 방법 연습 중 상해예방법을 이해한다. ▪ 골프 스윙 방법 연습하기 위한 기초 체력 향상 방법을 이해한다. ▪ 골프 스윙 연습 목적에 따라 연습 방법이 달라져야 함을 이해한다. [태도] ▪ 골프 스윙 방법 연습 시 상해가 일어나지 않도록 주의한다. ▪ 반드시 1:1로 대면하여 연습하도록 한다.	
13	1. 골프 스윙2- 우드샷 실습	1.1 골프 스윙 방법을 다른 사람에게 지도해 줄 수 있다. [지식] ▪ 골프 스윙 방법 연습 시 활용도구의 사용법을 이해한다. ▪ 골프 스윙 방법 연습 시 활용되는 기술을 이해한다. ▪ 골프 스윙 방법 연습 시 적절하게 골프 스윙과 혼용하여 수련하는 방법을 익힌다. [기술] ▪ 골프 스윙 방법 연습 중 상해예방법을 이해 한다. ▪ 골프 스윙 방법 연습 습득하기 위한 기초체력 향상 방법을 이해한다. ▪ 골프 스윙 수련 목적에 따라 수련 방법이 달라져야 함을 이해한다. [태도] ▪ 골프 스윙 방법 연습 시 상해가 일	대면 수업을 통한 골프 스윙 습득 사진으로 설명하고 실제로 동작을 익힐 수 있도록 직접 제작한 동영상 탑재

주차별 학습내용			
주차	관련하위역량 (Keyword/능력단위요소)	수업내용	비고
		어나지 않도록 주의한다. ■ 반드시 1:1로 대면하여 연습하도록 한다.	
14	1. 골프 스윙2- 퍼터 실습	1.1 골프 스윙 방법 연습 을 통해 자신감을 향상시킨다. 1.2 골프 스윙 방법 연습을 통해 자신을 보호하도록 한다. [지식] ■ 골프 스윙 방법 연습 시 활용도구의 용법을 이해한다. ■ 골프 스윙 방법 연습 시 활용되는 기술을 이해한다. ■ 골프 스윙 방법 연습 시 적절하게 골프 스윙과 혼용하여 수련하는 방법을 익힌다. [기술] ■ 골프 스윙 방법 연습 중 상해예방법을 이해 한다. ■ 골프 스윙 방법 연습하기 위한 기초체력 향상 방법을 이해한다. ■ 골프 스윙 연습 목적에 따라 연습 방법이 달라져야 함을 이해한다. [태도] ■ 골프 스윙 방법 연습 시 상해가 일어나지 않도록 주의한다. ■ 반드시 1:1로 대면하여 연습하도록 한다.	대면 수업을 통한 골프 스윙 습득 사진으로 설명하고 실제로 동작을 익힐 수 있도록 직접 제작한 동영상 탑재
15	직무능력평가 2 (기말고사) 실시	1. 직무능력 평가1 비대면시-골프 스윙 1개(사진 5장이상)동작 사진찍어 설명 후 제출.2 [지식] ■ 골프 스윙 방법 연습 시 활용도구의 용법을 이해한다. ■ 골프 스윙 방법 연습 시 활용되는 기술을 이해한다.	대면 수업을 통한 골프 스윙 습득 사진으로 설명하고 실제로 동작을 익힐 수 있도록 직접 제작한 동영상 탑재

주차별 학습내용			
주차	관련하위역량 (Keyword/능력단위요소)	수업내용	비고
		▪ 골프 스윙 방법 연습 시 적절하게 골프 스윙과 혼용하여 수련하는 방법을 익힌다. [기술] ▪ 골프 스윙 방법 연습 중 상해예방법을 이해 한다. ▪ 골프 스윙 방법 연습하기 위한 기초 체력 향상 방법을 이해한다. ▪ 골프 스윙 연습 목적에 따라 연습 방법이 달라져야 함을 이해한다. [태도] ▪ 골프 스윙 방법 연습 시 상해가 일어나지 않도록 주의한다. ▪ 반드시 1:1로 대면하여 연습하도록 한다.	
16	향상평가 실시	하위 10% 실시(직무능력평가 2에서 부족한 부분 재평가)	

Ⅶ. 트레이닝 방법론

1. 트레이닝방법론의 의미
2. 웨이트 트레이닝의 3요소
3. 웨이트 트레이닝의 기본원칙과 운동방법
4. 바 잡는법(그립법)
5. 웨이트트레이닝의 기본용어
6. 신체부위별 운동방법
7. 웨이트 트레이닝의 운동효과
8. 웨이트 트레이닝 초급자 프로그램 예시

VII. 트레이닝 방법론

1. 트레이닝방법론의 의미

자기 체중을 이용하여 하는 운동을 비롯하여 익스팬더, 아령, 바벨 또는 모래주머니처럼 간단하게 만들 수 있는 중량물 등 스프링이나 중량으로 저항 부하(負荷)를 걸어서 하는 훈련 방법을 가리킨다. 이 방법은 미국 및 유럽에서는 오래 전부터 보디빌딩이나 역도 경기 방면에서 알려져 왔다. 최근에는 육상경기, 수영, 미식축구 등 기초체력을 중요시하는 각종 스포츠의 경기 성적에까지 영향을 주는 것으로 판명되어 운동선수들의 근력, 지구력 강화를 위한 훈련 프로그램에 쓰인다. 또한 일반인의 체력 단련이나 건강 유지를 위한 운동 및 신체장애인의 재활운동에 이 트레이닝의 원리가 활용된다.

근수축의 형태에 따라 동적 웨이트트레이닝, 정적 웨이트트레이닝, 등속성 웨이트트레이닝으로 구분된다. 동적 웨이트트레이닝은 구심성과 원심성 수축형태를 동시에 포함하고 있는 방법으로 다양한 무게의 바벨을 들어 올리거나 유니버설 짐, 노틸러스 등으로 근육에 부하를 가하는 대표적인 웨이트트레이닝으로, 1940년대에 더로르메(De Lorme)와 와트킨스(Watkins)에 의해 체계가 확립되어 재활 프로그램에 쓰이기 시작하였다.

정적 웨이트트레이닝은 근육의 등척성 수축을 유도하는 훈련 방법이다. 이 훈련은 1953년 독일의 헤팅거(Hettinger)와 뮐러(Müler)에 의해 소개되어, 1950년대 말에서 1960년대 초에 크게 유행하였다. 특별한 장비 없이 언제 어디서나 훈련이 가능하며, 근력 손실이나 근위축을 막기 위한 재활 프로그램에 활용된다. 등속성 웨이트트레이닝은 근력 · 순발력 · 근지구력을 기르는 데 유용하며, 특히 부상 후 재활을 위한 트레이닝 방법으로 널리 쓰인다. 이 방법은 운동의 전 범위에 걸쳐 근육에 똑같은 저항이 부과되기 때문에 훈련 효과가 크고 동적 운동과 정적 운동의 약점을 보완할 수 있다. 주로 사이백스 · 올로트론 · 옴니트론 등의 기계를 사용한다. 웨이트트레이닝은 연습자의 근력 증강에 따라 저항부하의 강도도 계속 높여 간다는 점진적 과부하의 원칙에 따르는 것이 기본으로 되어 있다. 한 번에 너무 많이 증가시키거나 너무 자주 증가시키면 근골격계에 운동 상해를 가져오기 쉬우므로, 부하량을 적절히 증가시켜 근력이나 근지구력이 지속적으로 향상되도록 한다.

근력을 강화시키기 위하여 무거운 기구를 사용하는 웨이트트레이닝은 여러 각도에서 신체 각 부분에 적당한 움직임과 강도 높은 운동을 실시함으로써 건강하고 균형 있는 신체를 가꾸는 운동이다. 특히 근력강화를 위해 강도 높은 트레이닝을 필요로 하지만 다양한 운동방법을 통해 순발력, 근지구력, 전신지구력까지도 향상시킬 수 있는 체력단련을 위한 바람직한 운동형태가 될 수 있다.

2. 웨이트트레이닝의 3요소

1) 훈련(트레이닝)과 휴식

웨이트트레이닝의 첫째 요소는 적절한 훈련으로 근력을 증가시키기 위해서는 자신의 최대능력의 75%에 해당하는 무게로 약 10~15회 정도를 반복운동 할 수 있는 것을 말한다. 이때 최대운동능력이란 각 운동종목에서 1회만 겨우 들어 올릴 수 있는 웨이트 트레이닝 기구의 무게를 의미한다. 처음 훈련에 임할 때는 1~2세트 정도를 실시하는 것이 좋으나 근력이 차츰 증가하고 운동에 익숙해질수록 회수와 운동기구의 무게를 높이는 것이 근력향상에 좋은 방법이다.

2) 휴식

대부분의 사람이 생각하기를 트레이닝의 효과는 운동을 실시하고 있는 도중에만 나타나는 것으로 알고 있는데 운동이 끝난 휴식상태에서도 트레이닝의 효과는 나타난다. 따라서 운동 중에 종목이 바뀔 때와 세트 사이에 적당한 휴식이 필요하며, 특히 운동 중에 피로감이 급격히 쌓일 경우 충분한 휴식과 함께 가벼운 기구를 선택하여 적은 회수로 좋은 컨디션을 유지하는 것이 무엇보다 중요하다.

3) 영양

웨이트트레이닝을 통해 체력을 향상시키고, 멋진 몸매를 가꾸기 위해서는 운동과 휴식, 그리고 적당한 영양관리가 무엇보다 중요하며, 특히 운동을 통해 강한 근력을 얻기 위해서는 단백질의 섭취량을 늘리는 식사를 하는 것이 바람직하다. 강도 높은 운동을 실시할 때에는 단백질의 섭취량을 체중1㎏에 대해 적어도 2g 이상 섭취하는 것이 좋으며, 만약 단백질 섭취량이 부족한 상태에서 운동을 계속하면 빈혈 증상이 나타날 수 있다. 따라서 운동기간 중에는 단백질이 많이 함유된 계란, 우유, 치즈, 콩, 어류, 육류 등의 영양섭취를 늘리는 것이 중요하며, 운동 전에는 탄수화물 섭취를, 트레이닝 후에는 단백질을 보충할 수 있는 식사를 하는 것이 좋다.

3. 웨이트트레이닝의 기본원칙과 운동방법

1) 웨이트트레이닝의 기본원칙

첫째, 과부하의 원칙으로 근력의 향상을 가장 효과적으로 얻기 위해서는 근육의 적응능력을 향상시켜야만 되는데 근육은 평소에 들어 올릴 수 있는 능력 이상의 무게로 운동을 하면 그 무게에 견디어낼 수 있는 능력을 증가시키려는 생리기능을 가지고 있다. 따라서 최대 60㎏의 바벨을 들 수 있는 사람이 70㎏의 바벨을 들려고 한다면 근육은 70㎏의 무게에 적응하기 위해 노력한다. 이와 같이 근육의 운동능력 보다 높은 무게로 운동할 때 근력의 증가를 가져 올 수 있다.

둘째, 부하량 증가의 원칙으로 처음 웨이트트레이닝을 시작할 때는 가벼운 운동기구와 적은 회수로 운동을 하게 되는데 일정기간동안 운동을 실시하면 처음 운동할 때에 기구의 무게와 회수는 자신에 운동능력 이하로 되고 만다. 따라서 운동의 효과를 높이기 위해서는 점차 운동 기구의 무게와 반복 운동회수를 높여서 운동해야만 한다.

셋째, 운동순서의 원칙으로 웨이트트레이닝을 실시하면 작은 근육군이 큰 근육군 보다 쉽게 피로해 지는데 이런 현상을 방지하기 위해서는 큰 근육군을 먼저 사용하여 운동한 후 시간이 지남에 따라 작은 근육을 사용하는 운동순서의 원칙을 지키는 것이 좋다. 또한 전문적인 선수가 아닌 일반 사람이 운동할 때에는 같은 근육군을 집중적으로 운동시키는 방법은 바람직하지 못하고 여러 신체 부위에 운동을 순환운동의 형태로 반복하는 것이 좋다.

넷째, 개별성의 원칙으로 웨이트트레이닝의 기본 원칙 중에 가장 중요한 것은 개인마다 차이가 있는 근력, 근지구력, 운동의 참가경험, 기구사용의 숙달도 등이 다르기 때문에 개인에게 알맞은 운동기구의 선택, 적정 무게의 선택, 반복회수와 세트수의 선택 등이 고려된 개인별 차이가 있는 운동프로그램의 구성이 매우 중요하다.

2) 웨이트트레이닝의 기본운동 방법

최대근력(최대운동능력)이란 각 운동 중에서 1회만 겨우 들어 올릴 수 있는 중량을 말한다. 근지구력을 높이는 방법으로 최대근력의 50% 이하로 실시하되 1세트의 회수는 20~30회 정도가 적당하다. 근력 및 순발력을 높이는 방법으로는 최대근력의 80% 이상으로 실시하되 1세트의 회수는 1~3회 정도가 적당하다. 근육의 비대 목적은 최대근력의 65%~70%로 실시하되 1세트의 회수는 8~12회 정도가 적당하다.

4. 바 잡는법(그립법)

1) 오버 그립과 언더 그립

바를 아래쪽에 놓고 손을 위에서 잡는 방법으로 역도경기나 턱걸이를 하기 위해 철봉을 잡는 방법과 동일한 형태로 잡는다.

언더 그립은 바를 위쪽에 놓고 손을 아래에서 잡는 방법으로 철봉에서 오래 매달리기 종목을 실시할 때 흔히 쓰이며, 웨이트트레이닝에서 많이 잡는 방법이다.

2) 섬레스 그립과 리버스 그립

바를 잡는 위치는 언더그립의 방법인데 엄지손가락으로 바를 감아 잡는 것이고 아니고 나머지 네 손가락과 같은 방향으로 바를 손에 얹어 놓은 형태다.

리버스 그립은 바를 잡은 양손의 형태가 서로 반대방향으로 한 손은 언더그립으로 다른 한 손은 오버 그립으로 잡는 방법이다.

〈주요운동기구 사용방법〉

스쿼트(squat)

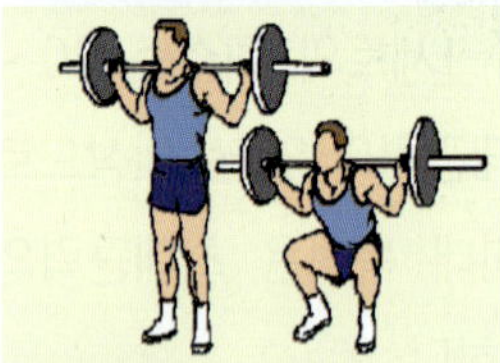

강화부위: 대퇴 및 힙 근육
실시방법: 목과 등이 일직선이 되도록 고정시켜 대퇴부가 바닥과 수평이 될 때까지 구부린다.

레그 컬(leg curl)

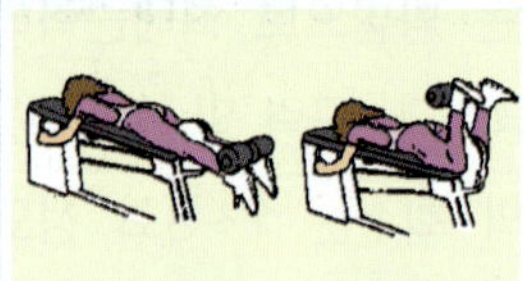

강화부위: 대퇴 후부
실시방법: 손잡이를 잡은 후 양발 뒤꿈치를 패드에 대고 최대한 구부렸다 편다.

레그 익스텐션(leg extension)

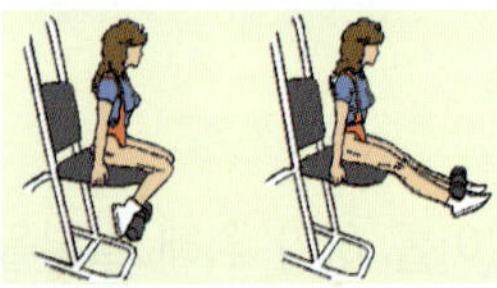

강화부위: 대퇴 전면부
실시방법: 무릎을 구부린 상태에서 최대한 폈다가 내린다.

버터플라이(butterfly m/c)

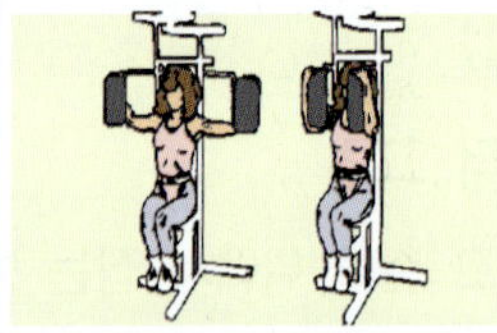

강화부위: 대흉근 상부안쪽
실시방법: 손바닥을 패드에 고정시키고 흉근에 힘주며 가슴 정면 앞으로 당기고 원위치 시키며 어깨가 과신전 되지 않도록 주의한다.

랫 풀 다운(lat pull down)

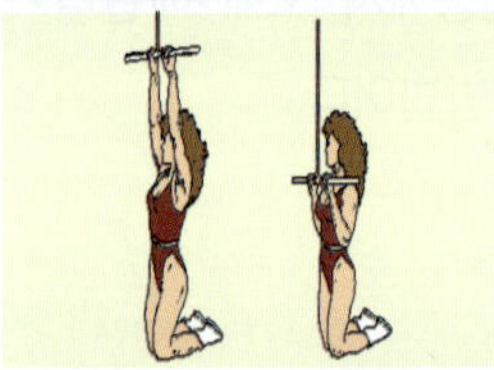

강화부위: 광배근 상부
실시방법: 바를 넓게 잡고 상체를 세운 뒤 가슴까지 끌어 당긴다.

암컬(arm curl)

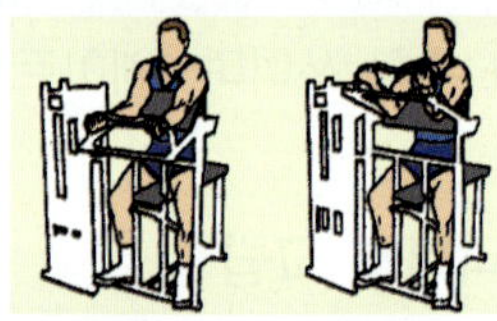

강화부위: 상완 이두근
실시방법: 손잡이를 잡은 후 위로 당긴다. 이 때 엉덩이가 들려서는 안 된다.

체스트 프레스(chest press)

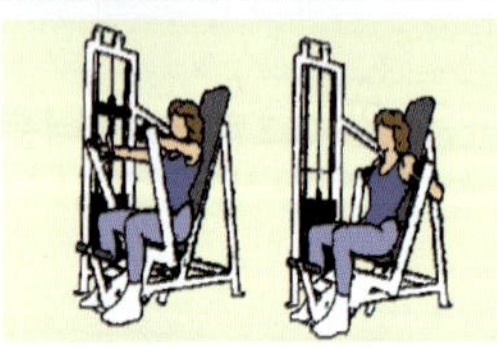

강화부위: 대흉근
실시방법: 씨트에 몸을 밀착시킨 후 손잡이를 앞으로 최대한 밀고 원위치 시킨다.

로윙 머신(rowing m/c)

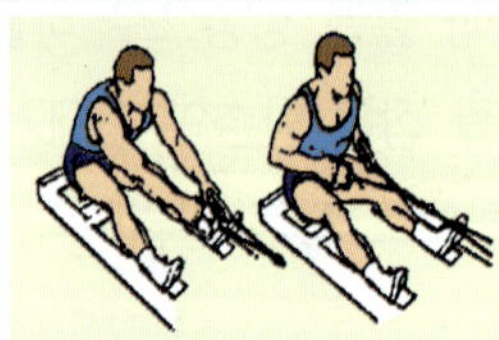

강화부위: 광배근 하부/허리상부
실시방법: 손잡이를 잡은후 양발 고정 후 몸쪽으로 당겨 배부위 까지 오게한다.

레그 프레스(leg press)

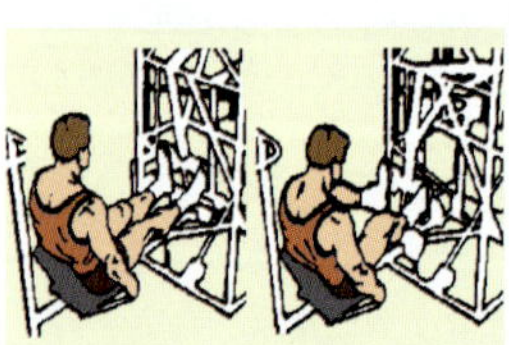

강화부위: 대퇴 상부
실시방법: 씨트에 몸을 밀착시킨 후 다리를 최대한 밀고 원위치 시킨다.

벤치 프레스(bench press)

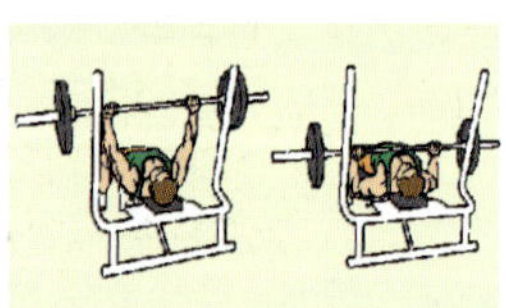

강화부위: 흉근 바깥쪽
실시방법: 벤치에 누워 바벨을 어깨넓이 보다 넓게 잡고 팔을 펴고 충분히 내려 흉근 부위가 넓게 퍼지게 한다.

숄더 프레스(shoulder press)

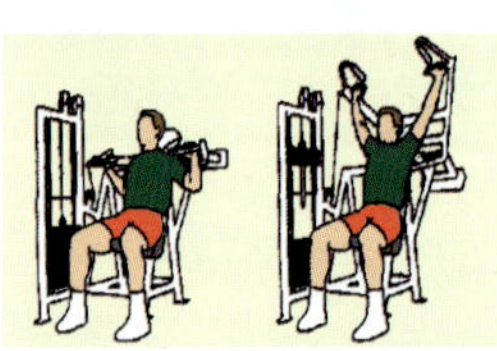

강화부위: 어깨 정면/바깥
실시방법: 씨트에 몸을 밀착시킨 후 팔을 최대한 위로 밀고 원위치 시킨다.

씻 업(sit-up)

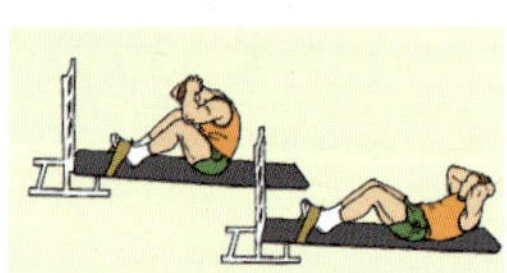

강화부위: 복근 상부
실시방법: 무릎을 구부리고 발을 고정시킨 후 상반신을 올리고 내린다. 부하를 높이려면 벤치높이를 올린다.

3) 훅 그립

훅 그립은 주로 무거운 중량의 바를 들어 올릴 때 사용하는 방법으로 바를 잡은 양손의 형태는 언더그립법인데 엄지손가락 위를 검지손가락과 중지손가락으로 감싸서 안전하게 잡는 방법이다.

5. 웨이트트레이닝의 기본용어

웨이트트레이닝을 신체 부위별 구분에 따라 운동방법을 분류해 볼 때 전완(5개 종목), 상완(9개 종목), 가슴(7개 종목), 어깨(10개 종목), 배(11개 종목), 등(13개 종목), 대퇴(11개 종목), 하퇴(2개 종목), 목(2개 종목) 등 9개 신체부위의 운동방법은 총 70개 종목에 이른다. 따라서 처음 운동하는 사람의 경우 이름만 듣고서는 전문적이고 다양한 운동방법을 이해하기가 어렵기 때문에 웨이트트레이닝에서 기본적으로 사용되는 대표적인 용어를 이해한다면 이름만 듣고서도 대체로 어떤 운동방법인지를 알 수 있다.

간단하게 운동할 때는 아래의 용어들을 참고하여 그 방법을 이해하길 바란다.

- Standing(서서 운동하는 자세)
- Seating(앉아서 운동하는 자세)
- Lying(누워서 운동하는 자세)
- Squat(구부려서 운동하는 자세)
- Bend(상체를 엎드려서 운동하는 자세)
- Sit-up(상체를 일으켜서 운동하는 자세)
- Press(밀어서 올리는 자세)
- Pull(당기는 자세)
- Raise(일으키는 자세)
- Curl(말아 올리는 자세)
- Extension(늘리는 자세)
- Rowing(노젓듯이 운동하는 자세)
- Shrug(어깨를 움츠리는 자세)
- Twist(비틀어서 운동하는 자세)

6. 신체부위별 운동방법

1) 전완근

전완부위는 손목부터 팔꿈치 사이 부분으로 대표적인 근육은 척측수근굴근, 요측수근굴근, 척측수근신근, 요측수근신근 등으로 분류하며 전완근 근력 발달시키는 운동에는 리스트컬과 리버스리스컬이 있다. 첫 번째 운동 방법은 리스트컬로 약10kg 중량으로 실시하는 것이 좋으며, 1세트에 12회로 약 3세트를 실시하는 것이 바람직하다.

리스트컬 운동방법은 다음과 같다.

(1) 리스트컬은 2가지 방법으로 실시할 수 있지만 바닥에 앉아 벤치 위에 전완부위를 얹어놓은 방법으로 실시한다.

(2) 동작 구분은 크게 올리고 내리는 두 가지 방법이다.

(3) 벤치를 앞에 놓고 무릎을 꿇은 상태에서 양손의 손바닥이 위로 향하도록 하고 언더 그립 법으로 바를 잡는다.

(4) 전완과 상체를 고정시킨 상태로 손목만을 이용해서 바벨를 상체 쪽으로 천천히 올린 후 아래쪽으로 천천히 내리는 동작을 반복하면 된다.

(5) 주의사항으로는 팔꿈치와 상체의 각도를 고정시켜야하며 손목을 올리고 내리는 동작을 크게 실시한다.

두 번째 운동 방법은 리버스리스트컬로 주로 척측수근신근과 요측수근신근을 발달시키기 위한 목적으로 실시하며 리스트컬 보다 전문적인 목적으로 실시한다. 리버스리스트컬은 약10kg 중량으로 실시하는 것이 좋으며, 1세트에 10회로 약3세트를 실시하는 것이 적당하다. 리스트컬 운동방법은 다음과 같다.

(1) 먼저 벤치를 옆으로 놓은 상태에서 무릎을 꿇고 앉아서 양팔을 벤치 위에 어깨넓이 보다 좁게 올려놓고 오버그립 법으로 바벨을 잡는다.

(2) 손목의 굴신 운동을 이용해서 바벨을 위로 올리고 천천히 아래로 내린다.

(3) 전완과 상체를 고정시킨 상태로 손목만을 이용해서 바벨을 올리고 내리는 동작을 반복해서 실시한다.

(4) 주의사항으로는 전완 부위를 벤치에 고정시켜야만 운동의 효과를 높일 수 있으며 손목을 올리고 내리는 동작을 크게 실시해야만 한다. 특히 상체의 움직임이 없도록 해야 하며 부상 방지를 위해 운동 전에 손목의 준비운동을 충분히 실시한다.

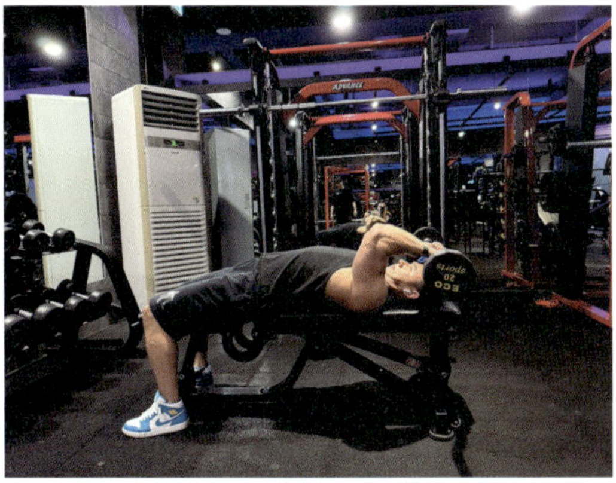

ez라잉 트라이셉스 익스텐션

벤치 위쪽에 누운후 눈높이에 ez바를 맞춘 후 팔꿈치를 고정시키고 머리 정수리쪽으로 내렸다 올렸다 하는 운동방법

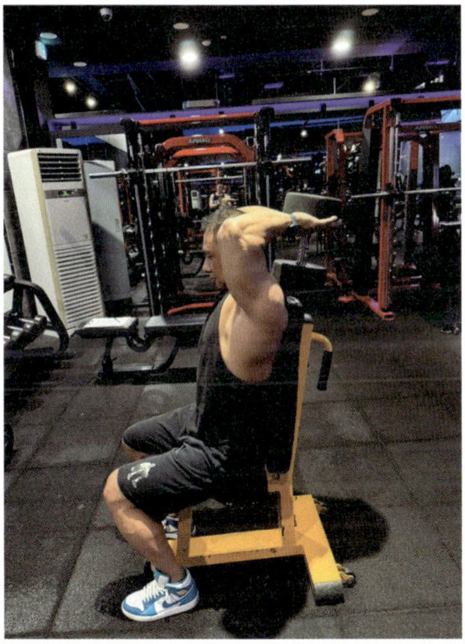

오버해드 트라이셉스 익스텐센

의자에 앉아 있는 상태에서 머리위 정수리 쪽으로 덤벨을 들어준후 팔꿈치를
고정시키고 머리 뒤쪽으로 접었다 피는 운동

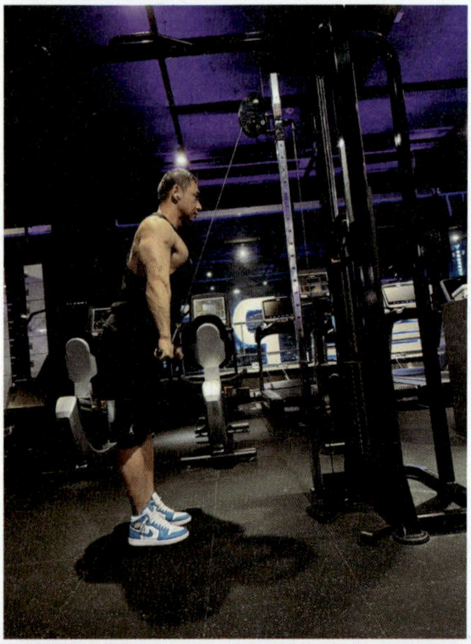

케이블 푸시다운

머리 위쪽으로 케이블을 위치시킨후 바를 어깨너비로 잡고 한발자국 뒤에서 상체 각도를 만들어준후 어깨와 팔꿈치를 고정시키고 아래로 내려준다.

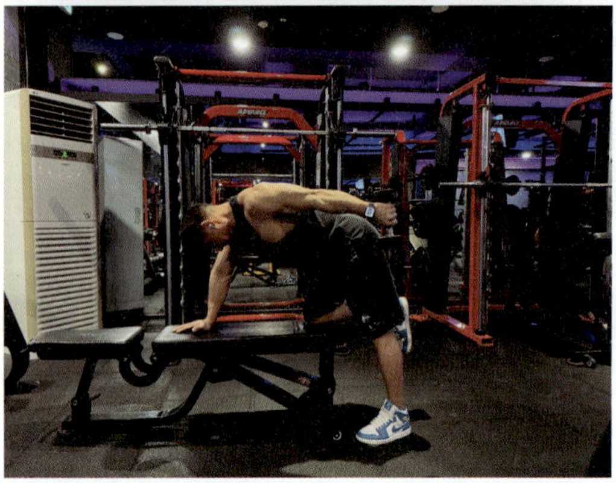

덤벨킥백

벤치를 준비한 후 자세를 잡고 옆구리에 붙인 후 팔의 각도를 90도로 만들어준다.

2) 상완근

상완운동으로 발달시킬 수 있는 대표적인 근육은 상완이두근, 상완근, 완요골근 등이다. 상완의 근력을 발달시키기 위한 첫 번째 운동 방법인 투핸드컬은 약7kg 중량으로 실시하는 것이 좋으며, 1세트에 10회에서 12회로 약 3세트를 실시하는 것이 바람직하다. 투핸드컬 운동방법은 다음과 같다.

(1) 투핸드컬은 스탠딩 자세로 실시하며 언더 그립법을 사용한다.

(2) 준비자세는 팔을 편 상태에서 몸에 앞부분에서 양손으로 바벨을 잡는다.

(3) 몸에 반동을 이용하지 않고 상완이두근의 힘으로 만 바벨을 올리고 내리는 동작을 천천히 실시한다.

(4) 올리는 동작에 숨을 내쉬고 내리는 동작에 숨을 들이마시는 호흡법으로 동작과 호흡을 일치시켜서 천천히 실시한다.

(5) 주의사항으로는 상체의 반동을 이용해서는 안 되며 등을 곧게 펴야한다. 그리고 팔꿈치를 완전히 구부리고 양 팔꿈치를 허리 옆에 반드시 고정시킨다.

상완의 근력을 발달시키기 위한 두 번째 운동 방법은 덤벨컬로 약8kg 중량으로 실시하는 것이 좋으며, 1세트에 15회로 약 3세트를 실시하는 것이 바람직하다.
덤벨컬 운동방법은 다음과 같다.

(1) 적당한 중량의 덤벨을 선택한 후 스탠딩 자세에서 양손에 덤벨을 언더 그립법으로 잡고 다리 옆에 가지런히 놓는다.

(2) 상완이두근의 힘으로만 한쪽부터 덤벨을 얼굴 쪽으로 천천히 올린 후 내릴 때 반대쪽 팔은 올리는 동작을 실시한다.

(3) 양팔에 운동이 서로 대칭이 되게 올리는 동작과 내리는 동작을 리드미컬하게 반복운동을 실시한다.

(4) 주의사항으로는 상체의 반동을 이용해서는 안 되며 올리는 동작은 가급적 팔꿈치를 완전히 구부린다. 내리는 동작에서는 스피드를 조절해야 하며 팔을 완전히 펴야하며 양팔이 대칭이 되게 올리는 동작과 내리는 동작이 조화를 이루도록 해야 한다.

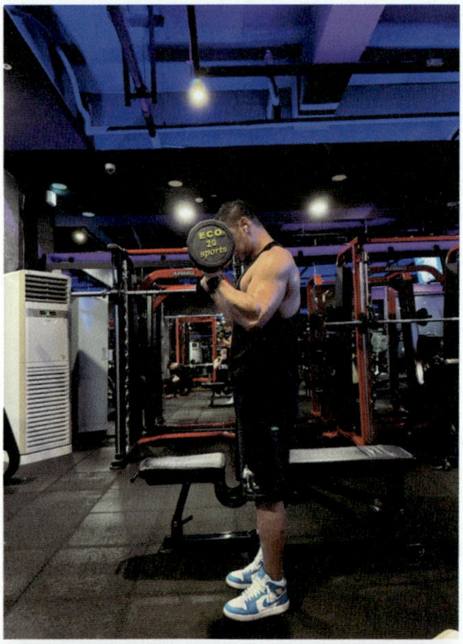

바벨컬

어깨너비만큼 잡아준 후 손목이 꺾이지 않게 잡아준다 몸통과 어깨가 흔들이지 않게 고정한 후 팔꿈치를 구부렸다 핀다.

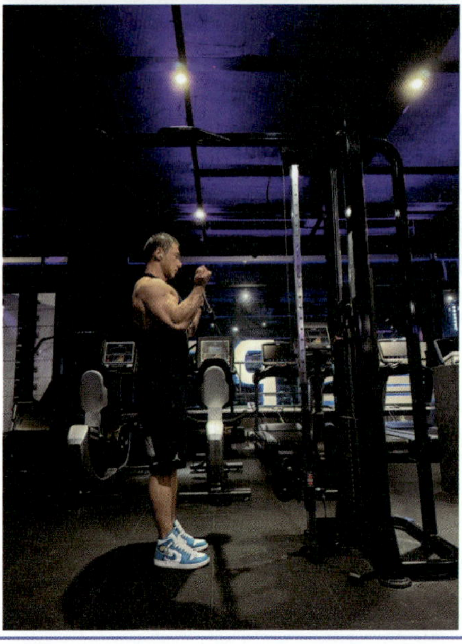

케이블 암컬

케이블을 맨 아래 위치한 후 한 발짝 물러서 팔꿈치를 앞으로 살짝 뺀 후 몸통과 어깨가 흔들이지 않게 고정한다. 그 이후 팔꿈치를 구부렸다 핀다.

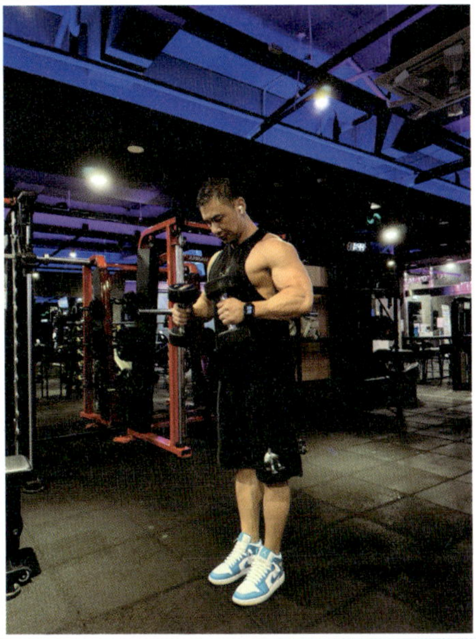

해머컬

덤벨 컬과 비슷하게 팔을 키우는 대표적인 운동으로 전완근을 타켓으로 진행한다.
엄지가 앞을 보게 덤벨을 잡아준후 어깨 근육을 향하게 팔꿈치를 접는다.

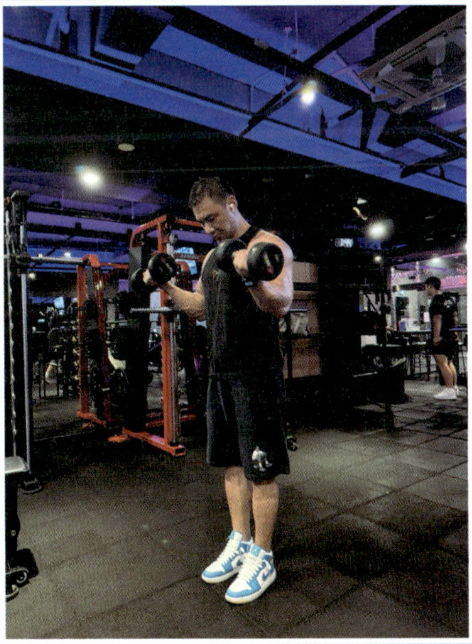

덤벨컬

양손에 덤벨을 잡고 어깨너비만큼 잡아준 후 손목이 꺾이지 않게 잡아준다 몸통과 어깨가 흔들이지 않게 고정한 후 팔꿈치를 구부렸다 핀다.

3) 어깨

어깨운동으로 발달시킬 수 있는 대표적인 근육은 삼각근과 승모근이다. 어깨의 근력을 발달시키기 위한 첫 번째 운동 방법은 스탠딩프레스로 약8kg 덤벨을 사용하여 실시하는 것이 좋으며, 1세트에 8회로 약 2세트를 실시하는 것이 바람직하다.

스탠딩프레스 운동방법은 다음과 같다.

(1) 스탠딩 자세에서 오버 그립법을 사용하여 양손의 간격을 어깨 넓이로 하고 바벨을 어깨 높이에 올려놓은 자세로 준비한다.
(2) 구부린 양손을 천천히 머리위로 올려 완전히 편 후 다시 천천히 어깨 높이로 내린다.
(3) 올리는 동작에 숨을 내쉬고 내리는 동작에 숨을 들이마시면서 리듬감 있게 천천히 실시한다.
(4) 주의사항으로는 등을 펴고 하체를 고정시키며, 무릎의 반동을 주지 않아야 하며 올리는 동작에서 팔꿈치를 완전히 펴야만 되겠고, 상체를 뒤로 젖히지 않도록 한다.

어깨의 근력을 발달시키기 위한 두 번째 운동 방법은 비하인드 넥 프레스로 약12kg의 바벨을 가지고 실시하는 것이 좋으며, 1세트에 8회~10회로 약2세트를 실시하는 것이 바람직하다.
비하인드 넥 프레스 운동방법은 다음과 같다.
(1) 스탠딩 자세에서 양손으로 바를 어깨넓이 보다 넓게 잡고 목 뒤 어깨선에 바벨을 올려놓은 상태로 준비자세를 취한다.
(2) 양팔의 힘을 균등하게 하여 머리 위쪽으로 팔꿈치가 펴지도록 천천히 들어올린다.
(3) 올리는 동작에 숨을 내쉬고 내리는 동작에 숨을 들이마시면서 리듬감 있게 천천히 실시한다.
(4) 올리는 동작에 숨을 들이마시고 내리는 동작에 숨을 내쉬면서 리듬감 있게 동작을 반복한다.
(5) 주의사항은 등을 펴고 하체를 고정시킨 후 상체에 반동을 주지 않도록 하며 올리는 동작에서 팔꿈치를 완전히 펴야만 한다. 가급적 삼각근과 승모근에 정신을 집중해서 실시해야하며 덤벨의 무게를 지탱하여 내리는 동작에 스피드가 붙지 않도록 주의해야 한다.

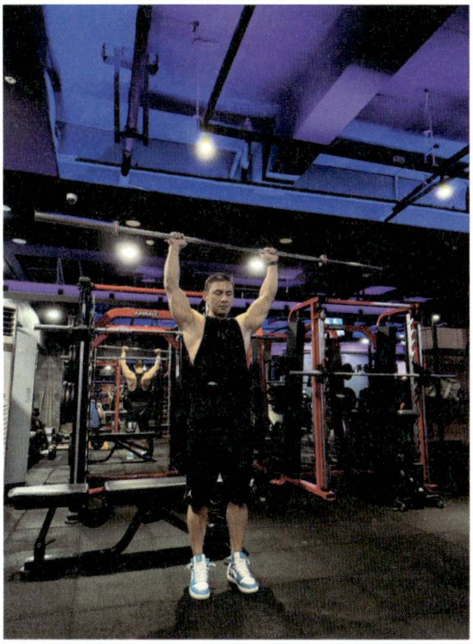

숄더 프레스

스미스를 이용한 프레스 바를 쇄골보다 약간 낮은 위치에 설치한 후 그립은 아래팔이 바닥과 수직이 되게한다. 복부에 힘을 단단히 주고 가슴을 들어준 후 명치가 위를 바라본다는 느낌을 주면서 위로 밀어준다는 느낌으로 올린다.

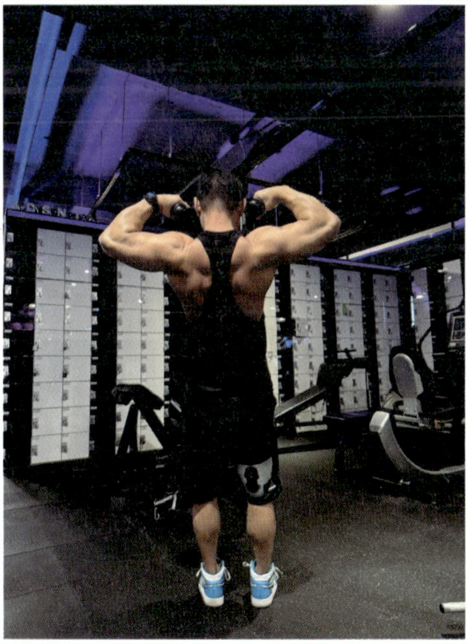

숄더 페이스풀

어깨 후면 운동으로 케이블을 눈 높이보다 약간 높게 설치한후 로프를 잡고 한발 뒤로 선후 날개뼈를 약간 벌려준다.
로프의 중앙 부분을 이마쪽으로 당겨주며 당길 때 팔꿈치를 양옆으로 벌려준다.

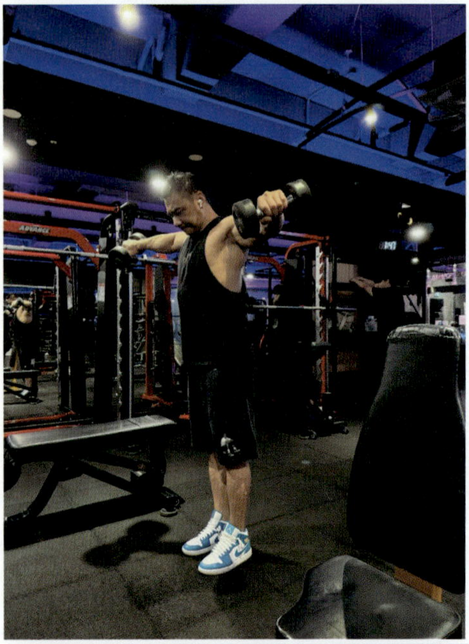

사이드 래터럴 레이즈

덤벨을 양손으로 쥔 후 양옆으로 팔꿈치를 올려준 후 내릴때는 힘을 빼지 말고 무게를 버티며 서서히 제자리로 돌아온다.

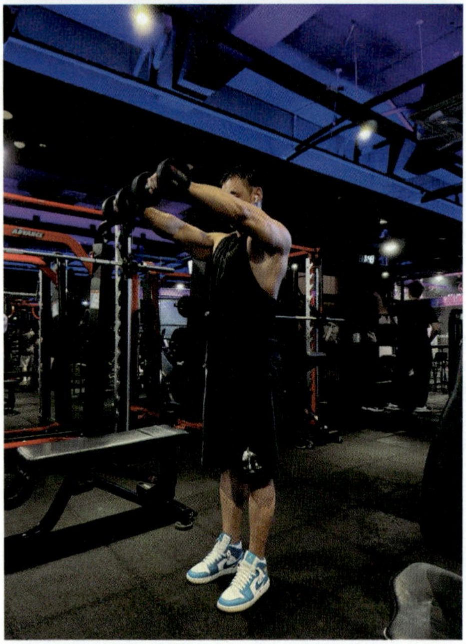

프론트 레이즈

어깨가 으쓱하지 않도록 고정시킨후 손목이 꺾이지 않도록 유지하며 팔꿈치가 천장을 향해 올라간다 생각하며 바벨을 들어 올려준다.

4) 가슴

가슴운동으로 발달시킬 수 있는 대표적인 근육은 대흉근과 광배근이다. 가슴의 근력을 발달시키기 위한 첫 번째 운동 방법은 벤치프레스로 약 30kg 중량으로 실시하는 것이 좋으며, 1세트에 10회에서 12회로 약 3세트를 실시하는 것이 바람직하다.

벤치프레스 운동방법은 다음과 같다.

(1) 벤치에 누워서 바벨을 오버 그립법으로 어깨넓이만큼 벌려서 잡고 준비자세를 취한다.

(2) 양손으로 바벨을 들고 팔을 편 상태에서 지지하여 가슴 위에서 시작하여 바벨의 무게를 지탱하면서 천천히 가슴에 닿기 전까지 내린다.

(3) 내린 동작에서 다시 팔꿈치를 완전히 편 위치까지 천천히 올린다.

(4) 바벨을 밀어 올리면서 숨을 내쉬고 내리면서 숨을 들이마시면 되고, 리듬감 있게 반복운동을 실시한다.

(5) 주의사항으로 양손에 잡는 위치는 어깨 넓이 정도를 유지해야하며 벤치에 등을 확실하게 고정시켜야만 된다. 올리는 동작에서 팔꿈치를 완전히 펴야만 하며, 가슴 위치에서 올리고 내리는 동작을 반복한다.

가슴의 근력을 발달시키기 위한 두 번째 운동 방법은 덤벨플라이로 약 6kg의 덤벨을 가지고 실시하는 것이 좋으며, 1세트에 12회로 약 3세트를 실시하는 것이 바람직하다.

남자의 덤벨플라이 운동방법은 다음과 같다.

(1) 벤치에 누워서 오버 그립법으로 덤벨을 잡고 양손을 쭉 편 상태로 가슴 위로 들고 준비자세를 취한다.

(2) 양팔이 대칭이 되게 양옆으로 천천히 내리며 덤벨의 위치가 벤치 정도 되면 정지시킨다.

(3) 양팔을 편 상태로 천천히 올려 처음 준비자세로 되돌아가면 된다.

(4) 덤벨을 들어 올리면서 숨을 내쉬고 내리면서 숨을 들이마시면 되고 천천히 리듬감 있게 반복운동을 실시하여 된다.

(5) 주의사항은 팔꿈치를 곧게 펴고 실시해야만 하며, 또한 양손이 좌우대칭이 되게 똑같이 올리고 내려야만 한다. 몸이 벤치에서 옆으로 밀리지 않도록 중심을 잘 잡으면서 실시해야하며 가슴위로 최대한 올렸을 때 덤벨이 서로 닿도록 하며, 운동이 끝난 후에는 천천히 덤벨을 원위치에 내려놓는다.

여자의 경우 푸쉬업으로 가슴운동을 한다. 푸쉬업 운동방법은 다음과 같다.

(1) 별다른 기구 없이 매트 위나 바닥에 엎드려서 양팔로 몸을 지탱하여 곧게 편 상태로 준비자세를 취한다.

(2) 양팔에 체중을 지지하여 팔꿈치를 구부려서 몸 전체가 바닥에 닿을 정도로 내려간다.

(3) 발끝부터 머리까지 몸 전체가 일직선으로 수평이 되게 내려가며 올리는 동작 역시 양팔이 완전히 펴질 때까지 천천히 올려 처음 준비자세로 되돌아간다.

(4) 상체를 밀어 올리면서 숨을 내쉬고 내리면서 숨을 들이마시면 되고 천천히 리듬감 있게 반복운동을 실시하면 된다.

(5) 주의사항은 머리부터 발끝까지 몸 전체가 반듯하게 일직선이 되도록 해야하며 운동 중에는 양팔과 몸이 항상 직각을 이루도록 해야 한다. 바닥을 짚고 있는 양손의 간격을 운동목적에 따라 자유스럽게 조절할 수 있다.

가슴의 근력을 발달시키기 위한 푸쉬업은 운동강도를 낮추기 위해서 무릎을 꿇은 상태에서도 실시할 수 있다. 운동방법은 정상적인 푸쉬업 자세와 같으나 양발로 체중을 지탱하지 않고 무릎을 꿇어서 체중을 지탱함으로써 운동 강도를 줄일 수 있다.

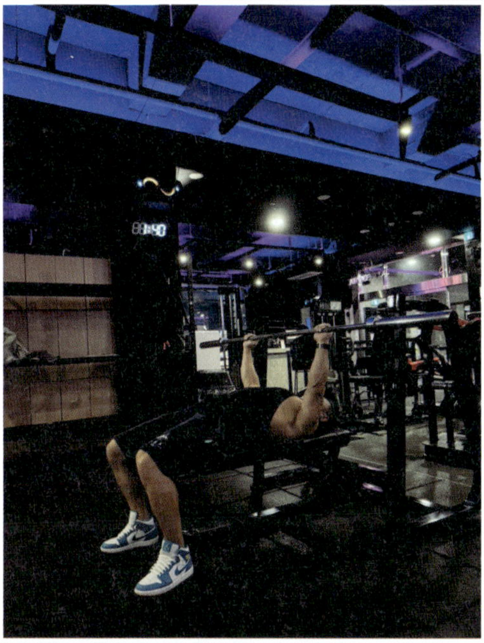

벤치 프레스

눈위에 바를 위치 시킨다.
그다음 숄더 패킹을 잡아준후 어깨가 안전하게 움직일수 있게 바를 부러뜨리듯이 잡아준다.
바를 위에서 가슴앞으로 위치시키고 쇄골 3~4마디 밑에 바가 위치하게 내려준후 위로 다시 올린다.

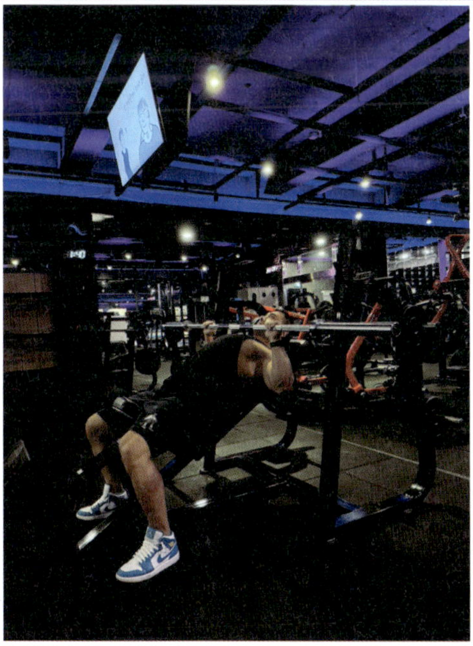

인클라인 벤치프레스

경사각이 올라갈수록 대흉근이 가슴 상단과 어깨 근육이 개입된다.
어깨넓이보다 약간 넓게 바를 잡은 후 내릴 때 무게에 저항을 가슴상단 위치 아래까지 내린 후 수직이 되게 들어준다.

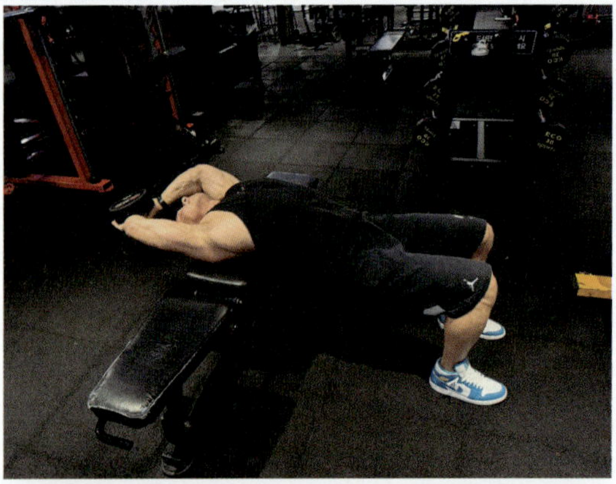

덤벨 풀오버

양손을 덤벨의 세로 방향으로 잡아준 후 지면에서 수직이 되는 정도에 위치 시켜준다. 호흡을 들이마시며 천천히 덤벨을 머리 뒤쪽으로 내렸다 호흡을 내쉬며 올려준다.

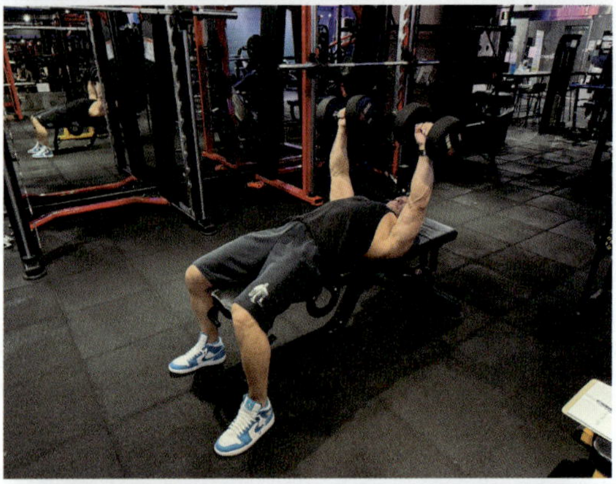

덤벨프레스

바벨과 뎀벨의 차이는 한손으로 사용하는지 두손으로 하는지와 가동범위 차이가 있다. 패킹을 잡아준 후 어깨가 안전하게 움직일 수 있게 바를 부러뜨리듯이 잡아준다.
바를 위에서 가슴앞으로 위치시키고 쇄골 3~4마디 밑에 바가 위치하게 내려준후 위로 다시 올린다.

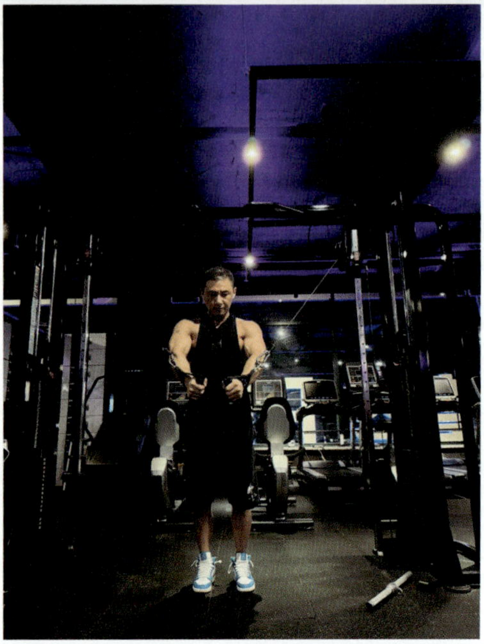

케이블 크로스

케이블 상단에 그립을 걸고 머신 가운데 몸을 위치한후 상체를 살짝 숙이고 무릎을 굽혀준후 팔을 안쪽으로 굽힌 채로 손잡이는 가슴아래쪽으로 당겨서 모아준다는 느낌으로 반복운동을 한다

5) 등

등 운동으로 발달시킬 수 있는 대표적인 근육은 고유배근, 광배근, 능형근 등이다. 등 부위에 근력을 발달시키기 위한 첫 번째 운동 방법은 밴드오버 또는 굳모닝으로 약 20kg의 중량으로 1세트에 12회 정도를 약 3세트 실시하는 것이 바람직하다.
밴드오버 또는 굿모닝의 운동방법은 다음과 같다.

(1) 스탠딩 자세에서 오버 그립법으로 바벨을 어깨넓이 보다 넓게 잡은 상태에서 목 위에 바벨을 고정시켜 올려놓고 준비자세를 취한다.
(2) 바벨을 목뒤에 고정시킨 후 상체를 앞으로 90도로 굽힌다.
(3) 허리힘을 이용해 굽힌 상체를 처음 준비자세로 되돌아오도록 일으키면 된다.
(4) 상체를 굽힐 때 숨을 내쉬고 상체를 일으키면서 숨을 들이마시면 되고, 천천히 리듬감 있게 반복운동을 실시하면 된다.
(5) 주의사항은 양손의 잡는 위치를 충분히 넓히고, 적정한 중량을 선택하는 것이 무엇보다 중요하며 등을 곧게 세운 후 시선은 앞을 바라본다. 상체를 구부리는 각도가 반드시 직각이 되도록 천천히 반복운동을 실시한다.

등 부위에 근력을 발달시키기 위한 두 번째 운동 방법은 하이랫트풀로 30kg의 중량으로 1세트에 15회 정도를 약 3세트 실시하는 것이 바람직하다.
하이랫트풀의 운동방법은 다음과 같다.

(1) 기구에 앉아서 바를 오버 그립법으로 넓게 잡고 팔을 편 상태로 준비자세를 취한다.
(2) 양팔의 힘을 균등하게 하고 바를 잡아 당겨 턱 아래까지 오도록 한다.
(3) 바를 지탱하여 양팔이 펴 질 때까지 천천히 위로 올려 처음 준비자세로 돌아간다.
(4) 바를 내릴 때 숨을 들이마시고 바를 올릴 때 숨을 내쉬면서 천천히 리듬감 있게 반복운동을 실시하면 된다.
(5) 주의사항은 양손에 잡는 위치를 충분히 넓히고, 바를 잡아당길 때 몸이 움직이지 않도록 고정시키고 등을 곧게 펴고, 시선은 전방 15도 정도를 바라본다. 올리는 동작에 바를 충분히 지지하여 턱이 닿거나 몸이 들리지 않도록 광배근에 힘을 집중시키면서 운동하는 것이 무엇보다 중요하다.

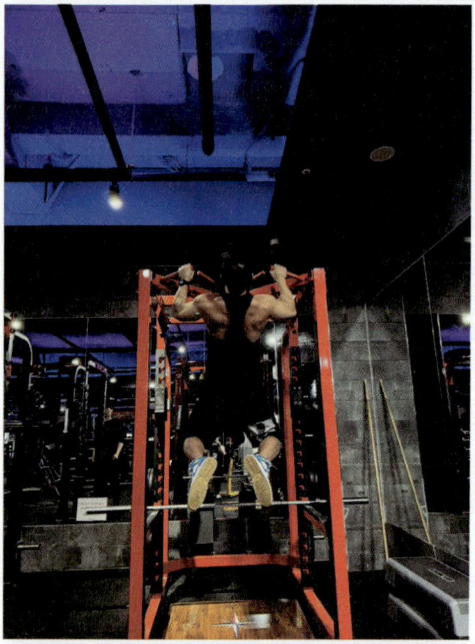

풀업

어깨보다 넓게 Y자로 바를 잡은후 가슴을 열고 최대한 위로 올려 팔을 W자로 만든후 힘을 유지한체 내려온다,

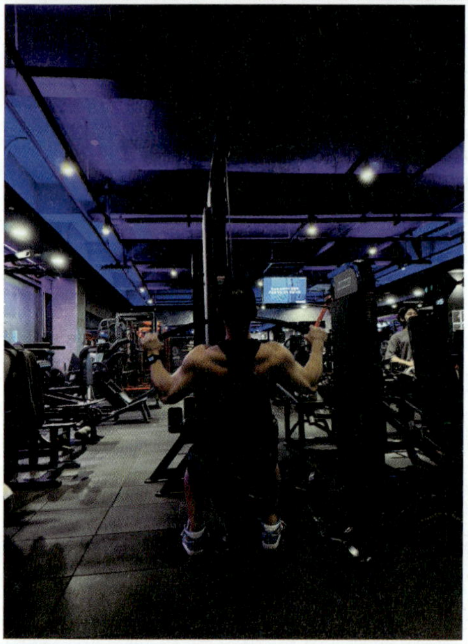

랫풀다운

몸이 Y가 되도록 바를 잡아준후 쇄골을 향해 바를 내려주고 올라갈 때 광배에 힘을 유지한체 올라간다,

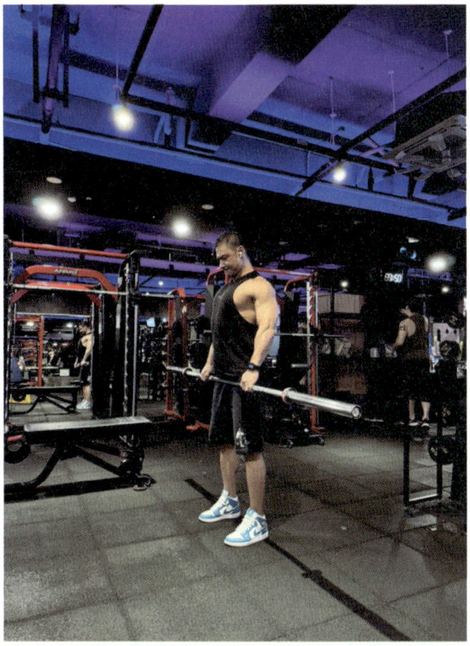

데드리프트

무릎을 바깥으로 열고 등을 펴준 후 바를 잡은 후 그립은 무릎 바로 옆에 위치시키고 팔꿈치 안쪽이 앞으로 보도록 한다. 호흡을 들이 쉬고 복부에 힘을 준 후 그 상태의 상체를 유지한 후 바닥을 밀어주면서 고관절을 펴준다.

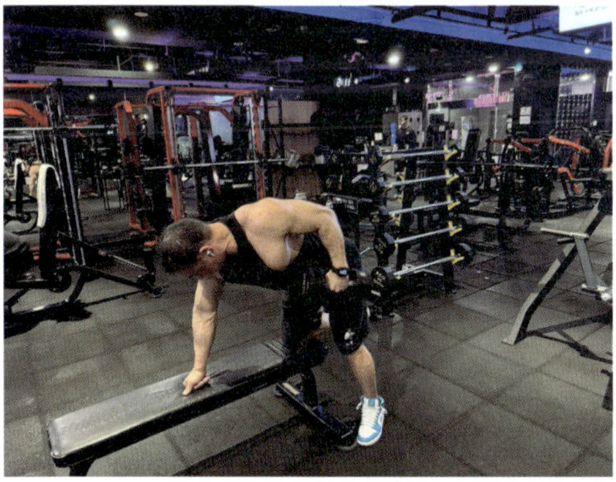

덤벨로우

허리를 바로 펴고 덤벨을 몸통을 스치듯 최대로 높게 올린다. 내릴때는 최대한 아래로 내려 광배근을 늘린다.

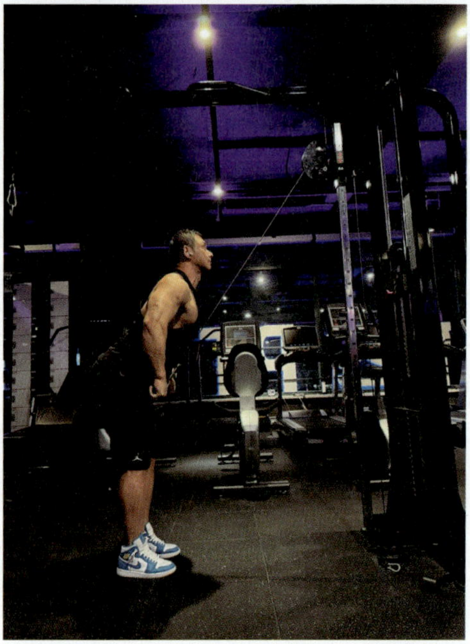

암풀다운

상체를 약30도에서 45도 정도 숙여준 상태로 흉추를 세우고 허리는 중립을 유지한 후 골반이나 골반근처까지 당겨 내려준다. 내려줄 때 팔을 쭉 펴게 되면 삼두의 개입이 일어날 수 있으니 약간 굽혀준 상태에서 당겨준다.

6) 복부

복부운동으로 발달시킬 수 있는 대표적인 근육은 복직근, 내복사근, 외복사근 등이다. 복부의 근력을 발달시키기 위한 첫 번째 운동 방법으로 싯업은 1세트에 20회에서 25회로 약 2세트를 실시하는 것이 바람직하다.

싯업 운동방법은 다음과 같다.

(1) 복근대를 2단에 올려놓고 무릎을 굽혀 누운 자세로 준비한다.

(2) 양발을 고정시켜 누운 상태에서 양손을 얼굴 옆으로 놓고 상체를 일으켜서 팔꿈치가 무릎에 닿게 한다.

(3) 상체를 일으킨 상태에서 천천히 등이 복근대에 닿도록 내려간다.

(4) 자연스러운 호흡법으로 실시하며 리듬감 있게 반복운동을 실시한다.

(5) 주의사항은 복근대의 높이는 개인 능력에 따라 알맞게 조절해야 하며 복근대에서 몸이 옆으로 밀리지 않도록 주의해야 한다. 복근의 정신을 집중하고, 발목으로 하반신 전체를 고정하여 실시해야 하며 운동이 끝나면 누운 상태에서 휴식을 취한 후 내려오는 것이 좋으며, 등배운동으로 복근의 피로를 풀어준 후 반복운동을 실시하는 것이 무엇보다 중요하다.

복부의 근력을 발달시키기 위한 두 번째 운동 방법은 리버스 싯업으로 1세트에 20회를 약 3세트 실시하는 것이 바람직하다.

리버스 싯업 운동방법은 다음과 같다.

(1) 복근대에 거꾸로 누운 상태에서 양팔을 머리 위에 발걸이를 잡아 몸을 고정시킨 후 양발을 붙인 상태에서 발의 높이를 벤치 보다 약간 높게 들고 준비자세를 취한다.

(2) 복직근을 이용해서 양발을 쭉 편 상태에서 끌어올려 양발이 얼굴에 가깝게 닿도록 들어올린다.

(3) 내리는 동작은 매우 천천히 실시하며 양발이 벤치 높이까지 내려오면 멈춰야만 된다.

(4) 자연스러운 호흡법으로 리듬감 있게 이러한 동작을 반복하여 실시한다.

(5) 주의사항은 몸이 복근대에서 옆으로 밀리지 않도록 해야 하며 올리고 내리는 동작의 범위를 일정하게 유지해야만 한다. 하복근의 정신을 집중하고 실시해야

하며 운동이 끝나면 누운 상태에서 휴식을 취한 후 내려오는 것이 좋으며, 일어서서 등배운동으로 복근의 피로를 풀어준 후 반복운동을 실시하는 것이 좋다.

7) 대퇴

대퇴운동으로 발달시킬 수 있는 대표적인 근육은 대퇴사두근, 대퇴직근, 내측광근, 외측광근 등이다. 대퇴 부위에 근력을 발달시키기 위한 첫 번째 운동 방법은 풀스쿼트로 20kg의 중량으로 1세트에 20회 정도를 약 3세트 실시하는 것이 바람직하다.

풀스쿼트 운동방법은 다음과 같다.

(1) 스탠딩 자세에서 오버 그립법으로 바벨을 어깨넓이 보다 넓게 잡고 목 뒤쪽 어깨선에 바벨을 고정시켜 놓고 준비자세를 취한다.

(2) 바벨을 목뒤에 고정시킨 후 상체를 곧게 세우고 충분히 앉는다.

(3) 충분히 앉은 상태에서 상체를 곧게 펴고 처음 준비자세로 되돌아가도록 일어선다.

(4) 앉을 때 숨을 내쉬고 일어서면서 숨을 들이마시면 되고 천천히 리듬감 있게 반복운동을 실시하면 된다.

(5) 주의사항은 등을 곧게 펴고 충분히 앉았다가 일어서야하며 발뒤꿈치를 들지 않아야 하며, 시선은 전방 15도 위쪽을 바라본다. 완전히 굽혀 앉으면 무릎관절에 무리가 될 수 있으니 주의를 해야 하며 특히 자신에게 맞는 적당한 중량을 선택하는 것이 무엇보다 중요하다.

대퇴 부위에 근력을 발달시키기 위한 두 번째 운동 방법은 런지로 덤벨 7kg의 중량으로 1세트에 20회 정도를 약 3세트 실시하는 것이 바람직하다.

러지로 덤벨 운동방법은 다음과 같다.

(1) 스탠딩 자세에서 덤벨을 양손에 잡고 다리 옆에 가지런히 놓은 상태에서 시선은 전방을 바라보며 준비자세를 취한다.

(2) 양발을 어깨넓이로 적당히 넓힌 자세에서 양팔을 쭉 편 상태로 오른발부터 앞으로 약 70㎝에서 90㎝정도 이동시켜 구부린다. 이때 왼발의 무릎은 바닥에 닿을 정도로 내린다.

(3) 앞으로 뻗은 오른발과 앞으로 옮겨진 상체를 대퇴근력을 이용해서 처음 스탠딩 자세로 되돌아오도록 한다.

(4) 처음 스탠딩 자세에서 이번에는 왼발을 앞으로 약 70㎝에서 90㎝ 정도 이동시켜 구부린다. 이때 오른발의 무릎은 바닥에 닿을 정도로 내린다.

(5) 앞으로 뻗은 왼발과 앞으로 옮겨진 상체를 대퇴근력을 이용해서 처음 스탠딩

자세로 되돌아오도록 한다.

(6) 상체를 곧게 편 상태로 양발을 교대로 천천히 실시하며 자연스러운 호흡법으로 반복운동을 실시하면 된다.

(7) 주의사항은 상체는 편 상태로 하고 움직임이 없도록 해야 하며 앞으로 이동시키는 발의 간격을 너무 넓게 벌리지 않도록 한다. 양발이 교대하는 시간 간격을 일정하게 하는 것이 무엇보다 중요하며 고관절과 발목에 무리가 갈 수 있으므로 덤벨에 무게를 적당하게 선택하는 것이 무엇보다 중요하다.

8) 하퇴

하퇴 운동으로 발달시킬 수 있는 대표적인 근육은 하퇴삼두근이다. 하퇴 부위에 근력을 발달시키기 위한 첫 번째 운동 방법은 스탠딩카프레이즈로 기구 없이 1세트에 20회 정도를 약 3세트 실시하는 것이 바람직하다.

스탠딩카프레이즈의 운동방법은 다음과 같다.

(1) 높이가 약 10㎝정도 되는 작은 발판을 마련한 후 일어선 자세에서 상체를 지지할 수 있는 벽면이나 다른 물체를 앞에 놓고 양발 앞꿈치 만을 이용해서 발판 위에 서서 준비자세를 취한다.

(2) 작은 발판 위에 양발의 발가락 부분으로만 서있는 자세에서 하퇴삼두근을 이용해서 몸 전체를 위로 올렸다가 다시 아래로 내린다.

(3) 발 앞꿈치 만을 이용해서 최대로 올리고 내리는 동작을 반복하여 실시하면 된다.

(4) 자연스러운 호흡법으로 천천히 실시하는 것이 좋다.

(5) 주의사항은 몸 전체를 곧게 펴고, 최대운동이 될 수 있도록 상하 움직임에 폭을 크게 해야 하며 발 앞꿈치 만을 최대로 이용해야 하며, 무릎을 굽히지 않는 것이 중요하다. 반복 타임을 일정하고 리듬감 있게 갖는 것이 무엇보다 중요하다.

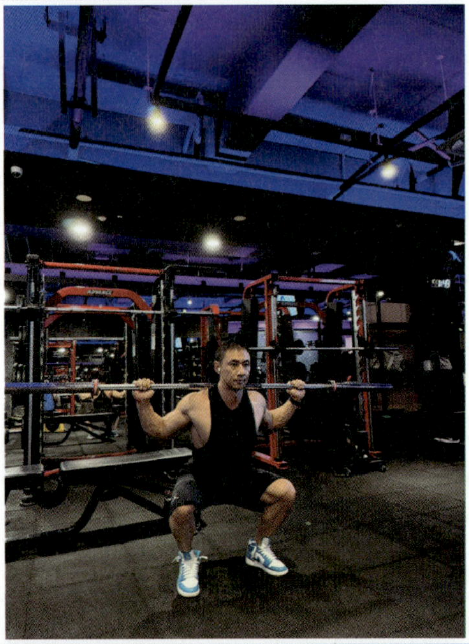

스쿼트

바벨을 양손의 간격은 대칭으로 맞춰서 잡아 준 후 상부승모근에 위치하여 견고하게 고정 시킨다. 흉곽이 부풀어 오르지 않게 호흡을 마시면서 수직으로 하강을 하고 지면반력을 이용 하에 발바닥으로 지면을 밀어주면서 일어난다.

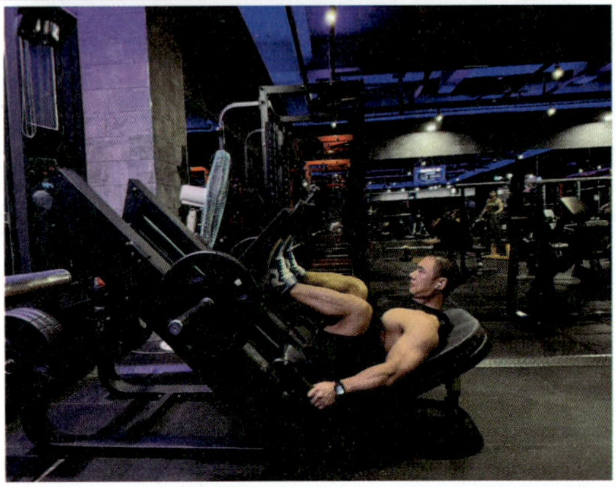

레그프레스

발판에 발의 좌우 균형을 맞추고 밀어준 후 무릎을 접었다 피는 운동으로 발판 아래쪽에 위치할 경우 허벅지 앞쪽으로 발판 위쪽으로 위치할 경우 허벅지 뒤쪽으로 다리를 많이 벌려하는 경우 허벅지 안쪽으로 다리를 오므리고 하는 경우 허벅지 바깥쪽으로 힘이 가해진다.

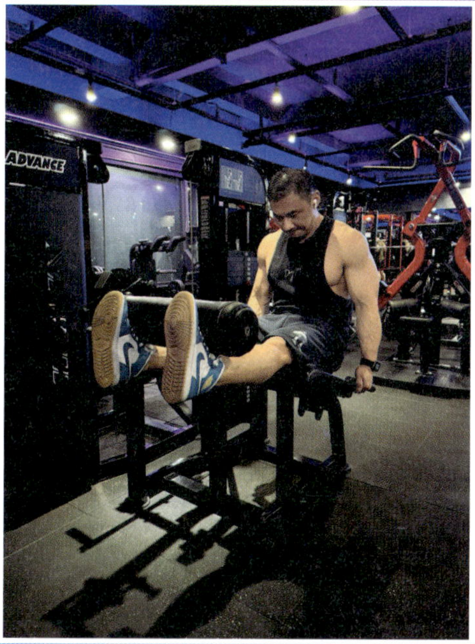

레그 익스텐션

운동시작전 등받이는 엉덩이가 잘 밀착되게 맞추고 정가이 아랫부분에 위치하도록 자세를 맞춰준다.
호흡을 내쉬며 무릎이 다 펴지는 지점까지 지긋하 밀어올릴뛰 호흡을 들이마시며 천천히 내려 준다.

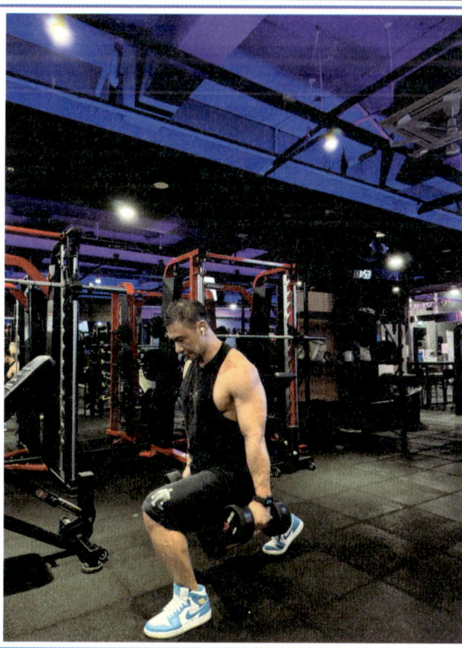

덤벨런지

양손에 덤벨을 잡고 숨을 들이마시면서 앞뒤로 한쪽다리를 앞으로 크게 벌려준 후 상체를 똑바로 유지하면서 지지하는 하리의 무릎이 바닥에 게의 닿을 때까지 무릎을 접었다 핀다.

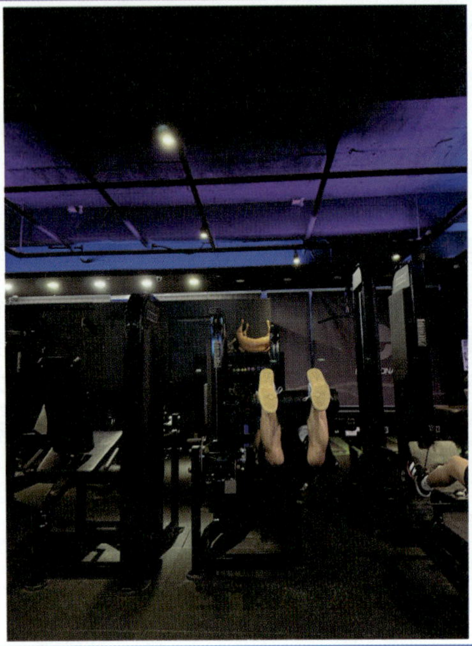

레그컬

엎드려 누운자세에서 무릎은 허벅지 아래 패드 끝에 위하하도록 한다. 호흡을 내쉬며 무릎을 굽혀 패드를 몸쪽으로 당겨준후 호흡을 들이마시며 무게의 저항을 느끼며 천천히 내려준다.

7. 웨이트트레이닝의 운동효과

웨이트트레이닝으로 체력의 신체적인 요소로 불리어지는 근력, 순발력, 유연성, 지구력, 평형성, 협응성, 심폐지구력 등은 신체활동이나 스포츠를 통해 향상시킬 수 있는 대표적인 요소이며 이와 함께 정신적인 요소에 속하는 스트레스에 대한 저항력, 의지력 또한 스포츠 활동 이나 신체활동을 통해서 단련할 수 있다. 따라서 개인의 체력을 높이기 위한 운동방법으로 많이 이용되는 웨이트트레이닝은 근력, 근지구력, 순발력, 유연성 등을 향상시켜 각종 스포츠 활동에 참여하는데 있어서 기초가 되는 좋은 운동이다.

또한, 웨이트트레이닝을 통해서 근육량이 많이 증가하게 되면 기초대사량이 늘어나게 되므로 기초 대사량이 낮은 사람에 비해서 평상시에 쓸 수 있는 에너지가 많아지기 때문에 지방연소에 도움이 될 수 있다. 꾸준한 웨이트트레이닝은 당뇨를 예방하는데 도움이 되는데 웨이트트레이닝 같은 운동을 통해서 근력을 강화시키고 근육량을 증가시킬 때 근육으로 흡수되는 포도당량을 증가시킴으로써 혈당을 떨어뜨리고 당뇨병을 예방하는 효과도 나타난다.

한편으로 웨이트 트레이닝을 하면 노화된 근육 조직을 젊게 만드는 효과를 볼 수 있다. 이 웨이트트레이닝 운동이 노화를 늦추는 것뿐만 아니라 노화 과정 자체를 젊게 되돌리는 방법이 될 수 있다.

8. 웨이트 트레이닝 초급자 프로그램 예시

1) 웨이트 트레이닝 초급자 프로그램 1단계

초보자의 경우 중량은 신경 쓰지 않는 대전제를 둔다. 특히 스쿼트나 데드리프트를 할 때는 빈바 혹은 아예 중량 없이 실시해도 되며 스쿼트의 경우 특히 중량을 들기 전에 맨몸스쿼트를 강력 추천한다. 반복으로 운동강도를 조절하기 위해서는 자세연습을 하며(지도자의 도움을 받으면 금상첨화)10회씩 3세트연습을 시작한다. 종목 반복 세트수를 고정시켜놓고 반복을 통한 운동강도의 변화를 시작하면 된다. 주단위로 목표를 설정해서 매일 1개씩 개수를 늘리거나 주당 10회씩 반복수를 증가 시키는 것을 목표로 한다. 그렇게 해서 50회씩 3세트가 가능해지려면 일반적으로 약 2~3주정도 소요된다. 벤치의 경우도 비슷하게 하면 된다. 초보자의 경우 팔굽혀펴기로 똑같은 방식으로 시도해보면 된다. 이런 식으로 반복의 변화를 통해 운동강도를 증가시키는 노력이 처음 시작해야할 노력이다. 이러한 반복능력의 증가는 다른 운동강도의 설정요인 즉 중량, 세트 등의 요인을 조절하기 전에 꼭 해야 할 요인이다.

이러한 반복능력만으로도 즉 중량과 같이 중요한 변인을 배재하더라도 초보자에겐 충분한 강도를 제공한다.

〈1주차 운동일지〉

1일~2일

1. 워밍업 5~10분 후 스트레칭 5~10분
2. 웨이트 트레이닝

   맨몸스쿼트 10회 3세트, 데드리프트 빈바 10회 3세트, 푸쉬업 10회 3세트
3. 유산소 운동(최대심박수의 60% 수준) 후 정리 운동 10분

3일

1. 워밍업 5~10분 후 스트레칭 5~10분
2. 웨이트 트레이닝

   맨몸스쿼트 10회 3세트, 데드리프트 빈바 10회 3세트, 푸쉬업 10회 3세트
3. 유산소 운동(최대심박수의 60% 수준) 후 정리 운동 10분

4일

1. 워밍업 5~10분 후 스트레칭 5~10분
2. 웨이트 트레이닝

   맨몸스쿼트 12회 3세트, 데드리프트 빈바 12회 3세트, 푸쉬업 12회 3세트
3. 유산소 운동(최대심박수의 60% 수준) 후 정리 운동 10분

5일

1. 워밍업 5~10분 후 스트레칭 5~10분
2. 웨이트 트레이닝

   맨몸스쿼트 14회 3세트, 데드리프트 빈바 14회 3세트, 푸쉬업 14회 3세트
3. 유산소 운동(최대심박수의 60% 수준) 후 정리 운동 10분

6일

1. 워밍업 5~10분 후 스트레칭 5~10분
2. 웨이트 트레이닝

맨몸스쿼트 16회 3세트, 데드리프트 빈바 16회 3세트, 푸쉬업 16회 3세트

3. 유산소 운동(최대심박수의 60% 수준) 후 정리 운동 10분

〈2주차 운동일지〉

1일

맨몸스쿼트 18회 3세트, 데드리프트 빈바 18회 3세트, 푸쉬업 18회 3세트

2일

맨몸스쿼트 20회 3세트, 데드리프트 빈바 20회 3세트, 푸쉬업 20회 3세트

3일

맨몸스쿼트 22회 3세트, 데드리프트 빈바 22회 3세트, 푸쉬업 22회 3세트

4일

맨몸스쿼트 24회 3세트, 데드리프트 빈바 24회 3세트, 푸쉬업 24회 3세트

5일

맨몸스쿼트 26회 3세트, 데드리프트 빈바 26회 3세트, 푸쉬업 26회 3세트

6일

맨몸스쿼트 28회 3세트, 데드리프트 빈바 28회 3세트, 푸쉬업 28회 3세트

〈3주차 운동일지〉

1일

맨몸스쿼트 30회 3세트, 데드리프트 빈바 30회 3세트, 푸쉬업 30회 3세트

2일

맨몸스쿼트 32회 3세트, 데드리프트 빈바 32회 3세트, 푸쉬업 32회 3세트

3일

맨몸스쿼트 34회 3세트, 데드리프트 빈바 34회 3세트, 푸쉬업 34회 3세트

4일

맨몸스쿼트 36회 3세트, 데드리프트 빈바 36회 3세트, 푸쉬업 36회 3세트

5일

맨몸스쿼트 38회 3세트, 데드리프트 빈바 38회 3세트, 푸쉬업 38회 3세트

6일

맨몸스쿼트 40회 3세트, 데드리프트 빈바 40회 3세트, 푸쉬업 40회 3세트

〈4주차 운동일지〉

1일

맨몸스쿼트 42회 3세트, 데드리프트 빈바 42회 3세트, 푸쉬업 42회 3세트

2일

맨몸스쿼트 44회 3세트, 데드리프트 빈바 44회 3세트, 푸쉬업 44회 3세트

3일

맨몸스쿼트 46회 3세트, 데드리프트 빈바 46회 3세트, 푸쉬업 46회 3세트

4일

맨몸스쿼트 48회 3세트, 데드리프트 빈바 48회 3세트, 푸쉬업 48회 3세트

5일

맨몸스쿼트 50회 3세트, 데드리프트 빈바 50회 3세트, 푸쉬업 50회 3세트

2) 웨이트 트레이닝 초급자 프로그램 1단계 (2)

초보자의 경우 분할이 없는 운동을 하게 된다. 초보자 즉 운동강도를 통한 자극보다는 동작의 익숙성이 중요한 초보자의 경우 무분할을 실시한다. 그냥 매일 같은 종목을 실시하는 것이다. 앞에서 언급지만 운동강도에서 가장먼저 고려해야할 부분이 종목이다. 가장 중요한 종목인 벤치프레스, 데드리프트, 스쿼트 3가지종목을 통해 주요근육들의 움직임을 익히는 단계이다. 매일 할때는 중량은 제외시켜야 하며 목적이 고중량을 통한 자극이 아니기 때문에 자극보다는 많이 움직이는 것 자체에 초점을 맞추는 것이다. 스쿼

트는 중량 없이 하고 데드리프트는 20kg, 벤치도 20kg로 한다. 10번씩 10세트정도 시키면 2~3일이면 운동에 대한 적응력이 생기고 반복을 1~2개씩 늘려나가면 일반적으로 2~3주면 20개식 10세트를 수행해내게 된다. 무분할 단계의 운동 목적은 자주 많이 움직여서 동작을 익숙하게 만드는 일이다. 익숙해지는 데는 고중량과 휴식보다는 자주 많이 움직이는 것 자체가 중요한 것이다. 이러한 무분할이 또 필요한 시기는 바로 운동을 중단했다가 다시 시작 할 때이다. 근력과 근지구력만 감소한 것이 아니라 회복능력도 떨어져있어서 조금만 해도 근육통이 오래 간다. 이럴 땐 가볍게 많이 해서 매일1주정도 해준 다음 서서히 분할을 해나가는 것이 좋다. 오랜만에 할 때는 강도와 휴식보다는 운동자체의 적응이 필요기 때문이다.

〈4주차 운동일지〉

6일(4주차 5일에 이어서 실시함)

스쿼트 빈바 10회 10세트, 데드리프트 20k 10회 10세트,

벤치프레스 20k 10회 10세트

〈5주차 운동일지〉

1일~2일

스쿼트 빈바 10회 10세트, 데드리프트 20k 10회 10세트,

벤치프레스 20k 10회 10세트

3일

스쿼트 빈바 11회 10세트, 데드리프트 20k 11회 10세트,

벤치프레스 20k 11회 10세트

4일

스쿼트 빈바 12회 10세트, 데드리프트 20k 12회 10세트,

벤치프레스 20k 12회 10세트

5일

스쿼트 빈바 13회 10세트, 데드리프트 20k 13회 10세트,

벤치프레스 20k 13회 10세트

6일

스쿼트 빈바 14회 10세트, 데드리프트 20k 14회 10세트,
벤치프레스 20k 14회 10세트

〈6주차 운동일지〉

1일

스쿼트 빈바 15회 10세트, 데드리프트 20k 15회 10세트,
벤치프레스 20k 15회 10세트

2일

스쿼트 빈바 16회 10세트, 데드리프트 20k 16회 10세트,
벤치프레스 20k 16회 10세트

3일

스쿼트 빈바 17회 10세트, 데드리프트 20k 17회 10세트,
벤치프레스 20k 17회 10세트

4일

스쿼트 빈바 18회 10세트, 데드리프트 20k 18회 10세트,
벤치프레스 20k 18회 10세트

5일

스쿼트 빈바 19회 10세트, 데드리프트 20k 19회 10세트,
벤치프레스 20k 19회 10세트

6일

스쿼트 빈바 20회 10세트, 데드리프트 20k 20회 10세트,
벤치프레스 20k 20회 10세트

3) 웨이트 트레이닝 초급자 프로그램 2단계 (서킷 트레이닝)

웨이트 트레이닝을 처음 시작하는 단계에서는 우선 기초 근력과 근지구력, 심폐지구력의 향상을 위한 전신 서킷 트레이닝을 실시하는 것이 바람직하다. 이는 신체의 어느 한 부위에 집중하여 훈련하는 중급자 이상의 프로그램과 분명한 차이점을 보이며, 운동 초기

근육통 등의 부상을 방지하기 위함이다. 또한 이 프로그램은 근육의 크기 증대보다는 근육과 혈관, 관절을 활동적으로 바꾸기 위한 준비의 의미를 갖는 것이므로 과도한 중량으로 무리하게 트레이닝 하는 것은 절대 금지이다. 서킷 트레이닝은 전통적인 트레이닝 방법이며 모든 트레이닝 교과서에 기초체력 증가에 최고의 방법으로 나와 있는 방법이다. 그리고 초보자에게 가장 많이 추천되는 방식이다. 서킷 트레이닝은 전통적인 7~10가지 정도의 다양한 운동을 한 번에 즉 세트당 휴식시간 없이 실시하는 방법이다. 서킷 트레이닝은 슈퍼세트나 컴파운드 세트와 같은 세트법이라기 보단 트레이닝의 또 다른 유형이다. 이 방법은 어떤 부위의 자극이 목적이 아니라 전신의 종목을 골고루 실시하여 기초체력을 형성할 때 사용하는 방법이다.

〈7주차 운동일지〉

1. 워밍업 후 스트레칭
2. 웨이트 트레이닝
   벤치프레스 20회, 데드리프트 20회, 비하인드넥 프레스 20회,
   라잉트라이셉스 익스텐션 20회, 스쿼트 20회, 크런치 한계지점까지,
   풀업 한계지점까지, 스텐딩 바벨컬 20회, 3서클 실시
3. 유산소 운동 후 정리 운동

〈8주차 운동일지〉

벤치프레스 20회, 데드리프트 20회, 비하인드넥 프레스 20회,
라잉트라이셉스 익스텐션 20회, 스쿼트 20회, 크런치 한계지점까지,
풀업 한계지점까지, 스텐딩 바벨컬 20회, 3~4서클 실시

〈9주차 운동일지〉

벤치프레스 20회, 데드리프트 20회, 비하인드넥 프레스 20회,
라잉트라이셉스 익스텐션 20회, 스쿼트 20회, 크런치 한계지점까지,
풀업 한계지점까지, 스텐딩 바벨컬 20회, 4~5서클 실시

〈10주차 운동일지〉

벤치프레스 20회, 데드리프트 20회, 비하인드넥 프레스 20회,

라잉트라이셉스 익스텐션 20회, 스쿼트 20회, 크런치 한계지점까지, 풀업 한계지점까지, 스텐딩 바벨컬 20회, 5서클 실시

4) 웨이트 트레이닝 초급자 프로그램 3단계 (2분할)

운동의 목적이 동작의 익숙성 뿐 아니라 자극이 들어가게 되면 휴식의 비중이 조금씩 늘어나게 된다. 일반적으로 부위별로 10세트 이상 수행 할 수 있으면, 세트 당 강도가 약하더라도 어느 정도 자극이 가해지게 되면, 휴식이 필요하게 된다.

즉 부위별 운동수행 능력이 큰 근육의 경우 10세트 이상 되게 될 경우 분할에 접어들면 된다. 동작이 익숙해져서 트레이닝의 초점을 운동 수행능력의 증가로 맞춰나갈 시기가 온 것이다. 무분할 시에 중량은 고려 안했던 것에 비하여 2일 분할부터는 중량을 고려한다. 이때 이두나 삼두는 큰 근육운동 시 사용되기 때문에 꼭 10세트 이상 수행해야 할 필요는 없다. 초보자의 경우 무분할 운동에서 3가지 종목의 수향능력은 일정수준에 도달했지만 어깨, 이두, 삼두는 체력이 좀 떨어지기 때문에 10세트가 아니라 5세트정도 추가시키면서 자세연습과 자극을 동시에 꽤하게 된다. 1일은 벤치프레스를 하고 다른 운동 한가지정도 추가해서 총 10~12세트정도 하고 어깨 오버헤드프레스와 레이즈를 가볍게 해서 삼각근을 자극시켜 총 10세트정도 한다. 이정도 하게 되면 초보자들은 삼두가 꽤 지치게 되어 5~8세트정도만 해도 충분한 자극을 받게 된다.

2일은 턱걸이와 데드리프트를 총 10~12세트정도 하고 턱걸이를 통해 이두가 지쳐 있기 때문에 바벨컬 5~8세트정도 실시하면서 이두를 끝낸다. 그리고 스쿼트 10세트정도로 마무리해서 2일 분할을 완성하게 된다. 2일 분할을 6개월 정도 하는 것을 권장한다. 고강도자극을 위해 2일분할로 기본을 탄탄하게 다지는 것이다.

〈11주차 운동일지〉

1일 · 3일 · 5일

1. 워밍업 후 스트레칭
2. 웨이트 트레이닝
   풀업 5세트, 데드리프트 5세트, 바벨컬 5세트, 스쿼트 10세트
3. 유산소 운동 후 정리 운동

2일 · 4일 · 6일

1. 워밍업 후 스트레칭

2. 웨이트 트레이닝
   벤치프레스 5세트, 딥스 5세트, 비하인드넥 프레스 5세트,
   사이드 레터럴레이즈 5세트, 라잉트라이셉스 익스텐션 5세트
3. 유산소 운동 후 정리 운동

벤치프레스 위주로 가슴운동을 하고나면 이미 삼각근과 삼두근이 지치게 되어 적은세트로 3부위를 자극을 가할 수 있는 장점이 있다. 2일째에도 등을 하고 나면 이두가 동원되기 때문에 이두를 많이 하지 않아도 금방 끝난다.
데드리프트나 스쿼트도 마찬가지로 동원되는 근육이 비슷해서 많은 세트를 안 해도 자극을 가할 수 있다. 초보자의 경우 위와 같은 분할을 추천하는 이유는 운동을 지속적으로 수행 할 수 있는 기초체력이 어차피 부족하기 때문에 절대치를 낮추고 상대적 강도를 높일 수 있는 방법이 좋은 방법이 되는 것이다. 그리고 되도록 적은 중량으로도 자극이 가능 하다는 것을 인지하는 것 또한 좋은 경험이고 중량을 통한 자극보다는 자세와 반복에 의한 자극을 먼저 느끼는 것이 좋기 때문에 추천한다.
그리고 일주일에 3번씩 돌아가기 때문에 다양한 조절이 가능하다. 2분할 단계에서는 강도보다는 자주 해당부위를 자극함으로 해서 운동자체를 익숙하게 만드는 것이 중요하기 때문에 비중의 변화를 통해 익숙성과 강도의 두 마리 토끼를 노려보는 것도 좋을 것 같다.

VIII. 체형교정 및 활정술

1. 활정술의 이해
2. 활정술의 이해
3. 활정술의 장점
4. 활정술의 명현반응
5. 인대(Ligament)
6. 건(Tendon)
7. 근섬유의 이해
8. 골격의 이해
9. 활정술의 실시방법
10. 활정술의 용어
11. 활정술 적용 시 주의할 점
12. 활정술 운동 시 준비물
13. 활정술의 활용법
14. 활정술의 운동자극법의 순서
15. 체형교정의 의미
16. 체형교정의 필요성
17. 신체 증상에 따른 운동법
18. 활정술 실기

VIII. 체형교정 및 활정술

1. 활정술의 이해

1) 활정술이란?

발을 활용하여 인체를 구조적으로 안정되게 조정하며, 변형된 인체를 바른 체형 상태로 전환시킬 수 있도록 하기 위하여 발의 각각 다른 형태(발바닥, 발앞꿈치, 발뒷꿈치, 발측면)로 근육과 힘줄 및 인대를 자극 운동시켜 정상위치로 자리하도록 하는 운동자극법을 활정술이라 한다.

활정술은 활(活), 족(足), 정(正), 술(術)의 줄임말이며, 신체를 발을 통해 정상적으로 가동할 수 있도록 하는 것이며, 이는 최초에 특수체육을 전공한 노미원 원장이 장애우를 운동시키면서 정상화되는 것을 기록하였고 다양한 동작을 반복하여 긍정적인 효과를 얻는데 약 15년이란 세월이 걸렸고, 이를 운동해부학에 연결시켜 이론적 배경을 체계화한 학자가 이기세 박사이다. 특히 이를 보급교육에 박차를 가한 사람이 정형진 연구원이다. 노미원 원장은 다양한 자극방법 및 운동방법을 "묘가"라고 칭하였고, 국민체력센터에서 연구원으로 근무하면서 보급하였고, 이기세 박사는 근세포, 힘줄과 인대를 자극하여 인체를 살릴 수 있는 기술이라 하여 최초로 "활정술"이라는 용어를 사용하였다. 또한 전국 활법지도사들 아카데미에 초청받아 활정술의 이론과 실기방법에 대하여 정립하는 계기를 가졌으며, 정형진연구원은 국민체력센터에서 연구원으로써 활정술을 키성장 운동 프로그램으로 개발 운영하고 있다.

특히 활정술의 발자취라고 할 수 있는 인천지역에서는 천인순이 여성 최초로 활정술 인정증을 받았고, 그 이후에 최지숙, 김태형, 최지혜, 조병욱, 이선영, 노성환 학자들이 줄이어 기술 숙련과 연구에 박차를 가하게 되었다.

2. 활정술의 이해

활정술은 피시술자의 힘줄을 이완하는 것이 중요한 기법이라고 할 수 있다. 활정술은 "뼈와 뼈를 이어주는 인대" 와 "근육과 뼈를 이어주는 건(힘줄)"을 자극함으로써 관절이 정상적인 위치로 돌아갈 수 있도록 하는 자극법의 하나이다. 마사지는 근육을 자극하여 피로를 회복시키지만, 활정술은 힘줄(건)을 자극하여 노화 및 축소된 관절의 가동범위를, 확장 및 정상 상태로 되돌리기 위해 자극하는 운동법의 하나로 완전고정법과 반고정법을 활용하여 근육의 움직임을 조정하는데 중요한 역할을 하도록 하는 것이 주된 운동법이라고 할 수 있다.

3. 활정술의 장점

1) 체중을 활용하여 힘들이지 않고 실시할 수 있다.
2) 장시간 실시할 수 있다.
3) 하루에 여러 명을 다룰 수 있다.
4) 효과가 오래 간다.
5) 관절이 기준점이 된다.(족관절, 슬관절, 고관절, 수관절, 주관절, 견관절)

4. 활정술의 명현반응

활정술을 실시하면 다양한 반응이 나타난다. 처음 체험운동을 할 경우 자극부분의 근육이 나른하거나 저림현상 및 간지러운 듯한 다양한 반응이 나타나는데, 이는 자극에 대한 적응현상으로 활정술에서는 호전반응 또는 명현반응이라고 한다. 각각의 반응은 아래와 같다.

이완반응: 나른함, 졸음(관절조직들의 정리기간)
회복반응: 손발저림, 개운함(혈액순환 촉진)
과민반응: 종아리 아랫부분의 간지러운 듯한 약한 통증 동반
(일시적 근육 긴장)
배설작용: 발열(장기 활성화로 인한 땀이나 소변 배출)

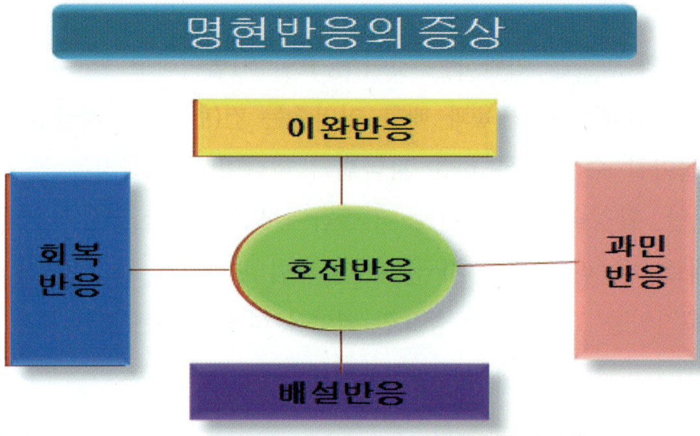

5. 인대(Ligament)

인대는 뼈를 잡아주는 섬유이다. 특히 황인대와 백인대로 구별되며, 황인대는 탄력섬유로 구성되어 있으며 젊은 인대라고 할 수 있지만 반면 백인대는 튼튼하지만 탄력성이 없는 인대를 말하며 노화된 인대를 흔히 일컫는다.

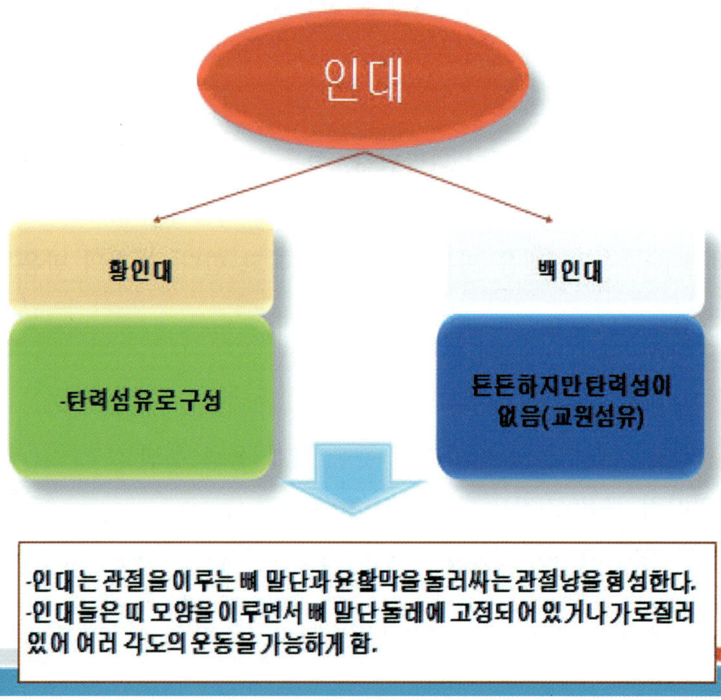

인대는 관절의 움직임을 활성화하고, 가동 범위를 조절하는 결체조직 섬유이며, 교원질과 탄력성 섬유로 인하여 탄력성 유지하며, 뼈와 뼈를 연결하는 중요한 역할을 하고 있다. 특히 인대는 다시 자라지 않으며, 밀도가 아주 높은 콜라겐 묶음 띠의 일종이라고 할 수 있다.

6. 건(Tendon)

건은 힘줄이라고도 하며, 골격근에 있어서 근육을 뼈에 연결하는 띠의 일종이라고 할 수 있으며, 활정술에서 가동범위를 원상회복시킬 수 있는 유일한 조직중의 하나이기도 하다. 특히 발뒤꿈치에 있는 아킬레스건은 큰 충격을 받으면 큰 파열음과 함께 움직일 수 없게 된다. 이는 힘줄이 탄력을 잃어 교원섬유질로 변함으로써 발생될 수도 있다.

7. 근섬유의 이해

1) 서근(적근) 섬유

서근 섬유는 수축반응 속도가 느리며, 혈액운반 단백질인 미오글로빈 함량이 많으며, 종아리의 자세유지근육인 "슬와근" 은 거의 서근으로 구성되어 있으며, 에너지 효율이 높아 동일한 에너지로 더 많은 힘을 생산하기 때문에 장시간 운동에 적합하다. Slow myosin이라고도 하며, 미토콘드리아 수가 많은 것이 특징이다.

2) 속근(백근)섬유

속근 섬유는 수축 속도가 빠른 대신 쉽게 피로해 진다. 눈의 깜빡거림을 담당하는 "모양체근"은 대부분 속근 섬유에 속하며, Fast myosin이라고 한다. 특히 미토콘드리아수가 적은 것이 특징이다.

8. 골격의 이해

인체의 뼈는 206개의 뼈로 관절화 되어있다. 골격의 기능은 인체의 지지 및 자세유지, 주요기관의 보호, 인체의 운동(지렛대 작용), 조혈작용을 통한 혈액세포 생산 및 인과 칼슘의 저장과 필요 시 공급작용을 하고 있다.

전신뼈대의 구성

머리	뇌머리뼈(neurocranium)	이마뼈, 마루뼈, 뒤통수뼈, 관자뼈, 나비뼈, 벌집뼈
	얼굴머리뼈(facial cranium)	코뼈, 눈물뼈, 보습뼈, 아래코선반, 위턱뼈, 광대뼈, 입천장뼈, 아래턱뼈, 목뿔뼈
몸통	척주(vertebral column)	목뼈(7), 등뼈(12), 허리뼈(5), 엉치뼈(5), 꼬리뼈(3~5)
	가슴부위(thoracic part)	복장뼈(1), 갈비뼈(12대), 등뼈(12)
팔	팔이음뼈(shoulder girdle)	어깨뼈, 빗장뼈
	자유팔뼈(bones of free upper limb)	위팔 : 위팔뼈, 아래팔 : 노뼈, 자뼈, 손목뼈 : 손배뼈, 반달뼈, 세모뼈, 콩알뼈, 큰마름뼈, 작은마름뼈, 알머리뼈, 갈고리뼈, 손허리뼈 : 첫째~다섯째손허리뼈, 손가락뼈 : 첫마디뼈, 중간마디뼈, 끝마디뼈
다리	다리이음뼈(pelvic girdle)	볼기뼈(엉덩뼈, 두덩뼈, 궁둥뼈)
	자유다리뼈(bones of free lower limb)	넙다리 : 넙다리뼈, 무릎뼈, 종아리 : 정강뼈, 종아리뼈, 발목뼈 : 목말뼈, 발꿈치뼈, 발배뼈, 안쪽쐐기뼈, 중간쐐기뼈, 가쪽쐐기뼈, 입방뼈, 발허리뼈 : 첫째~다섯째발허리뼈

9. 활정술의 실시방법

활정술의 실시방법은 아래와 같다.

1) 인체의 중심인 골반을 좌·우 먼저 자극한다.
2) 말초부위부터 자극한다(다리고정, 손고정).
3) 인대와 힘줄은 이완된 자세에서 시작한다.
4) 자극점을 밟을 때는 고정점을 약간 놓으면서 자극한다.
5) 근육자극 시 1차적 고정점은 바닥으로 지정하라
6) 근육자극 시 근육량이 적은 부위는 지면을 동시에 활용하라
7) 한 번에 자극을 끝내지 말고 반대쪽을 똑같이 실시하라(3회 이상)

10. 활정술의 용어

활정술을 실시하는 방법 중에는 고정점을 완전 고정하는 방법과 반 고정(부분고정)하는 방법이 있으며, 지면을 고정점으로 약 자극 운동하는 방법이 있다.

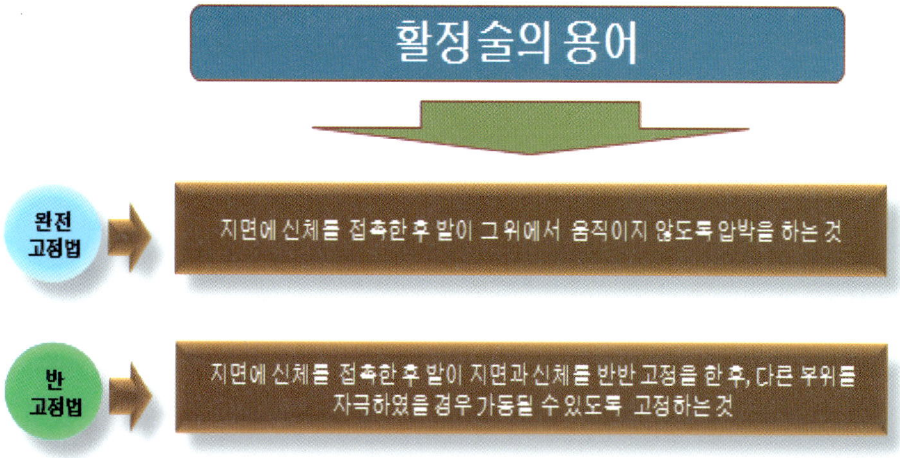
활정술의 용어
완전 고정법
지면에 신체를 접촉한 후 발이 그 위에서 움직이지 않도록 압박을 하는 것
반 고정법
지면에 신체를 접촉한 후 발이 지면과 신체를 반반 고정을 한 후, 다른 부위를 자극하였을 경우 가동될 수 있도록 고정하는 것

11. 활정술 적용 시 주의할 점

활정술을 실시하기 전에 주의해야할 점은 아래와 같다.

1) 피술자의 문진을 실시하여야 한다(기존 질병유무 확인).
2) 운동여부 확인(활동근, 비활동근)
3) 노인과 중년 여성의 경우 반드시 골다공증 여부를 확인한다.
4) 가장 약한 자극부터 중자극, 강자극으로 실시하라.
5) 반드시 활정술 운동이 의술이 아니라 가동범위를 확장시킬 수 있도록 자극하는 운동법임을 주지시켜라.

12. 활정술 운동 시 준비물

1) 5cm 이상의 매트리스
2) 중심을 잡을 수 있는 보조 봉 (지팡이)
3) 양말위에 (덧버선)

4) 수건

5) 얇은 담요 2장

13. 활정술의 활용법

1) 성장마사지의 일환으로 초, 중, 고등학생들의 관절자극기법으로 활용

2) 가동범위를 확장하고자 하는 재활대상의 자극으로 활용

3) 운동선수들의 피로 회복 차원의 자극법으로 적용

4) 마사지의 자극법으로 효과를 보지 못한 대상들에게 적용

5) 카이로 프랙틱의 적용이 어렵거나 테크닉이 부족할 경우 활용

6) 체형 변형으로 인해 고민하는 대상들의 바른 체형 교정 운동법으로 활용

14. 활정술의 운동자극법의 순서

활정술은 인체의 중심인 고관절을 흔들어 근육을 풀어주는 것이 가장 먼저 실시해야 할 자극부위이다. 특히 심장에서 먼 부위부터 자극하여 심장의 부담을 줄여주는 것이 중요하다. 활정술의 실시 순서는 다음과 같다.

15. 체형교정의 의미

체형교정은 선척적이든 후천적이든 관절의 정상적이지 못한 결합으로 인해 신체의 움

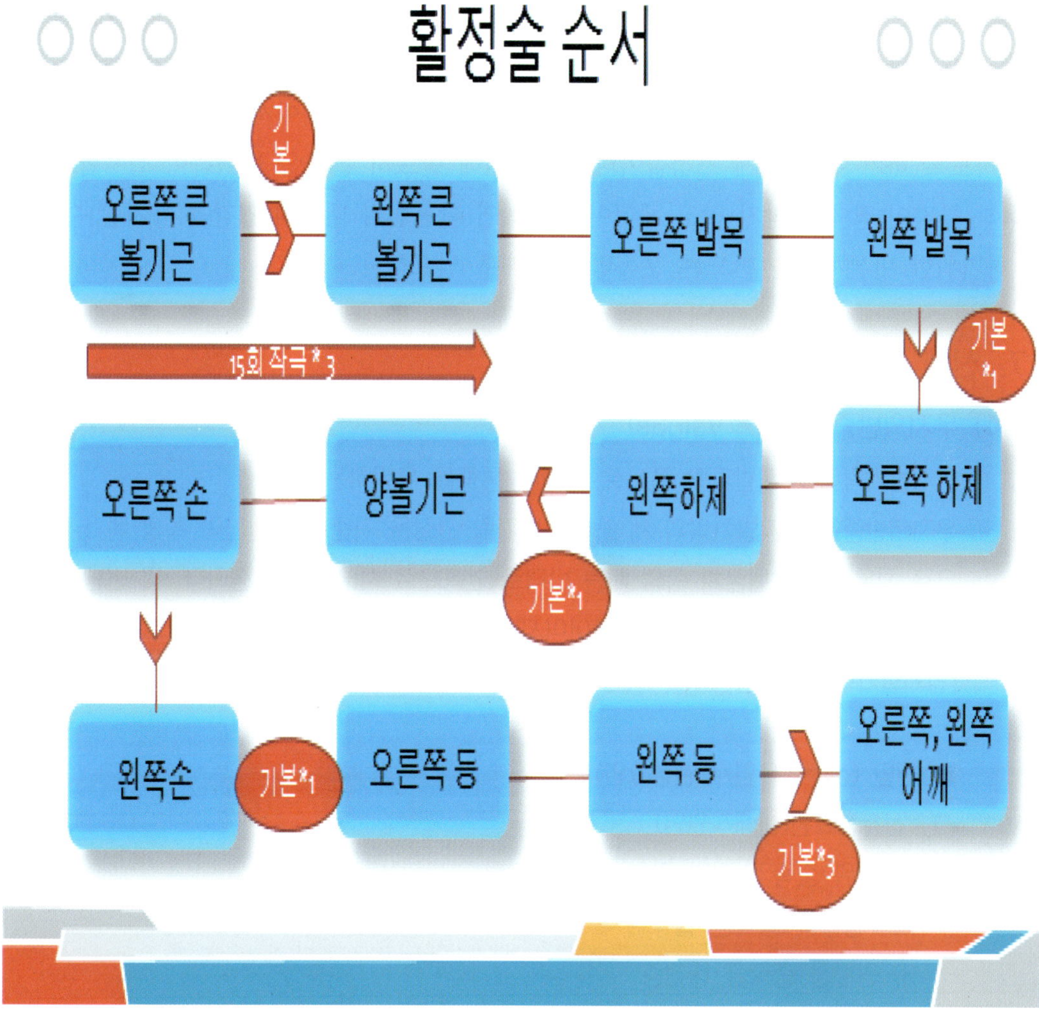

직임이 부자연스럽고 불편할 수 있는 신체적 조건을 가진 사황을 정상적으로 만들기 위해 신체활동과 스트레칭 및 다여id한 운동을 통하여 신체활동에 지장을 초래하지 않도록 민드는 건강 운동법의 일종이다.

16. 체형교정의 필요성

체형교정은 발목, 골반, 어깨관절 등의 이상으로 체형상태가 삐뚤어지고 나아가 활동하는데 불편함과 통증을 유발할 수 있기 때문에 정상적으로 관절과 결합할 수 있도록 조정하여 보행, 움직임 등이 원활하게 하며, 이미 정해진 가동범위 내에서 정상적인 움직임이 가능하도록 하기 위한 신체 조정술이다. 이를 위해 반드시 운동을 병행하여 실시함으로써 근육과 골격이 장애를 받지 않고 체형이 정상적인 활동범위 내에서 건강을 유지할 수 있도록 하기위한 바른체형을 만드는 운동법으로 매우 필요하다.

17. 신체 증상에 따른 운동법

1) 무지외반증(Hallux Valgus)

엄지발가락이 새끼발가락 쪽으로 꺾여서 통증을 유발하는 질환

무지외반증은 엄지발가락의 제 1중족 발가락 관절을 기준으로 발가락 쪽의 뼈가 바깥쪽으로 치우치고 발뒤꿈치 쪽의 뼈는 반대로 안쪽으로 치우치는 변형이다. 이 변형은 발의 수평면에서의 변형을 의미하는 용어이지만 실제로는 발가락이 발등 쪽으로 휘거나 회전(엄지발가락 축을 중심으로 회전;회내)하는 변형을 통한 삼차적 변형이다.

▶ 원인 (선천성요인/후천성요인)

1. 선천성요인(내재적원인)
   1) 원위 중족 관절면 각이 과다한 경우
   2) 평발과 넓적한 발
   3) 원발성 중족골 내전증
   4) 과도하게 유연한 발

.2 후천성요인(외재적요인)
   1) 하이힐 등의 신발과 좁고 굽이 높은 신발을 신는 습관
   2) 외상

묘가 바른자세는 현대인들이 겪고 있는 무지외반증의 원인을 바르지 못한 보행과 좌식자세에서 후천성요인(외재적요인)을 찾았다. 자가 교정을 통하여 누구나 큰 효과를 볼 수 있고 원인과 진행과정을 쉽게 이해하여 많은 사람들이 고통 받는 무지외반증으로 부터 벗어날 수 있다. 이제부터 무지외반증을 예방하기 위해 묘가 수련을 배워보도록 하자.

3) 묘가바른자세

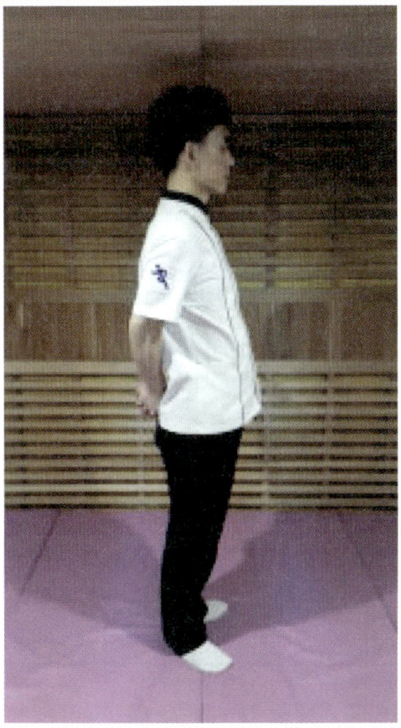

동작① 바른서기

요령

자세를 바르게 하여 선다.
양손을 등 뒤로 깍지를 끼고 천골에 댄다.
다리를 곧게 붙인다.
발뒤꿈치를 모아 발을 V자로 벌린다.
호흡을 코로 내쉬면서 7초 간 젖혀준다.
이 동작을 2~3회 반복한다.

효과

휜 다리를 바르게 교정한다.
골반과 허리를 강화시켜 준다.
상체를 바르게 교정한다.

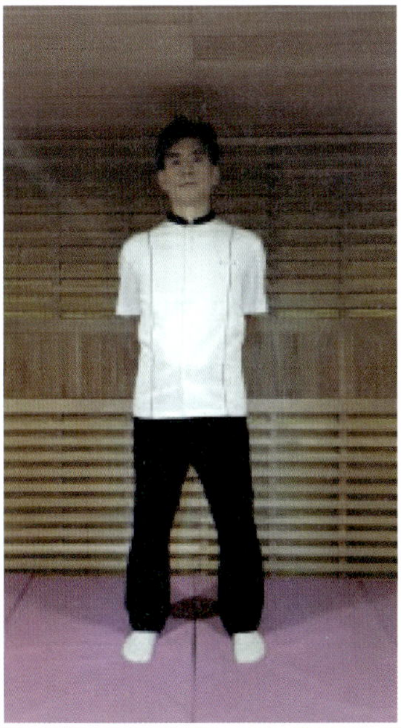

동작② 평자세

요령

자세를 바르게 하여 선다.
양손을 등 뒤로 깍지를 끼고 천골에 댄다.
다리를 어깨 너비만큼 벌린다.
호흡을 코로 내쉬면서 7초 간 젖혀준다.
이 동작을 2~3회 반복한다.

효과

상체를 바르게 교정한다.
골반과 허리를 강화시켜 준다.
체중을 다리 안쪽으로 모아 보행 시
무지외반증을 예방한다.

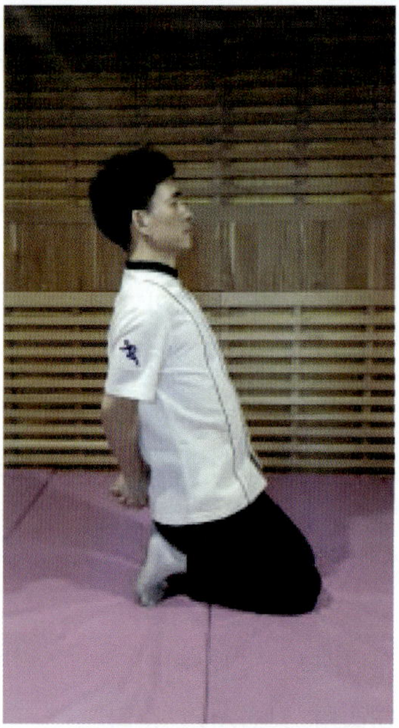

동작③ 좌부동

요령

발가락을 바닥에 대고 무릎을 꿇는다.
양손을 등 뒤로 깍지를 끼고 천골에 댄다.
호흡을 코로 내쉬면서 7초 간 젖혀준다.
이 동작을 2~3회 반복한다.

효과

발목을 바르게 교정한다.
골반과 허리를 강화시켜 준다.
족저근막을 자극하여 무지외반증을 바르게 교정한다.

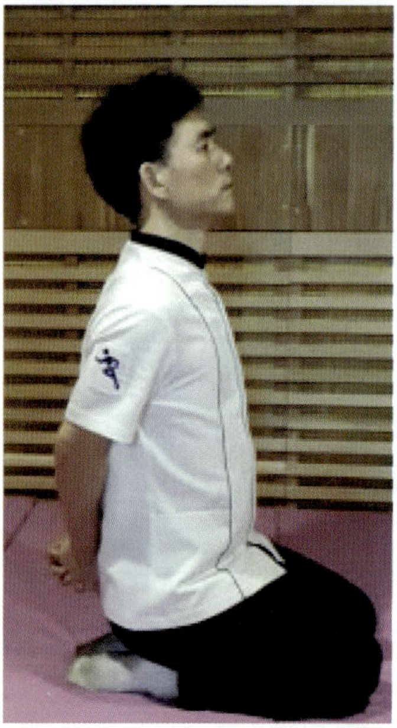

동작④ 정좌

요령

무릎을 꿇고 바르게 앉는다.
양손을 등 뒤로 깍지를 끼고 천골에 댄다.
호흡을 코로 내쉬면서 7초 간 젖혀준다.
이 동작을 2~3회 반복한다.

효과

발등을 바르게 교정한다.
골반과 허리를 강화시켜 준다.
복부의 근력을 강화시켜 준다.

동작 ⑤ 바른예절

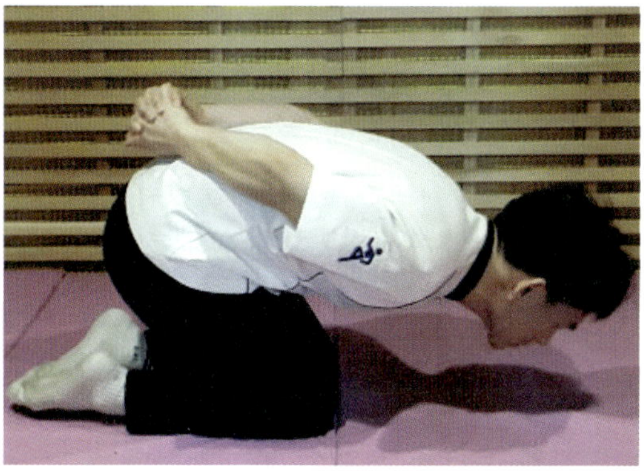

요령

무릎을 꿇고 바르게 앉는다.
양손을 등 뒤로 깍지를 끼고 천골에 댄다.
상체를 앞으로 숙여준다.
호흡을 코로 내쉬면서 7초 간 젖혀준다.
이 동작을 2~3회 반복한다.

효과

고관절울 강화시켜 준다.
허리와 등 근육을 강화시켜준다.
대퇴부 안쪽과 바깥쪽을 바르게 교정한다.

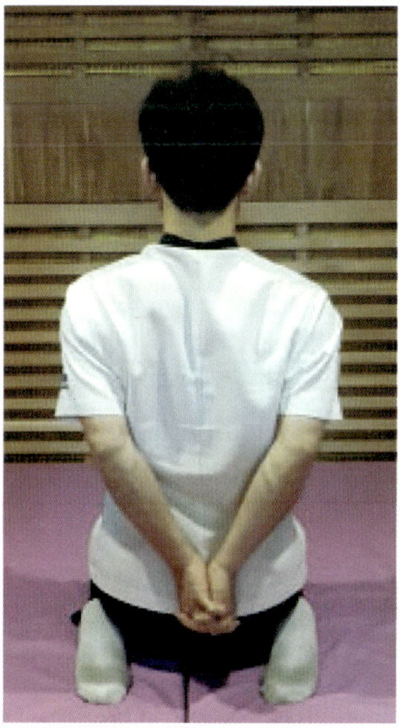

동작 ⑥ 바른앉기

요령

바닥에 양발을 벌려 바르게 앉는다.
양손을 등 뒤로 깍지를 끼고 천골에 댄다.
상체를 바르게 펴준다.
호흡을 코로 내쉬면서 7초 간 젖혀준다.
이 동작을 2~3회 반복한다.

효과

발뒤꿈치의 내번을 바르게 교정한다.
무릎의 내반슬(X자 다리)을 바르게 교정한다.
발등을 바르게 하여 무지외반증을 교정한다.
골반과 척추를 바르게 교정한다.

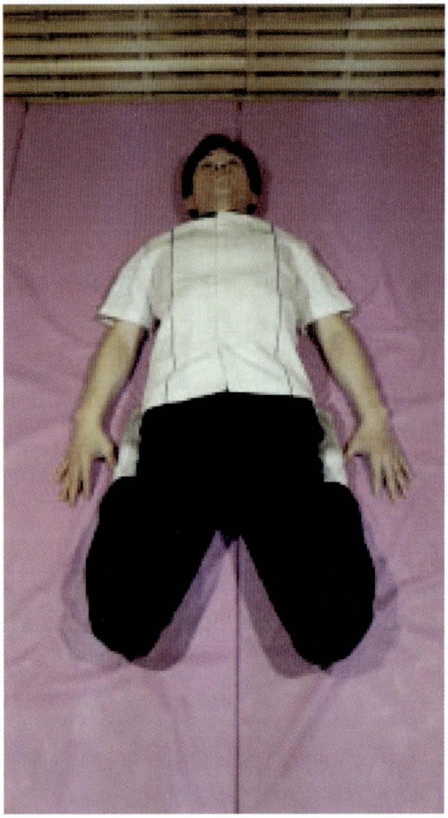

동작 ⑦ 바른눕기

요령
무릎을 바르게 꿇고 뒤로 눕는다.
양손을 바르게 바닥에 놓는다.
등과 허리를 최대한 바닥에 붙인다.
호흡을 코로 내쉬면서 7초 간 자세를 유지한다.
이 동작을 2~3회 반복한다.

효과
발뒤꿈치의 내번을 강하게 교정한다.
무릎의 내반슬(X자 다리)을 강하게 교정한다.
발등을 바르게 하여 무지외반증을 강하게 교정한다.
골반과 척추를 강하게 교정한다.

※ 발목과 허리에 부담을 줄 수 있으므로 유연성이 부족한 사람은 가급적 충분한 훈련 후에 실행하도록 한다.

4) 묘가 발등치기

엄지발가락이 휘면서 돌출되는 무지외반증을 '건막류'라고도 부르는데, 이에 반하여 새끼발가락이 돌출되는 것은 '소건막류'라고 부른다. 대개 새끼발가락이 돌출되면서 볼이 좁고 꽉 끼는 신발과 지속적인 마찰을 일으켜서 발의 바깥쪽이나 발바닥 쪽에 통증을 동반하게 된다.

묘가 족타법은 현대인들이 겪고 있는 소건막류의 원인을 바르지 못한 보행과 좌식자세에서 후천성요인(외재적요인)을 찾았다. 자가 교정을 통하여 누구나 큰 효과를 볼 수 있고 원인과 진행과정을 쉽게 이해하여 많은 사람들이 고통 받는 소건막류로 부터 벗어날 수 있다. 이제부터 소건막류를 예방하기 위해 묘가 수련을 배워보도록 하자.

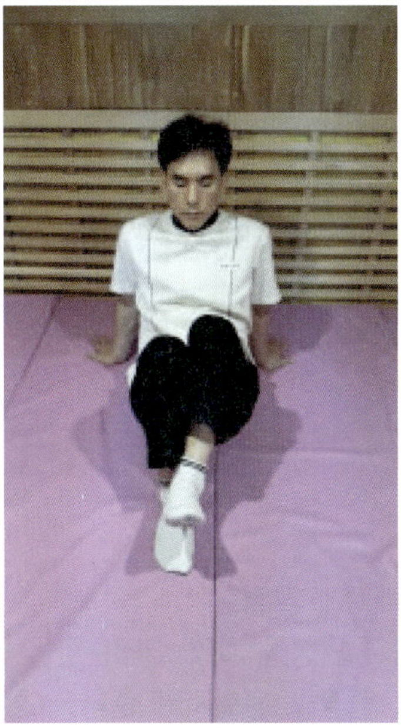

동작① 발등치기

요령
무릎을 바르게 굽히고 앉는다.
다리를 모은 뒤 한쪽 다리를 든다.
발뒤꿈치로 발등을 7초 동안 고르게 두드려 준다.
이 동작을 좌우로 반복한다.

효과
거골을 바르게 교정한다.
발목의 유연성을 길러 준다.
발등을 강하게 교정한다.

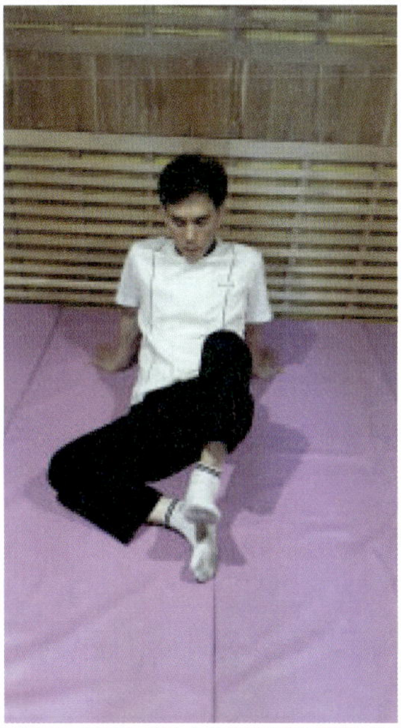

동작② 발면치기

요령
무릎을 바르게 굽히고 앉는다.
한쪽 다리를 벌리고 반대쪽 발을 한쪽 발 면에 놓는다.
발뒤꿈치로 발 면을 7초 동안 고르게 두드려 준다.
이 동작을 좌우로 반복한다.

효과
입방골을 바르게 교정한다.
발 면의 유연성을 길러 준다.
소건막류 증상을 완화시켜 준다.

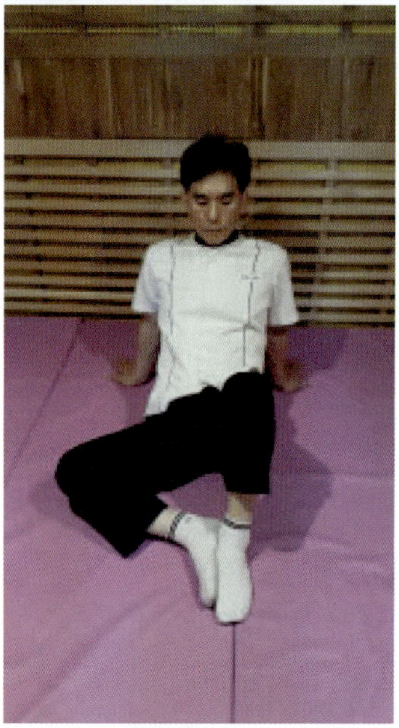

동작③ 발바닥치기

요령
무릎을 바르게 굽히고 앉는다.
한쪽 다리를 벌리고 반대쪽 발을 한쪽 발바닥에 놓는다.
발 면으로 발바닥을 7초 동안 고르게 두드려 준다.
이 동작을 좌우로 반복한다.

효과
족궁을 바르게 교정한다.
발바닥의 유연성을 길러 혈액순환을 돕는다.
족저근막 증상을 완화시켜 준다.

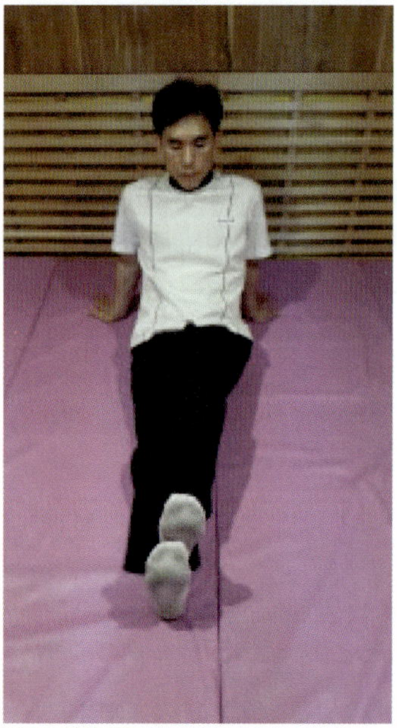

동작④ 발목치기

요령
무릎을 바르게 굽히고 앉는다.
한쪽 다리를 뻗어 다른 쪽 다리 위에 놓는다.
발뒤꿈치로 발목을 7초 동안 두드려 준다.
이 동작을 좌우로 반복한다.

효과
발목을 바르게 교정한다.
발목 인대의 유연성을 길러 준다,
요족과 소건막류를 완화시켜 준다.

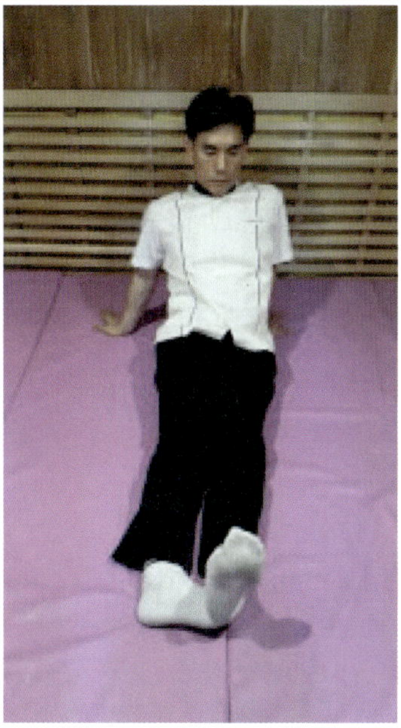

동작 ⑤ 발끝치기

요령
무릎을 바르게 굽히고 앉는다.
한쪽 다리를 뻗어 다른 쪽 다리를 접어 누른다.
발뒤꿈치로 발끝을 7초 동안 두드려 준다.
이 동작을 좌우로 반복한다.

효과
무릎 내·외반슬을 강하게 교정한다.
바깥쪽 발목을 강화시켜 준다.
발끝을 강하게 자극하여 소건막류를
완화시킨다.

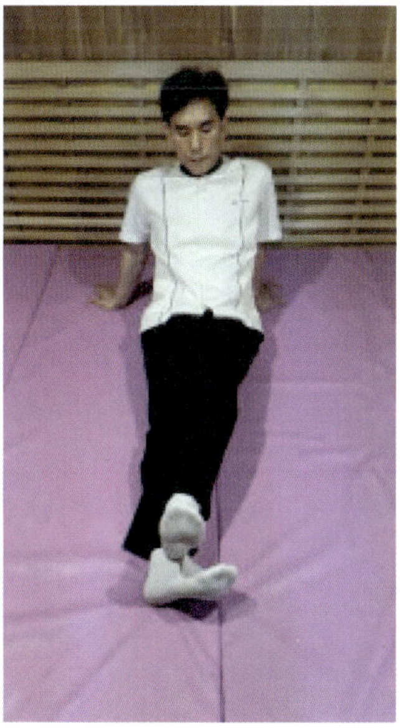

동작 ⑥ 발날치기

요령
무릎을 바르게 굽히고 앉는다.
한쪽 다리를 뻗어 다른 쪽 다리를 접어 누른다.
발뒤꿈치로 발 날을 7초 동안 두드려 준다.
이 동작을 좌우로 반복한다.

효과
무릎 내 · 외반슬을 강하게 교정한다.
바깥쪽 발목을 강화시켜 준다.
발 날을 강하게 자극하여 건막류를 완화시킨다.

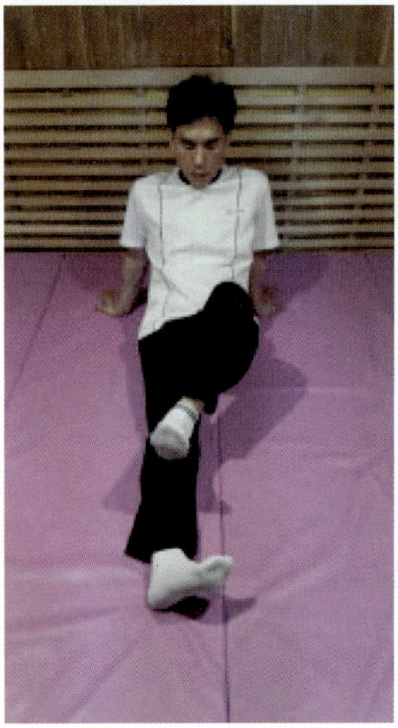

동작 ⑦ 다리치기

요령
무릎을 바르게 굽히고 앉는다.
한쪽 다리를 굽혀서 다른 쪽 다리를 누른다.
발뒤꿈치로 바깥쪽 다리를 7초 동안 고르게 두드려 준다.
이 동작을 좌우로 반복한다.

효과
다리의 뭉친 근육을 풀어준다.
혈액순환을 도와준다.
휜 다리를 바르게 교정한다.

18. 활정술 실기

묘가 복와위 A(외전) ppt첨부 하세요~~

A. 복와위(하체) 외측 전면

초급

복와위(엎드려 누웠을 때) 좌측 안쪽(1~5)

1. 뒤꿈치 ➡ 발등

활

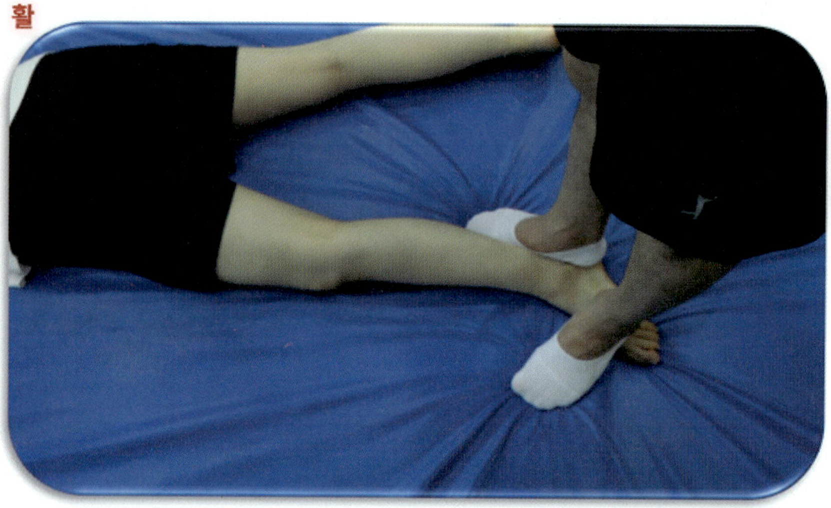

■ 요 법

(활) 오른발로 뒤꿈치를 고정하고 왼발로 발등을 3~4초간 부드럽게 반복하여 누른다.
(정) 오른발로 뒤꿈치를 고정하고 왼발 엄지발가락으로 바깥쪽 복사뼈 밑 지압점을 3~4초간 부드럽게 힘을 주어 누른다.
(술) 오른발로 뒤꿈치를 고정하고 왼발로 발등을 3~4초간 부드럽게 힘을 주어 누른다.

1

1. 뒤꿈치 ➡ 발등

정

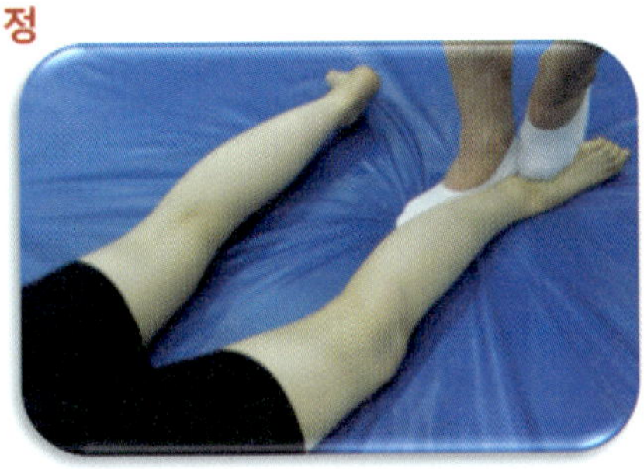

근접사진

술

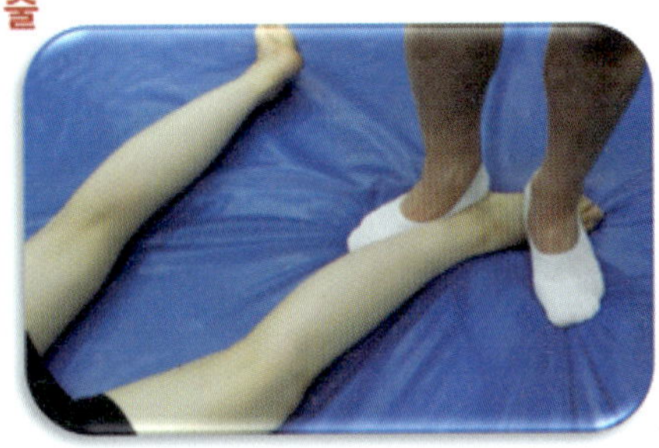

■ 정 체(整體)

발등 바깥쪽의 근·골격을 바르게 만들고 관절의 유연성을 키워준다.

2

초급

복와위(엎드려 누웠을 때) 좌측 안쪽(1~5)

2. 발목➡ 슬관절

활

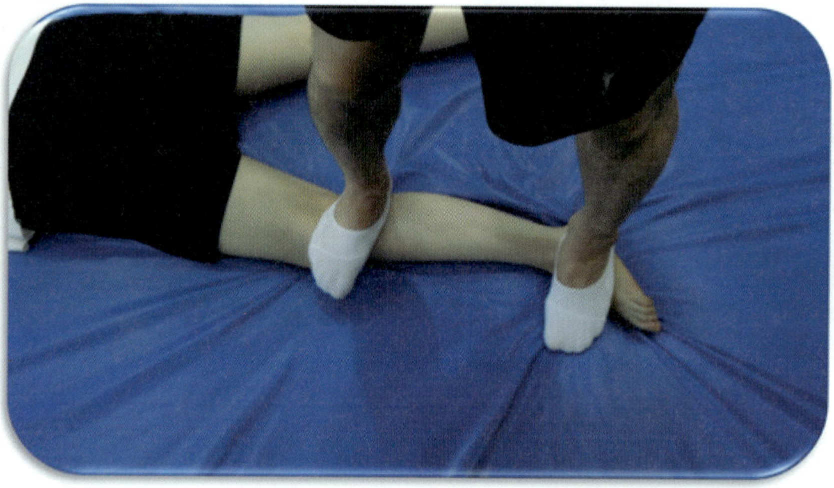

■ 요 법

(활) 왼발로 발목을 고정하고 오른발로 슬관절을 3~4초간 부드럽게 반복하여 누른다.
(정) 왼발로 발목을 고정하고 오른발 엄지발가락으로 슬관절 아래쪽 지압점을 1초 간격으로 3~4지점을 부드럽게 힘을 주어 누른다.
(술) 왼발로 발목을 고정하고 오른발로 슬관절을 3~4초간 부드럽게 늘여준다.

3

2. 발목 ➡ 슬관절

정

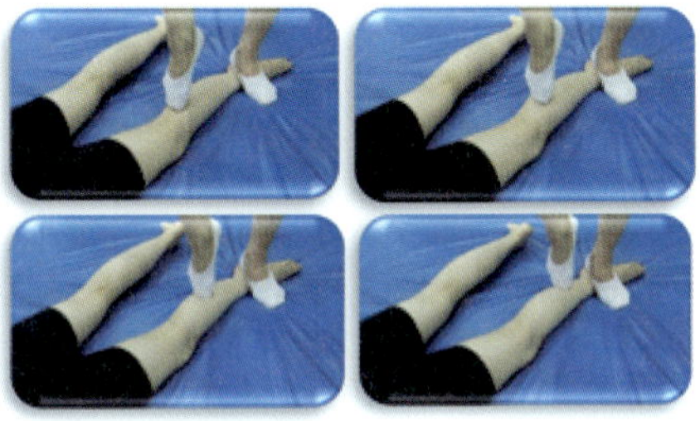

위에서 봤을 때

술

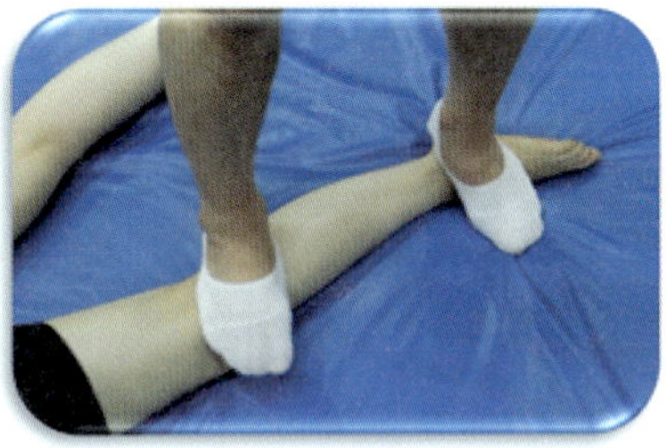

근접사진

■ 정 체(整體)

경골의 근 · 골격을 바르게 만들고 관절의 유연성과 혈액순환에 도움을 준다.

4

초급

복와위(엎드려 누웠을 때)좌측 안쪽(1~5)

3. 발목 ➡ 대퇴부

활

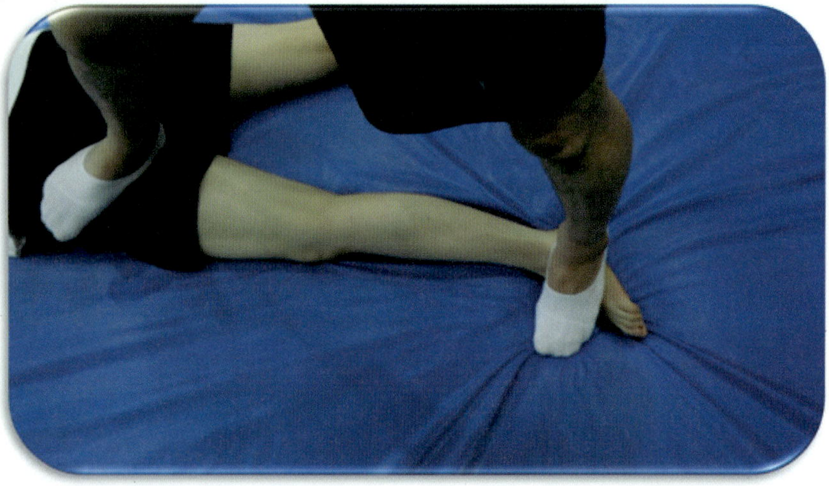

■ 요 법

(활) 왼발로 발목을 고정하고 오른발로 대퇴부를 3~4초간 부드럽게 반복하여 누른다.
(정) 왼발로 발목을 고정하고 오른발 엄지발가락으로 대퇴부 아래쪽 방향의 지압점을 1초 간격으로 3~4지점을 부드럽게 힘을 주어 누른다.
(술) 왼발로 발목을 고정하고 오른발로 대퇴부를 3~4초간 부드럽게 늘여준다.

5

3. 발목 ➡ 대퇴부

정

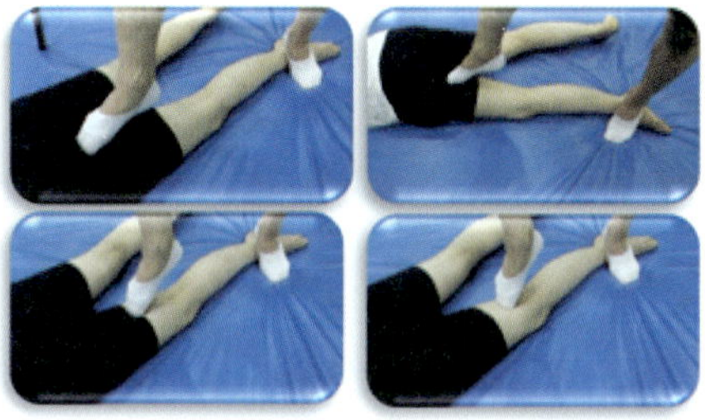

위에서 봤을 때

술

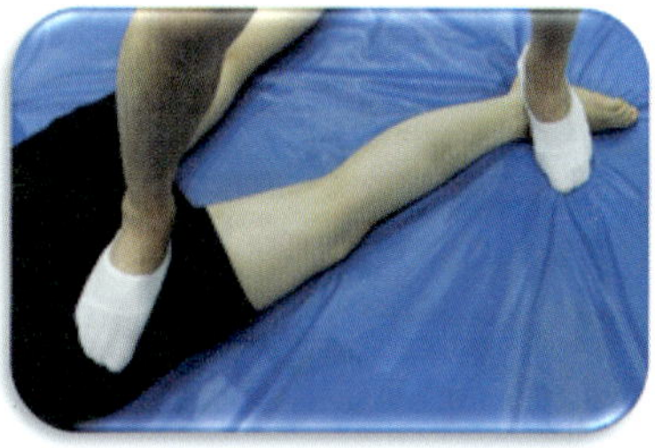

근접사진

■ 정 체(整體)

경골과 슬관절과 대퇴골의 근・골격을 바르게 만들고 관절의 유연성과 혈액순환에 도움을 주며 아이들의 바른 체형에 효과적이다.

6

초급

복와위(엎드려 누웠을 때)좌측 안쪽(1~5)

4. 발목 ➡ 천골

활

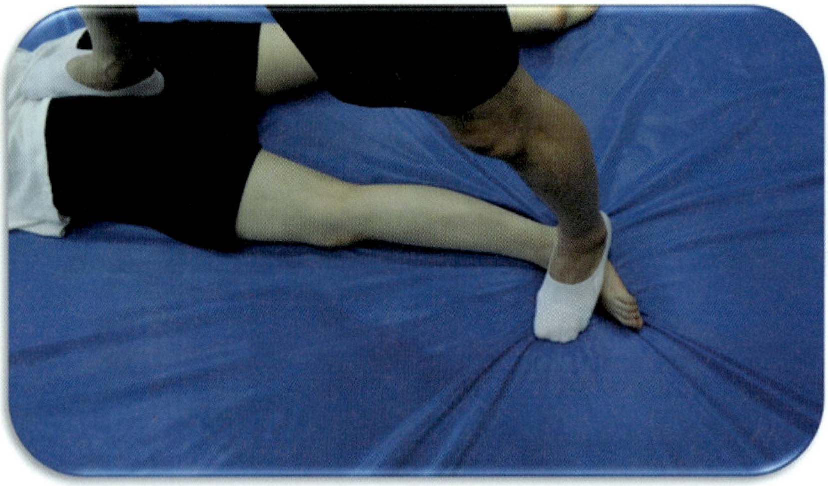

■ 요 법

(활) 왼발로 발목을 고정하고 오른발로 천골을 3~4초간 부드럽게 반복하여 누른다.
(정) 왼발로 발목을 고정하고 오른발 엄지발가락으로 천골에 지압점을 3~4초간 부드럽게 힘을 주어 지압한다.
(술) 왼발로 발목을 고정하고 오른발로 천골을 3~4초간 부드럽게 늘여준다.

7

4. 발목➡ 천골

정

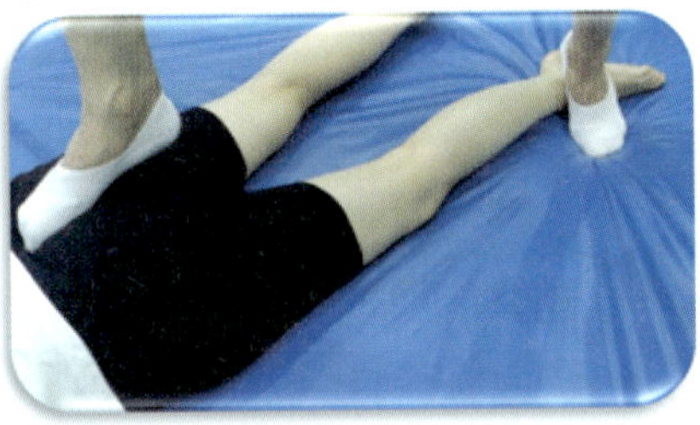

위에서 봤을 때

술

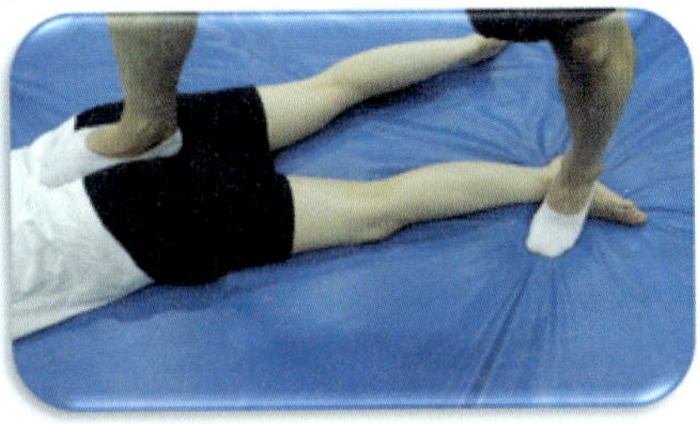

근접사진

■ 정 체(整體)

외측 하체의 근 · 골격을 바르게 만들고 관절의 유연성과 혈액순환에 도움을 주며 아이들의 바른 체형에 효과적이다.

초급

복와위(엎드려 누웠을 때)좌측 안쪽(1~5)

5. 슬관절 ➡ 천골

활

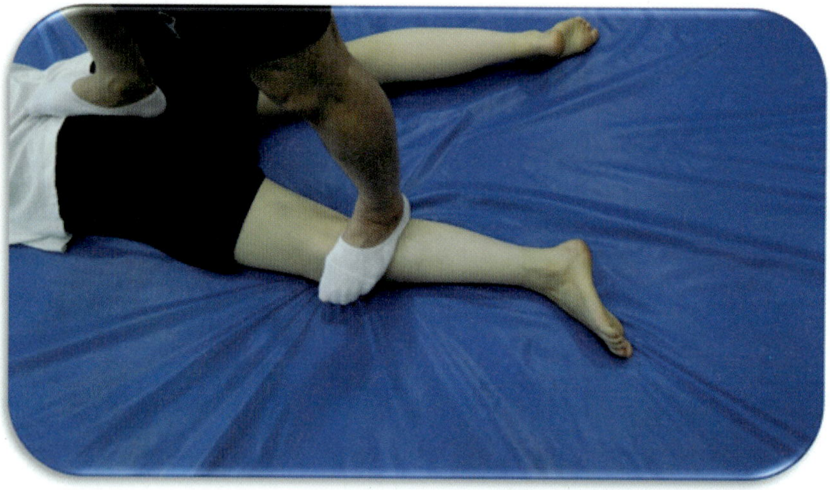

■ 요 법

(활) 왼발로 슬관절을 고정하고 오른발로 천골을 누르고 3~4초간 부드럽게 반복하여 누른다.
(정) 왼발로 슬관절을 고정하고 오른발 엄지발가락으로 천골에 지압점을 3~4초간 부드럽게 힘을 주어 누른다.
(술) 왼발로 슬관절을 고정하고 오른발로 천골을 3~4초간 부드럽게 늘여준다.

9

5. 슬관절 ➡ 천골

정

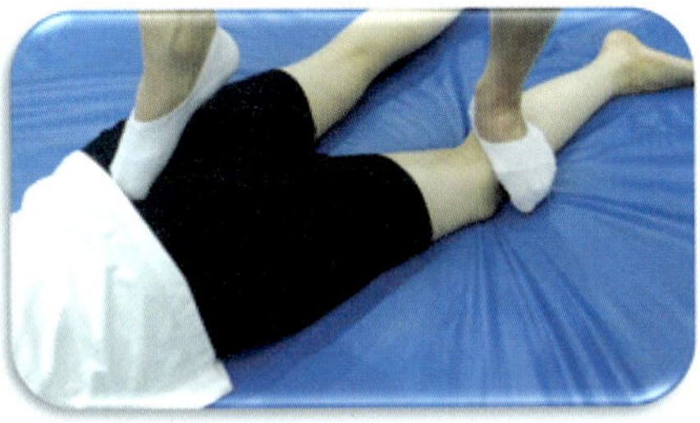

위에서 봤을 때

술

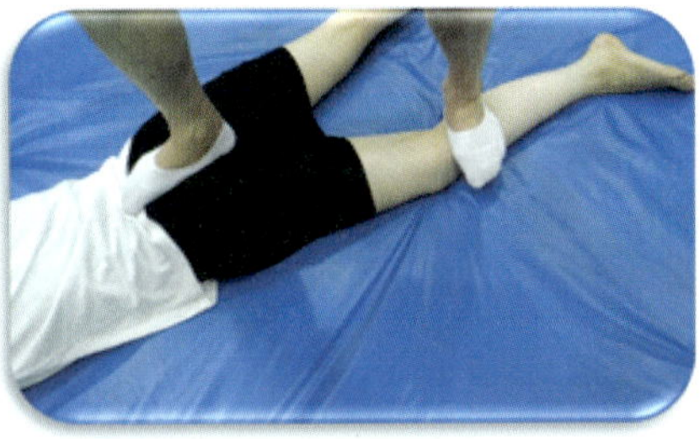

근접사진

■ 정 체(整體)

대퇴골과 고관절의 근 · 골격을 바르게 만들고 관절의 유연성과 혈액순환에 도움을 주며 아이들의 바른 체형에 효과적이다.

10

초급

복와위(엎드려 누웠을 때) 우측 안쪽(6~10)

6. 뒤꿈치 ➡ 발등

활

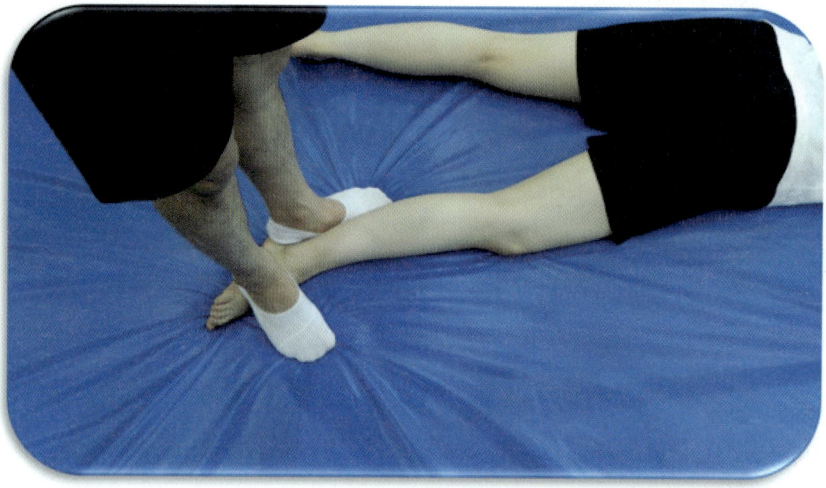

■ 요 법

(활) 왼발로 뒤꿈치를 고정하고 오른발로 발등을 3~4초간 부드럽게 반복하여 누른다.
(정) 왼발로 뒤꿈치를 고정하고 오른발 엄지발가락으로 바깥쪽 복사뼈 밑 지압점을 3~4초간 부드럽게 힘을 주어 누른다.
(술) 왼발로 뒤꿈치를 고정하고 오른발로 발등을 3~4초간 부드럽게 힘을 주어 누른다.

11

6. 뒤꿈치 ➡ 발등

정

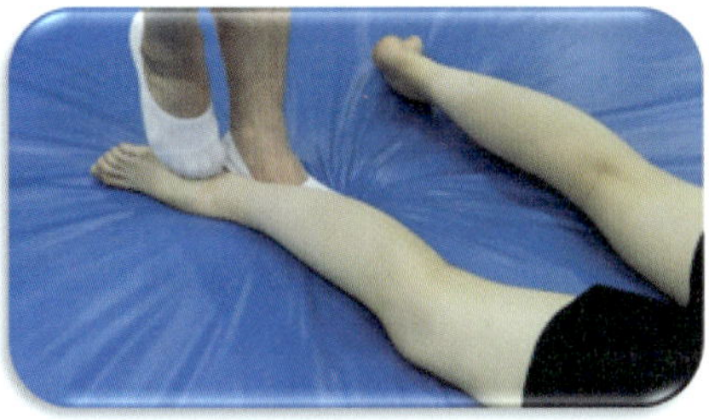

위에서 봤을 때

술

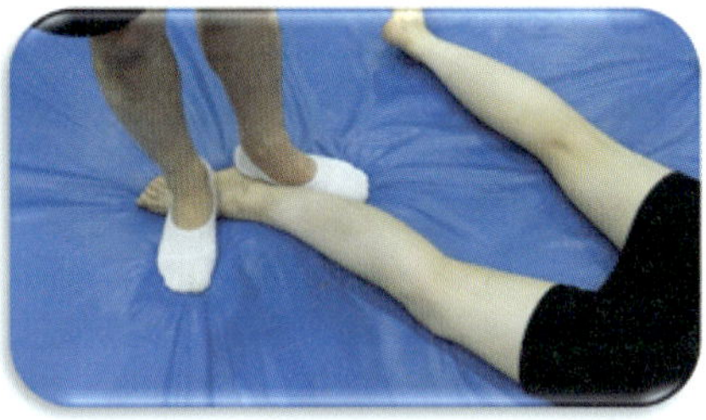

근접사진

■ 정 체(整體)

발등 바깥쪽의 근·골격을 바르게 만들고 관절의 유연성을
키워준다.

12

초급

복와위(엎드려 누웠을 때)우측 안쪽(6~10)

7. 발목 ➡ 슬관절

활

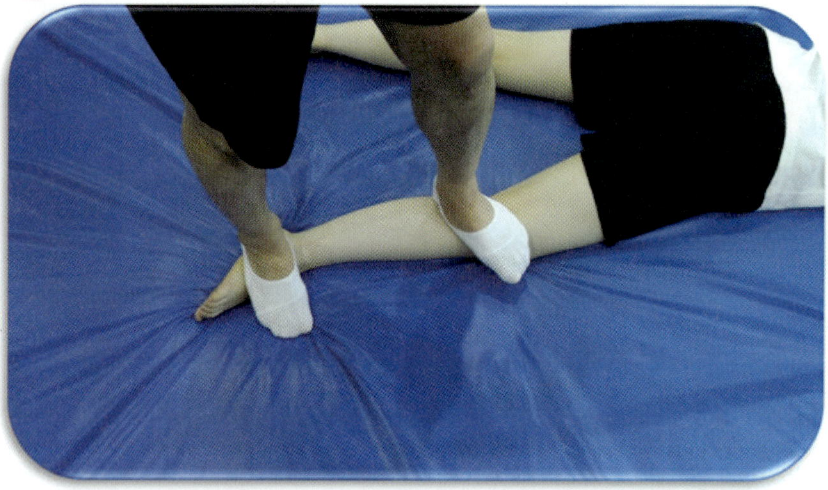

■ 요 법

(활) 오른발로 발목을 고정하고 왼발로 슬관절을 3~4초간 부드럽게 반복하여 누른다.
(정) 오른발로 발목을 고정하고 왼발 엄지발가락으로 슬관절 아래쪽 방향의 지압점을 1초 간격으로 3~4지점을 부드럽게 힘을 주어 누른다.
(술) 오른발로 발목을 고정하고 왼발로 슬관절을 3~4초간 부드럽게 늘여준다.

13

7. 발목 ➡ 슬관절

정 술

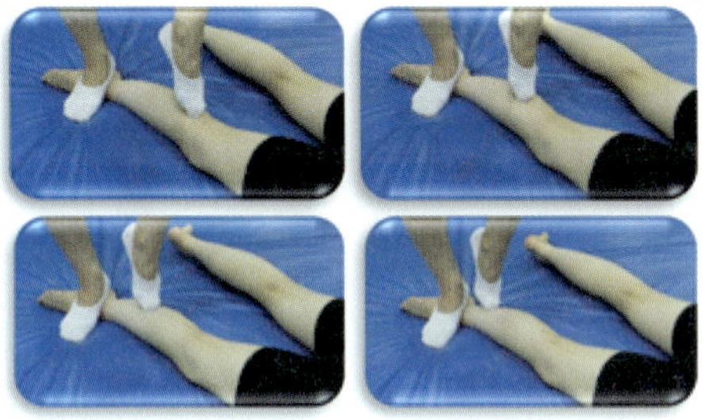

위에서 봤을 때

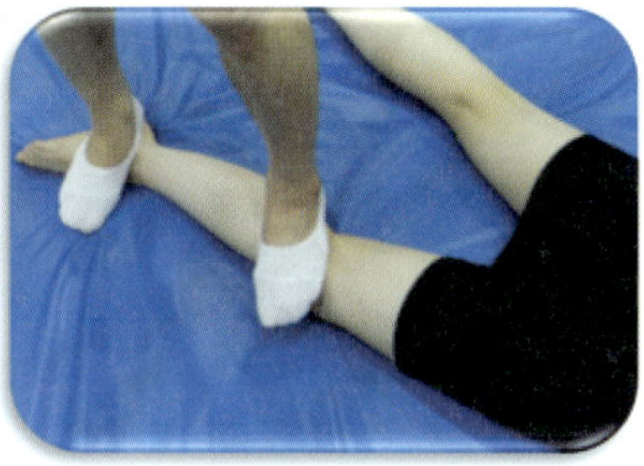

근접사진

■ 정 체(整體)

경골의 근 • 골격을 바르게 만들고 관절의 유연성과 혈액순환에 도움을 준다.

초급

복와위(엎드려 누웠을 때)우측 안쪽(6~10)

8. 발목 ➡ 대퇴부

활

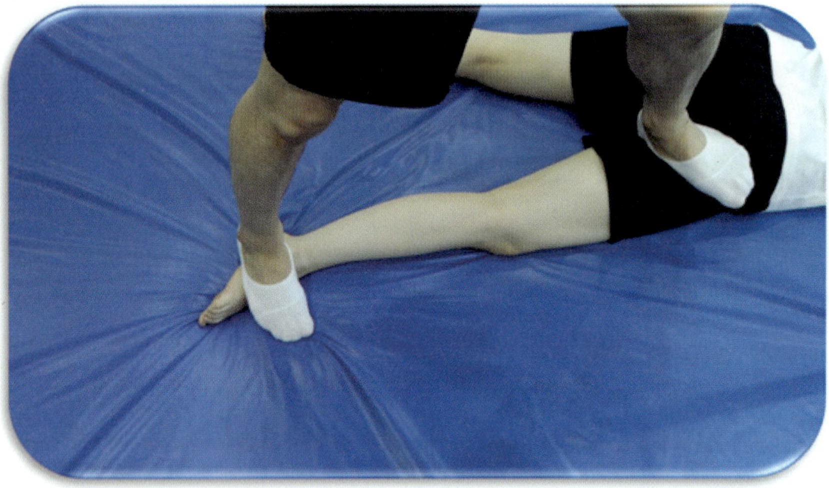

■ 요 법

(활) 오른발로 발목을 고정하고 왼발로 대퇴부를 3~4초간 부드럽게 반복하여 누른다.
(정) 오른발로 발목을 고정하고 왼발 엄지발가락으로 대퇴부 아래쪽 방향의 지압점을 1초 간격으로 3~4지점을 부드럽게 힘을 주어 누른다.
(술) 오른발로 발목을 고정하고 왼발로 대퇴부를 3~4초간 부드럽게 늘여준다.

15

8. 발목 ➡ 대퇴부

정

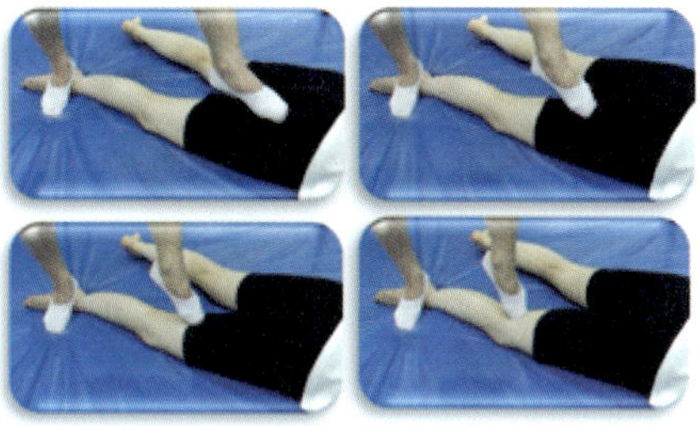

위에서 봤을 때

술

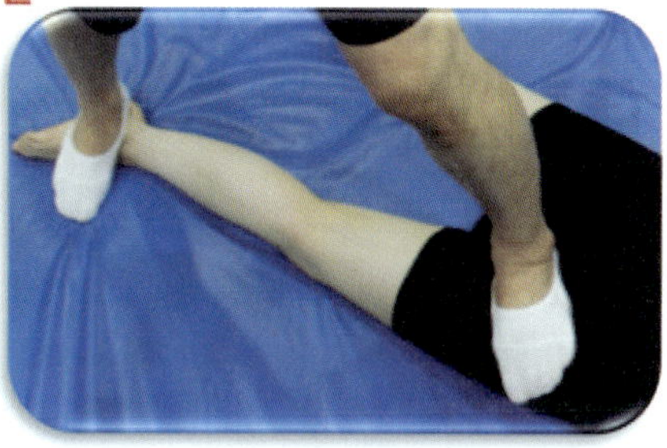

근접사진

■ 정 체(整體)

경골과 슬관절과 대퇴골의 근 · 골격을 바르게 만들고 관절의 유연성과 혈액순환에 도움을 주며 아이들의 바른 체형에 효과적이다.

초급

복와위(엎드려 누웠을 때)우측 안쪽(6~10)

9. 발목 ➡ 천골

활

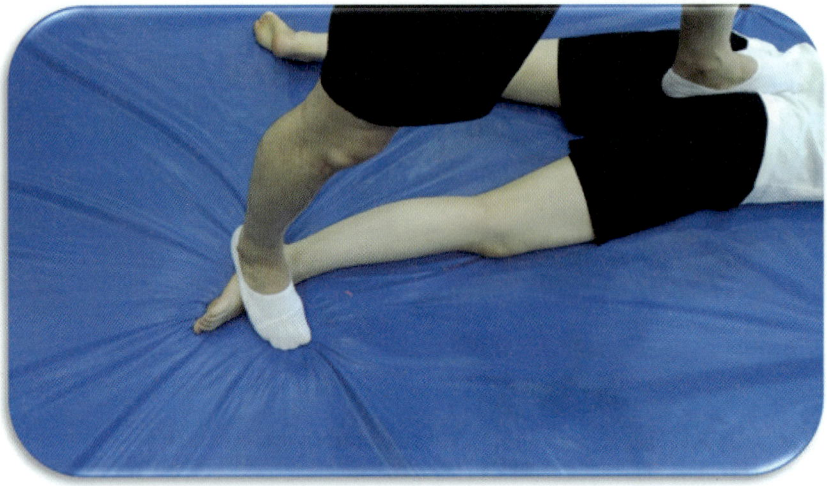

■ 요 법

(활) 오른발로 발목을 고정하고 왼발로 천골을 3~4초간 부드럽게 반복하여 누른다.
(정) 오른발로 발목을 고정하고 왼발 엄지발가락으로 천골에 지압점을 3~4초간 부드럽게 힘을 주어 누른다.
(술) 오른발로 발목을 고정하고 왼발로 천골을 3~4초간 부드럽게 늘여준다.

17

9. 발목 ➡ 천골

정

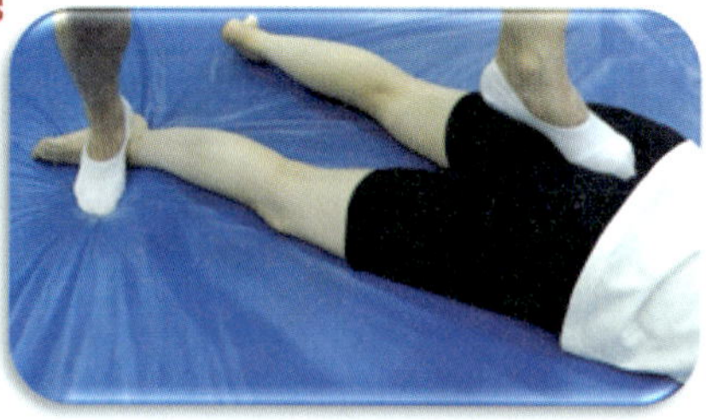

위에서 봤을 때

술

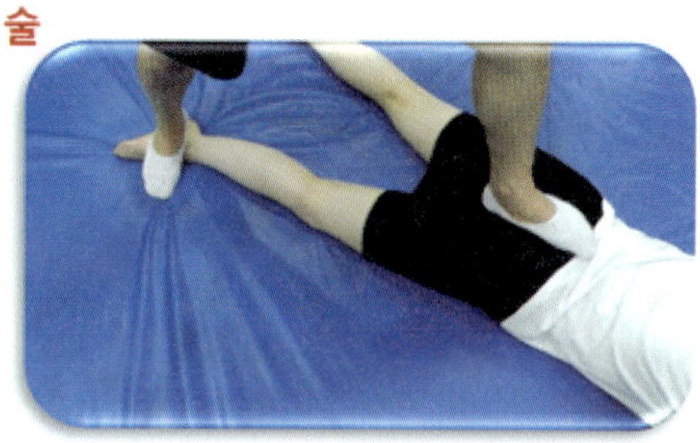

근접사진

■ 정 체(整體)

외측 하체의 근・골격을 바르게 만들고 관절의 유연성과 혈액순환에 도움을 주며 아이들의 바른 체형에 효과적이다.

초급

복와위(엎드려 누웠을 때)우측 안쪽(6~10)

10. 슬관절➡ 천골

활

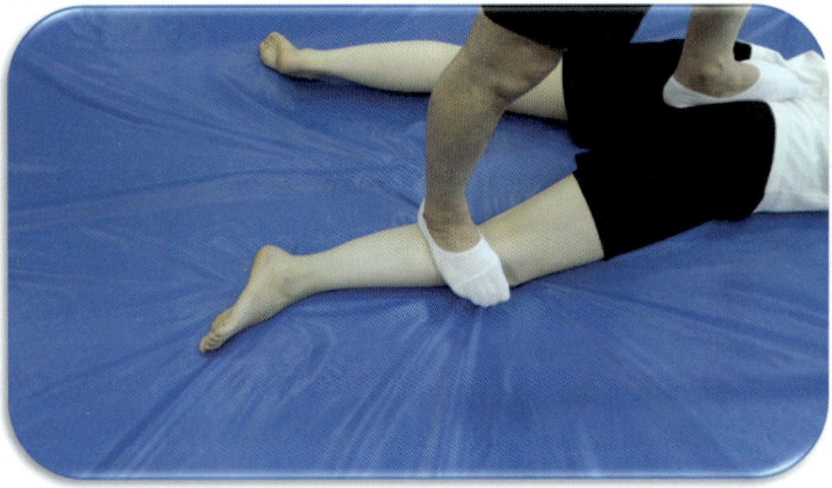

■ 요 법

(활) 오른발로 슬관절을 고정하고 왼발로 천골을 누르고 3~4초간 부드럽게 반복하여 누른다.
(정) 오른발로 슬관절을 고정하고 왼발 엄지발가락으로 천골에 지압점을 3~4초간 부드럽게 힘을 주어 누른다.
(술) 오른발로 슬관절을 고정하고 왼발로 천골을 누르고 3~4초간 부드럽게 늘여준다.

19

10. 슬관절➡ 천골

정

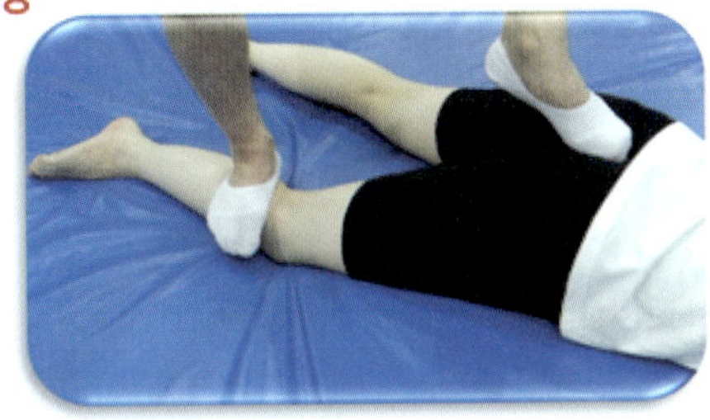

위에서 봤을 때

술

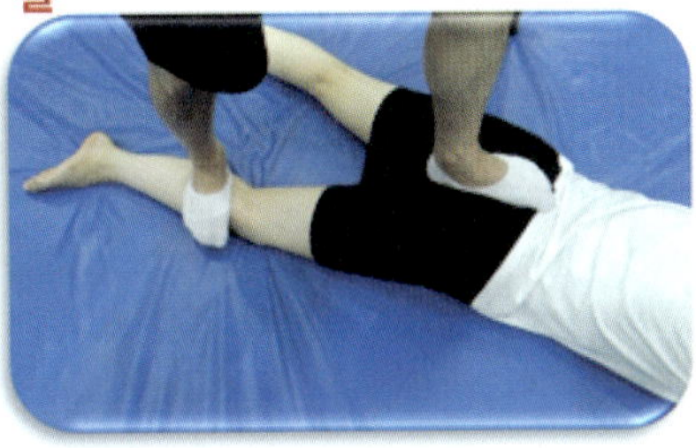

근접사진

■ 정 체(整體)

대퇴골과 고관절의 근·골격을 바르게 만들고 관절의 유연성과 혈액순환에 도움을 주며 아이들의 바른 체형에 효과적이다.

초급 복와위(엎드려 누웠을 때)좌측 바깥쪽(11~15)

11. 뒤꿈치 ➡ 발등

활

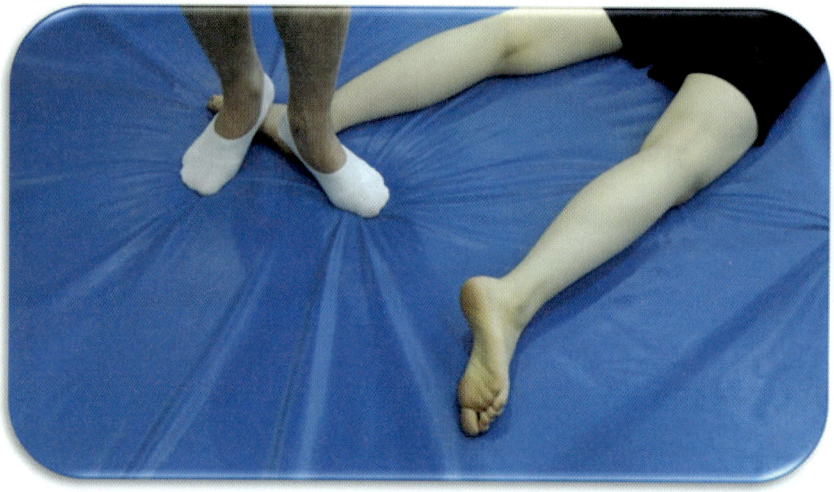

■ 요 법

(활) 왼발로 뒤꿈치를 고정하고 오른발로 발등을 3~4초간 부드럽게 반복하여 누른다.

(정) 왼발로 뒤꿈치를 고정하고 오른발 엄지발가락으로 바깥쪽 복사뼈 밑 지압점을 3~4초간 부드럽게 힘을 주어 누른다.

(술) 왼발로 뒤꿈치를 고정하고 오른발로 발등을 3~4초간 부드럽게 힘을 주어 누른다.

21

11. 뒤꿈치 ➡ 발등

정

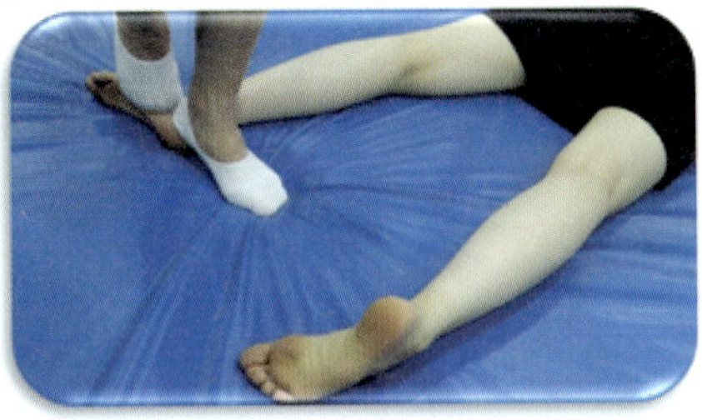

위에서 봤을 때

술

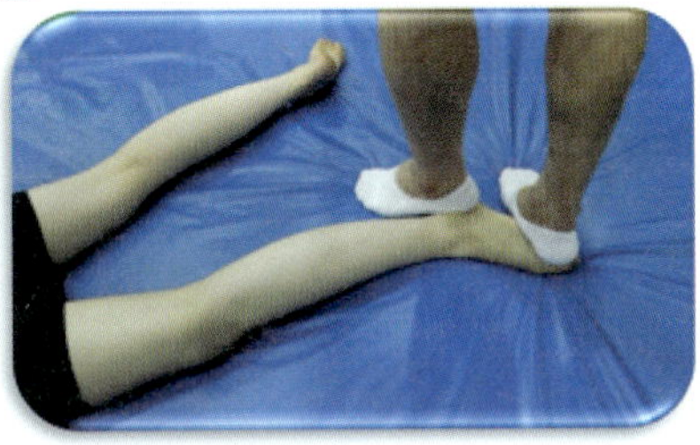

근접사진

■ 정 체(整體)

발등의 근 · 골격을 바르게 만들고 관절을 강하게 만든다.

22

초급

복와위(엎드려 누웠을 때)좌측 바깥쪽(11~15)

12. 발목 ➡ 슬관절

활

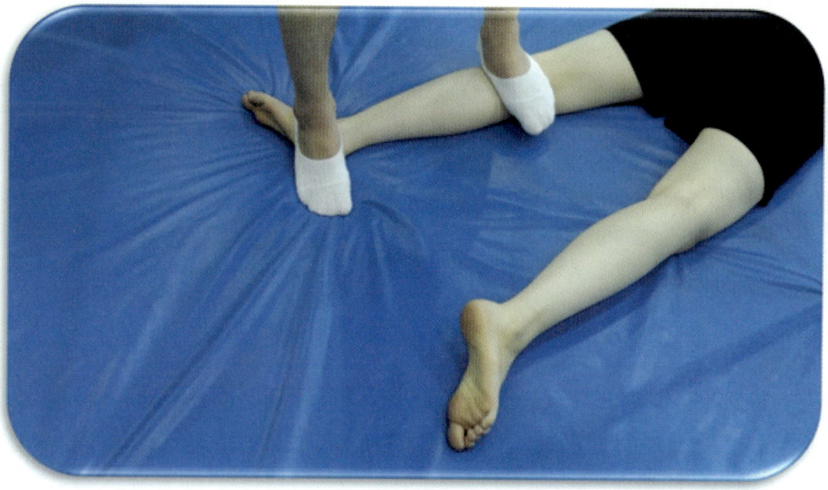

■ 요 법

(활) 오른발로 발목을 고정하고 왼발로 슬관절을 3~4초간 부드럽게 반복하여 누른다.

(정) 오른발로 발목을 고정하고 왼발 엄지발가락으로 슬관절 아래쪽 방향의 지압점을 1초 간격으로 3~4지점을 부드럽게 힘을 주어 누른다.

(술) 오른발로 발목을 고정하고 왼발로 슬관절을 3~4초간 부드럽게 늘여준다.

23

12. 발목 → 슬관절

정 술

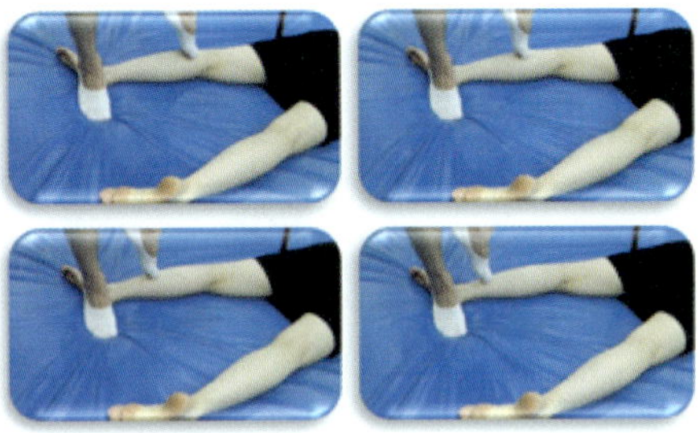

위에서 봤을 때

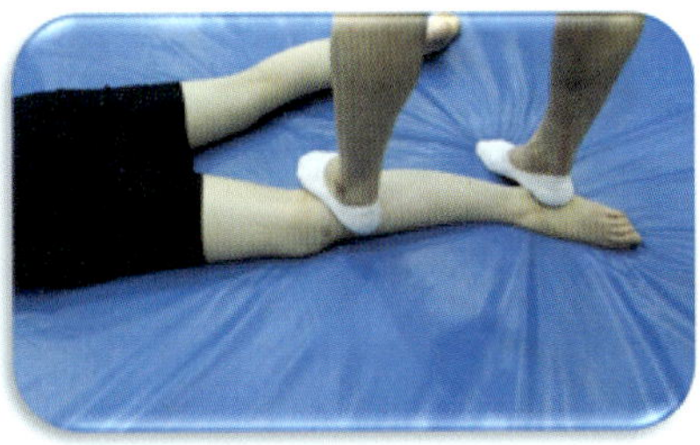

근접사진

■ **정 체(整體)**

경골의 근・골격을 바르게 만들고 관절을 강하게 하며 근육을 부드럽게 만든다.

초급

복와위(엎드려 누웠을 때)좌측 바깥쪽(11~15)

13. 발목 ➡ 대퇴부

활

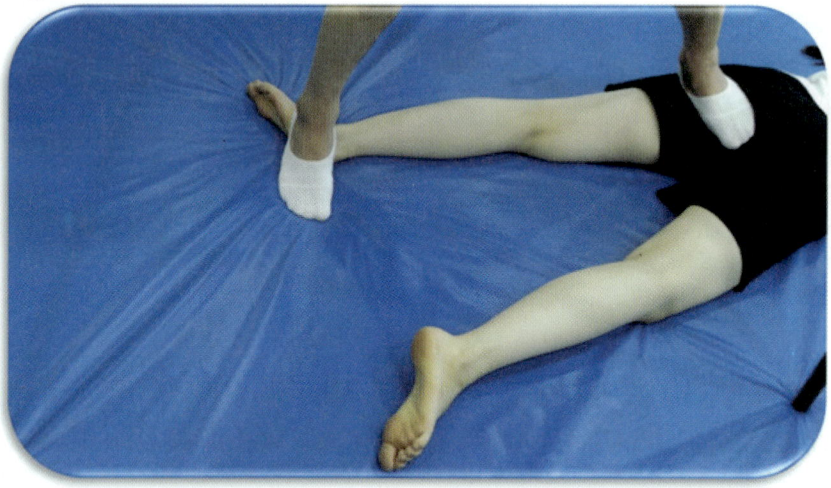

■ 요 법

(활) 오른발로 발목을 고정하고 왼발로 대퇴부를 3~4초간 부드럽게 반복하여 누른다.

(정) 오른발로 발목을 고정하고 왼발 엄지발가락으로 대퇴부 아래쪽 방향의 지압점을 1초 간격으로 3~4지점을 부드럽게 힘을 주어 누른다.

(술) 오른발로 발목을 고정하고 왼발로 대퇴부를 3~4초간 부드럽게 늘여준다.

25

13. 발목 ➡ 대퇴부

정 술

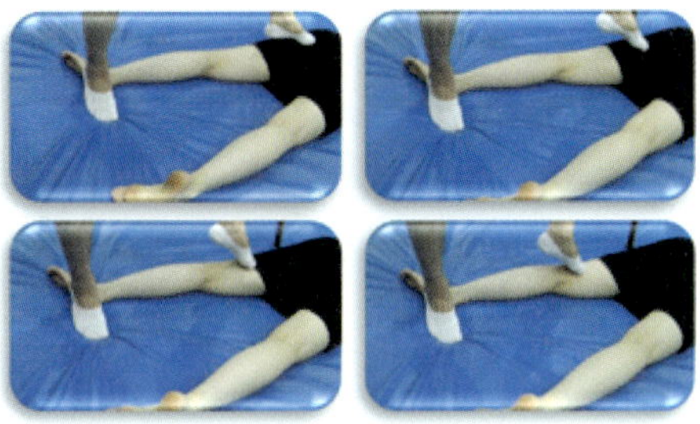

위에서 봤을 때

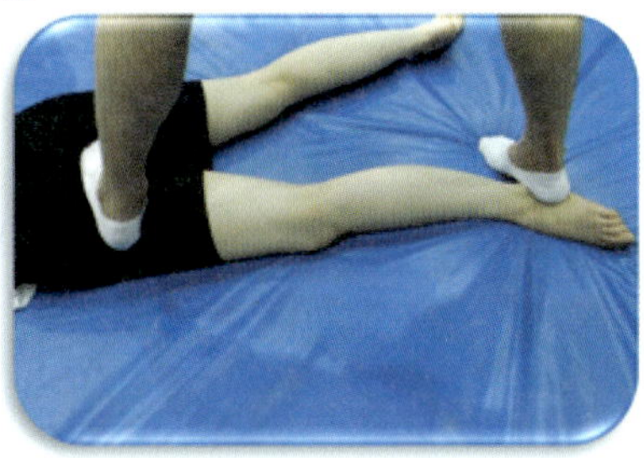

근접사진

■ 정 체(整體)

경골과 슬관절과 대퇴골의 근・골격을 바르게 만들고 관절을 강하게 하며 근육을 부드럽게 만들어주어 스트레칭에 효과적이다.

초급 복와위(엎드려 누웠을 때)좌측 바깥쪽(11~15)

14. 발목➡ 천골

활

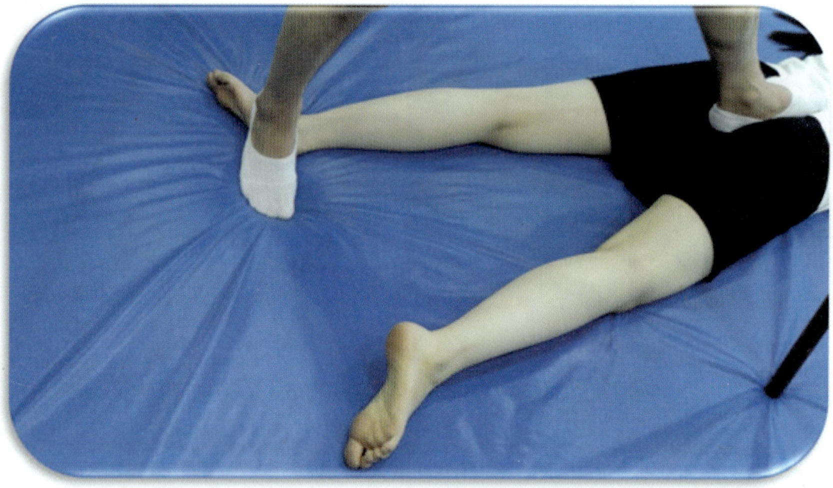

■ 요 법

(활) 오른발로 발목을 고정하고 왼발로 천골을 3~4초간 부드럽게 반복하여 누른다.
(정) 오른발로 발목을 고정하고 왼발 엄지발가락으로 천골의 지압점을 3~4초간 부드럽게 힘을 주어 누른다.
(술) 오른발로 발목을 고정하고 왼발로 천골을 3~4초간 부드럽게 늘여준다.

27

14. 발목 ➡ 천골

정 술

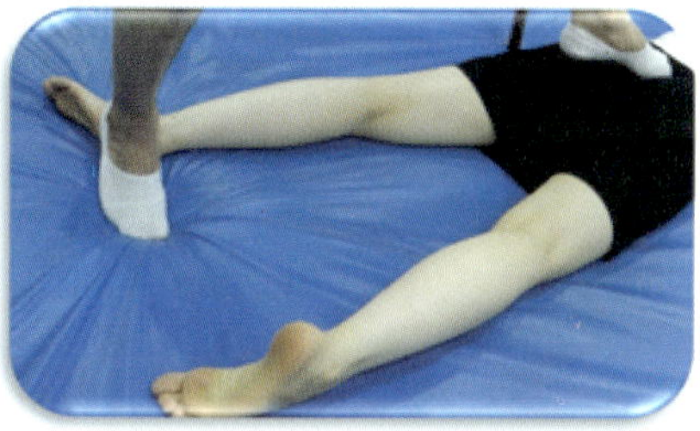

위에서 봤을 때

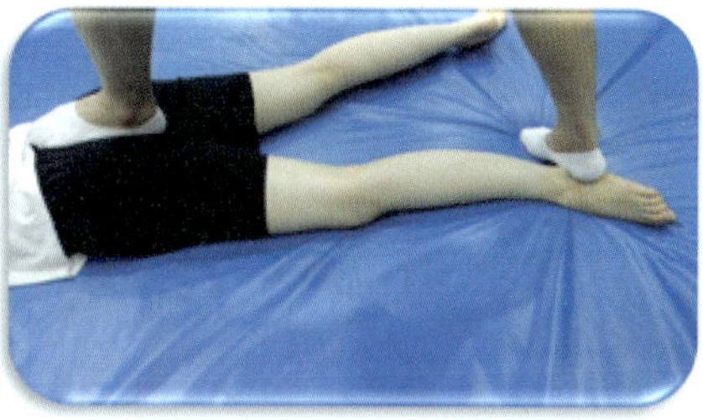

근접사진

■ 정 체(整體)

외측 하체의 근・골격을 바르게 만들고 관절을 강하게 하며 근육을 부드럽게 만들어주어 스트레칭에 효과적이다.

28

복와위(엎드려 누웠을 때)좌측 바깥쪽(11~15)

15. 슬관절 ➡ 천골

활

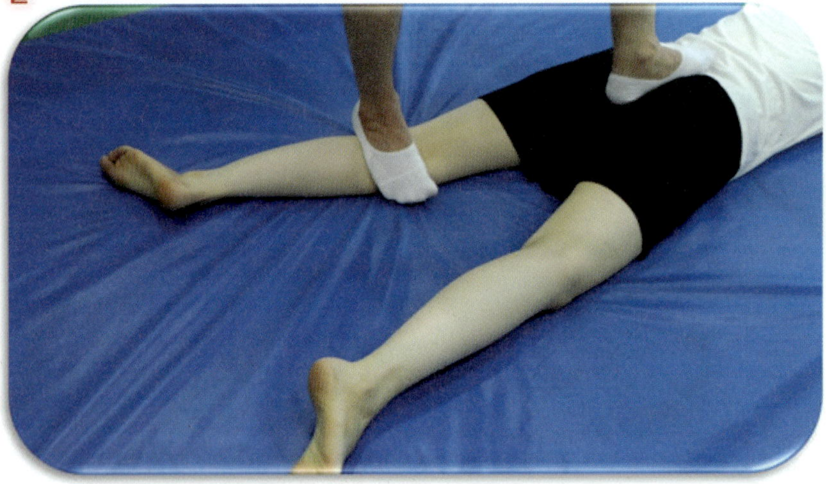

■ 요 법

(활) 오른발로 슬관절을 고정하고 왼발로 천골을 누르고 3~4초간 부드럽게 반복하여 누른다.
(정) 오른발로 슬관절을 고정하고 왼발 엄지발가락으로 천골에 지압점을 3~4초간 부드럽게 늘여준다.
(술) 오른발로 슬관절을 고정하고 왼발로 천골을 3~4초간 부드럽게 늘여준다.

29

15. 슬관절 ➡ 천골

정

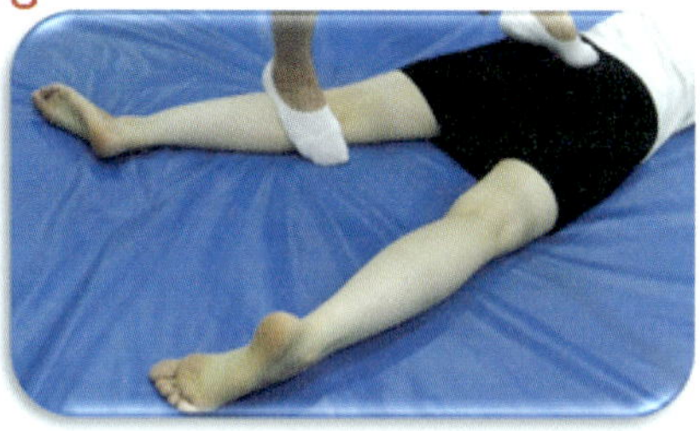

위에서 봤을 때

술

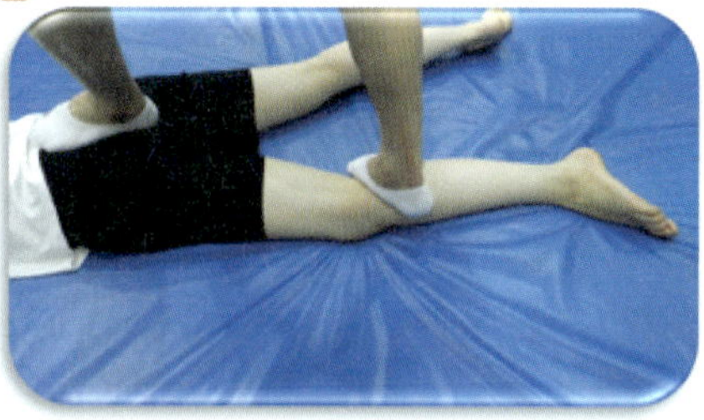

근접사진

■ 정 체(整體)

대퇴골과 고관절의 근・골격을 바르게 만들고 관절을 강하게 하며 근육을 부드럽게 만들어주어 스트레칭에 효과적이다.

30

초급

복와위(엎드려 누웠을 때)우측 바깥쪽(16~20)

16. 뒤꿈치 ➡ 발등

활

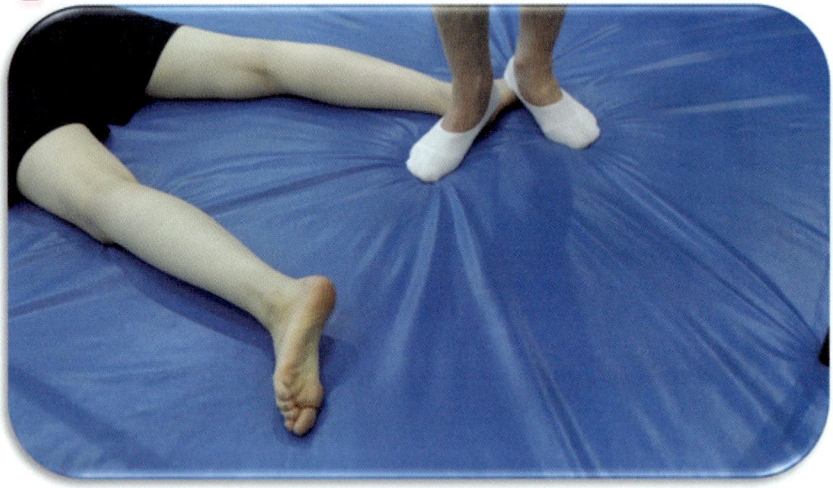

■ 요 법

(활) 오른발로 뒤꿈치를 고정하고 왼발로 발등을 3~4초간 부드럽게 반복하여 누른다.
(정) 오른발로 뒤꿈치를 고정하고 왼발 엄지발가락으로 바깥쪽 복사뼈 밑 지압점을 3~4초간 부드럽게 힘을 주어 누른다.
(술) 오른발로 뒤꿈치를 고정하고 왼발로 발등을 3~4초간 부드럽게 힘을 주어 누른다.

31

16. 뒤꿈치 ➡ 발등

정

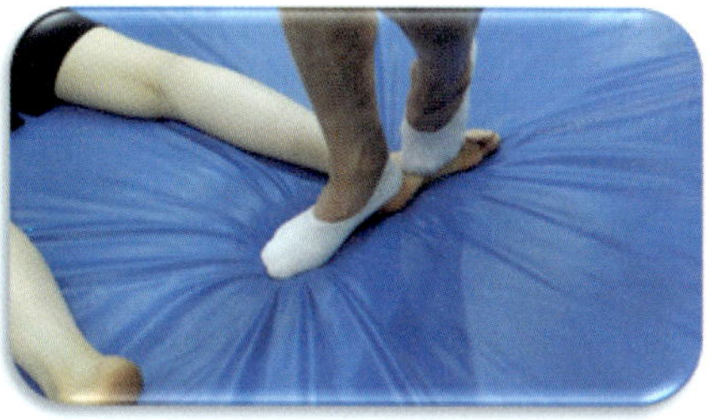

위에서 봤을 때

술

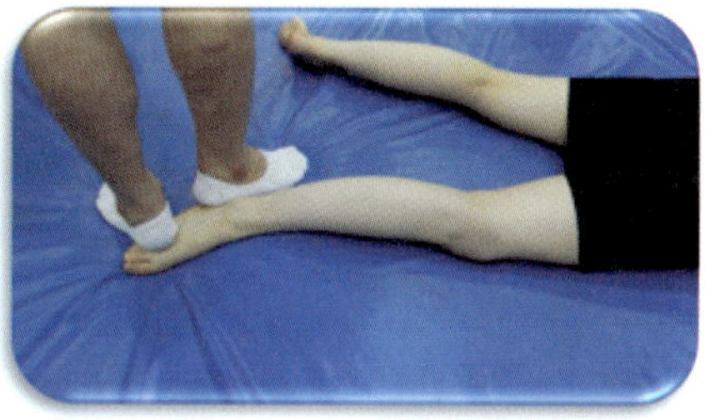

근접사진

■ 정 체(整體)

발등의 근 · 골격을 바르게 만들고 관절을 강하게 만든다.

32

초급 복와위(엎드려 누웠을 때)우측 바깥쪽(16~20)

17. 발목 ➡ 슬관절

활

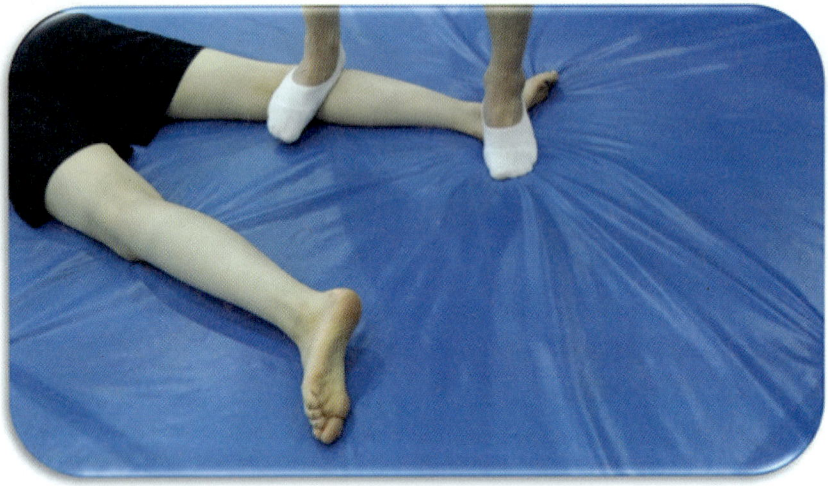

■ 요 법

(활) 왼발로 발목을 고정하고 오른발로 슬관절을 3~4초간 부드럽게 반복하여 누른다.
(정) 왼발로 발목을 고정하고 오른발 엄지발가락으로 슬관절 아래쪽 방향의 지압점을 1초 간격으로 3~4지점을 부드럽게 힘을 주어 누른다.
(술) 왼발로 발목을 고정하고 오른발로 슬관절을 3~4초간 부드럽게 늘여준다.

33

17. 발목 슬관절

정

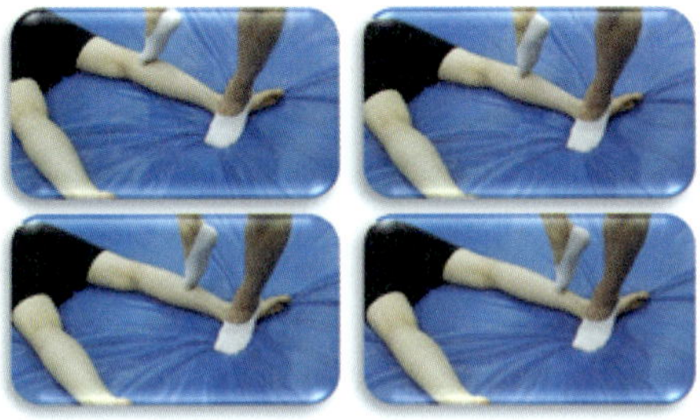

위에서 봤을 때

술

근접사진

■ 정 체(整體)

경골의 근 • 골격을 바르게 만들고 관절을 강하게 하며 근육을 부드럽게 만든다.

초급

복와위(엎드려 누웠을 때)우측 바깥쪽(16~20)

18. 발목 ➡ 대퇴부

활

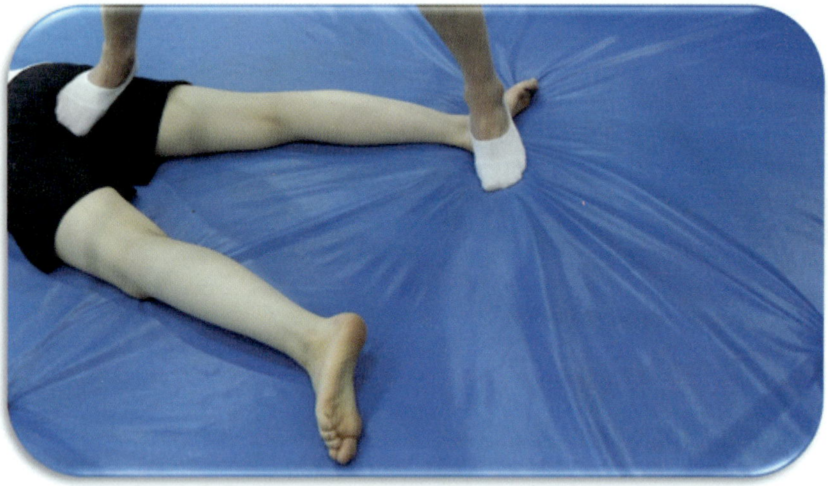

■ 요 법

(활) 왼발로 발목을 고정하고 오른발로 대퇴부를 3~4초간 부드럽게 반복하여 누른다.

(정) 왼발로 발목을 고정하고 오른발 엄지발가락으로 대퇴부 아래쪽 방향의 지압점을 1초 간격으로 3~4지점을 부드럽게 힘을 주어 누른다.

(술) 왼발로 발목을 고정하고 오른발로 대퇴부를 3~4초간 부드럽게 늘여준다.

35

18. 발목➡ 대퇴부

정

술

위에서 봤을 때

근접사진

■ 정 체(整體)

경골과 슬관절의 근・골격을 바르게 만들고 관절을 강하게 하며 근육을 부드럽게 만들어주어 스트레칭에 효과적이다.

초급 복와위(엎드려 누웠을 때)우측 바깥쪽(16~20)

19. 발목 ➡ 천골

활

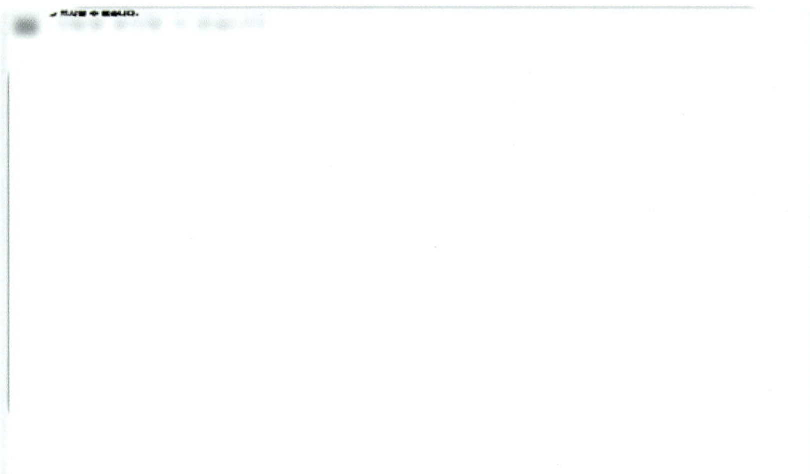

■ 요 법

(활) 왼발로 발목을 고정하고 오른발로 천골을 3~4초간 부드럽게 반복하여 누른다.

(정) 왼발로 발목을 고정하고 오른발 엄지발가락으로 천골에 지압점을 3~4초간 부드럽게 힘을 주어 누른다.

(술) 왼발로 발목을 고정하고 오른발로 천골을 3~4초간 부드럽게 늘여준다.

37

19. 발목 ➡ 천골

정

위에서 봤을 때

술

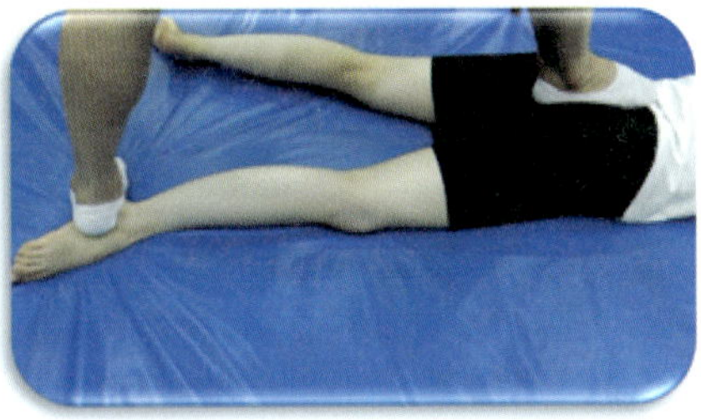

근접사진

■ 정 체(整體)

외측 하체의 근 · 골격을 바르게 만들고 관절을 강하게 하며 근육을 부드럽게 만들어주어 스트레칭에 효과적이다.

초급

복와위(엎드려 누웠을 때)우측 바깥쪽(16~20)

20. 슬관절 ➡ 천골

활

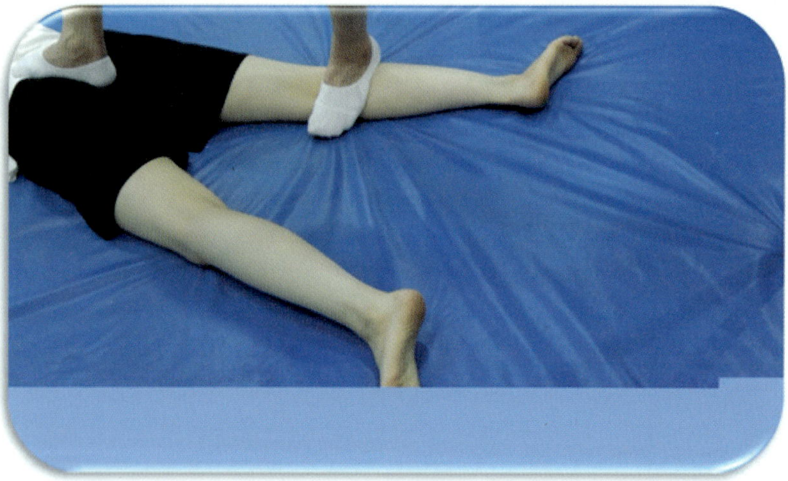

■ 요 법

(활) 왼발로 슬관절을 고정하고 오른발로 천골을 누르고
3~4초간 부드럽게 반복하여 누른다.
(정) 왼발로 슬관절을 고정하고 오른발 엄지발가락으로 천골에
지압점을 3~4초간 부드럽게 힘을 주어 누른다.
(술) 왼발로 슬관절을 고정하고 오른발로 천골을 누르고
3~4초간 부드럽게 늘여준다.

39

20. 슬관절➡ 천골

정

위에서 봤을 때

술

근접사진

■ 정 체(整體)

대퇴골과 고관절의 근·골격을 바르게 만들고 관절을 강하게 하며 근육을 부드럽게 만들어주어 스트레칭에 효과적이다

초급 복와위(엎드려 누웠을 때)좌·우 위쪽(21~23)

21. 발목 ➡ 발목

활

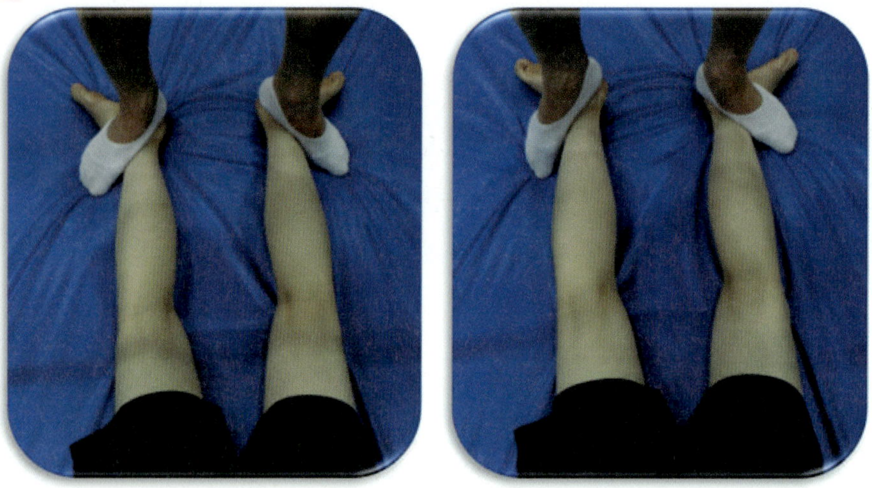

■ 요 법

(활) 양쪽 발목을 느리게 걷듯이 3~4초간 부드럽게 반복하여 누른다.
(정) 양쪽 발목을 뛰듯이 3~4초간 부드럽게 힘을 주어 누른다.
(술) 양쪽 발목을 빠르게 걷듯이 3~4초간 부드럽게 힘을 주어 누른다.

41

21. 발목 ➡ 발목

정

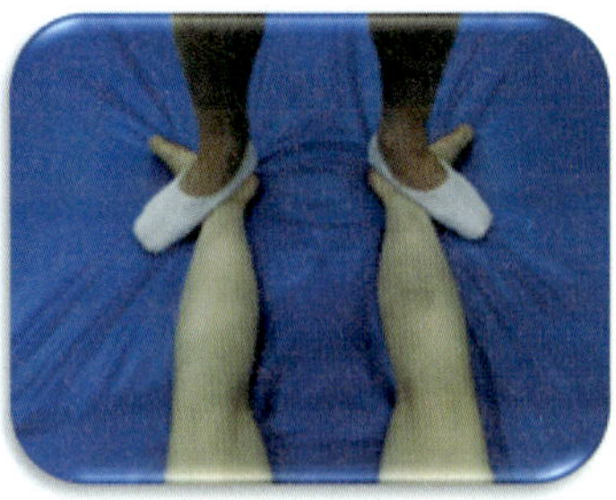

위에서 봤을 때

술

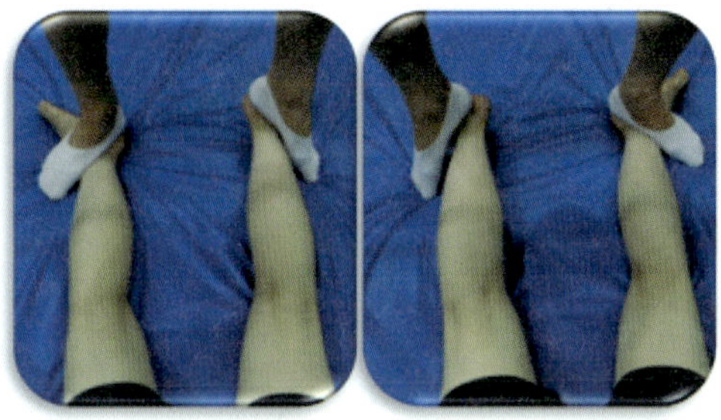

근접사진

■ 정 체(整體)

양쪽 발목의 근·골격과 좌우 균형을 바르게 잡아준다.

초급

복와위(엎드려 누웠을 때)좌·우 위쪽(21~23)

22. 슬관절 ➡ 슬관절

활

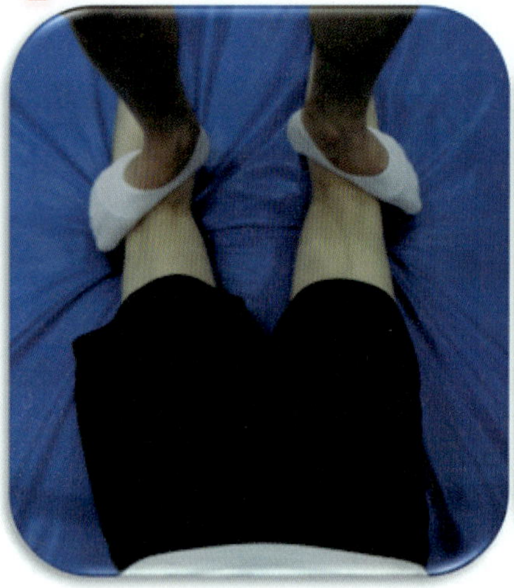

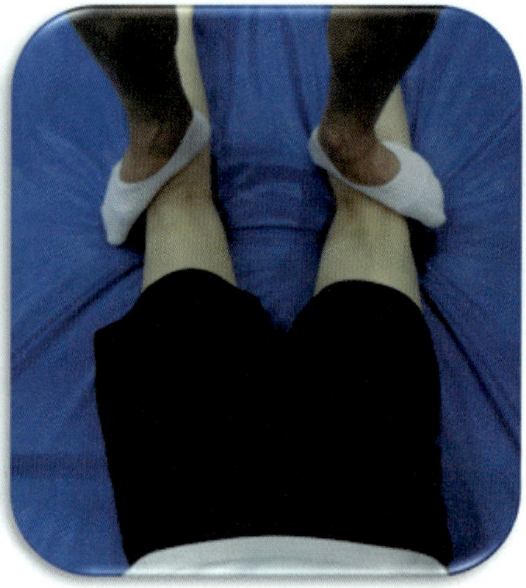

■ 요 법

(활) 양쪽 슬관절을 느리게 걷듯이 3~4초간 부드럽게 반복하여 누른다.
(정) 양쪽 슬관절을 뛰듯이 3~4초간 부드럽게 힘을 주어 누른다.
(술) 양쪽 슬관절을 빠르게 걷듯이 3~4초간 부드럽게 힘을 주어 누른다.

43

22. 슬관절 ➡ 슬관절

정

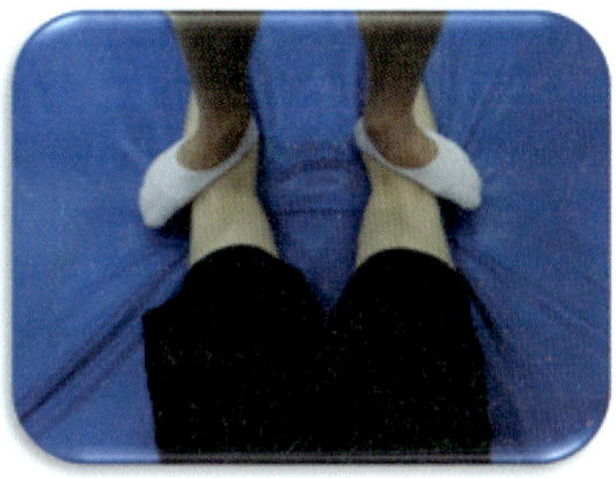

위에서 봤을 때

술

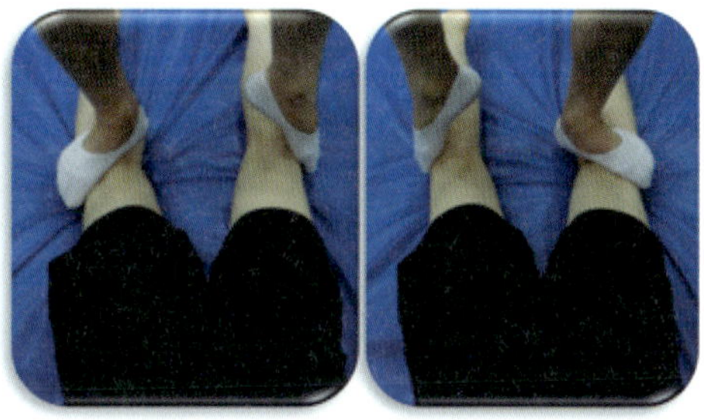

근접사진

■ 정 체(整體)

양쪽 슬관절의 근 • 골격과 좌우 균형을 바르게 잡아준다.

초급

복와위(엎드려 누웠을 때)좌·우 위쪽(21~23)

23. 대퇴부➡ 대퇴부

활

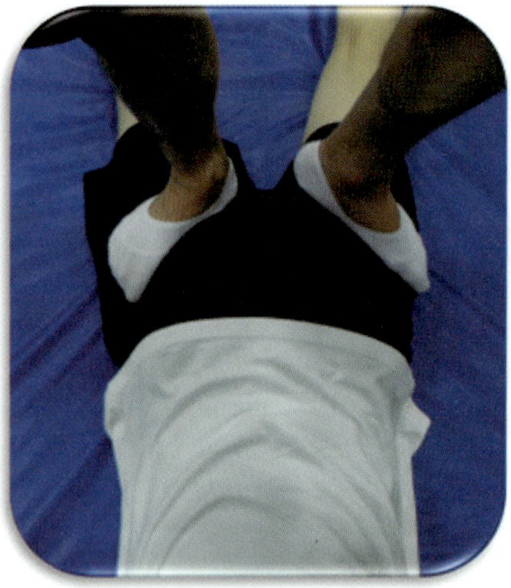

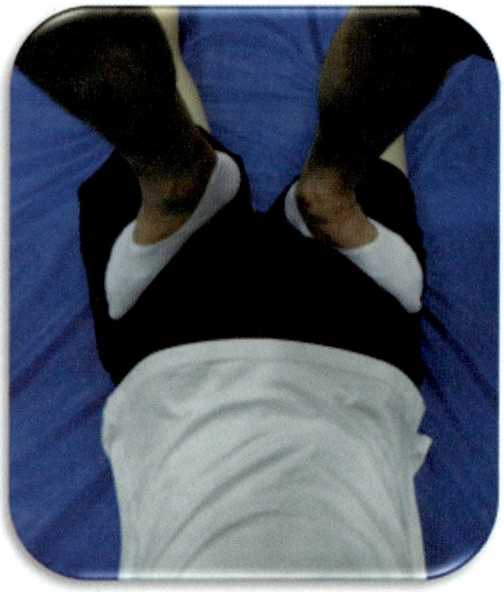

■ 요 법

(활) 양쪽 대퇴부를 느리게 걷듯이 3~4초간 부드럽게 반복하여 누른다.
(정) 양쪽 대퇴부를 뛰듯이 3~4초간 부드럽게 힘을 주어 누른다.
(술) 양쪽 대퇴부를 빠르게 걷듯이 3~4초간 부드럽게 힘을 주어 누른다.

45

23. 대퇴부 ➡ 대퇴부

정

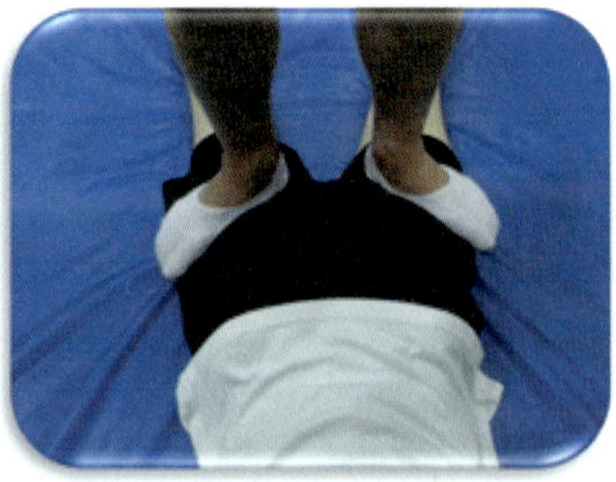

위에서 봤을 때

술

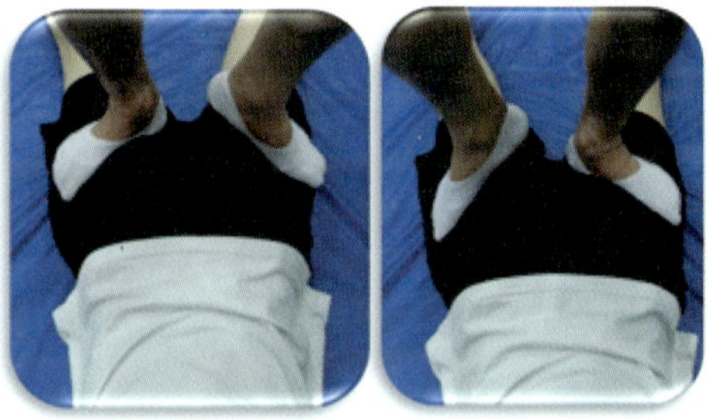

근접사진

■ 정 체(整體)

양쪽 대퇴부의 근 · 골격과 좌우 균형을 바르게 잡아준다.

46

초 급

복와위(엎드려 누웠을 때)좌·우 위쪽 연결(24~25)

24. (좌우) 발목➡ 슬관절

활

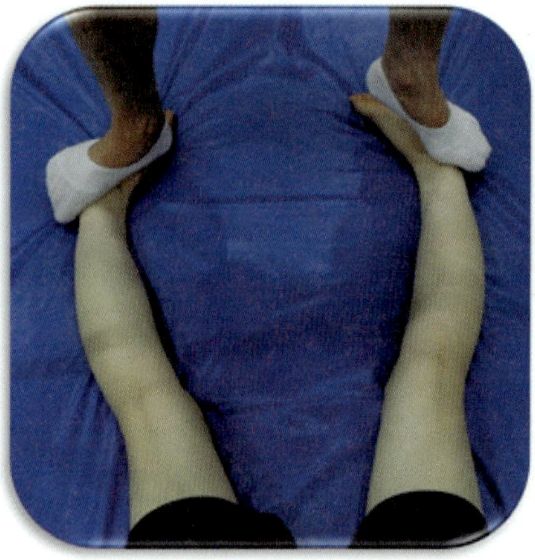

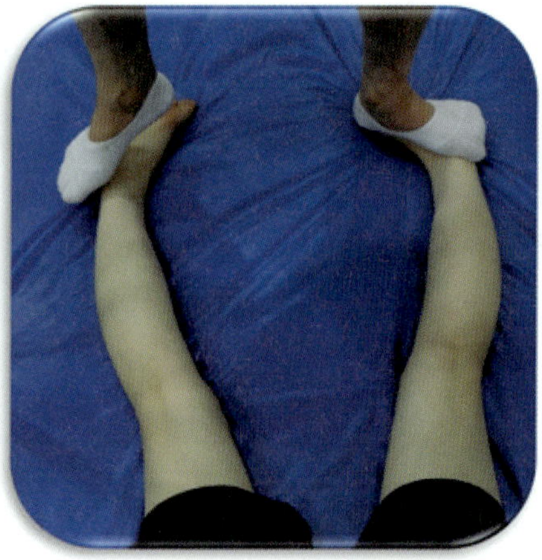

■ 요 법

(활) 양쪽 발목을 걷듯이 3~4초간 부드럽게 반복하여 누른다.
(정) 양쪽 발목부터 슬관절까지 걷듯이 앞으로 3~4초간 부드럽게 누르면서 올라간다.
(술) 양쪽 발목을 동시에 모둠발로 뛰듯이 3~4초간 부드럽게 힘을 주어 누른다.

47

24. (좌우) 발목 ➡ 슬관절

정

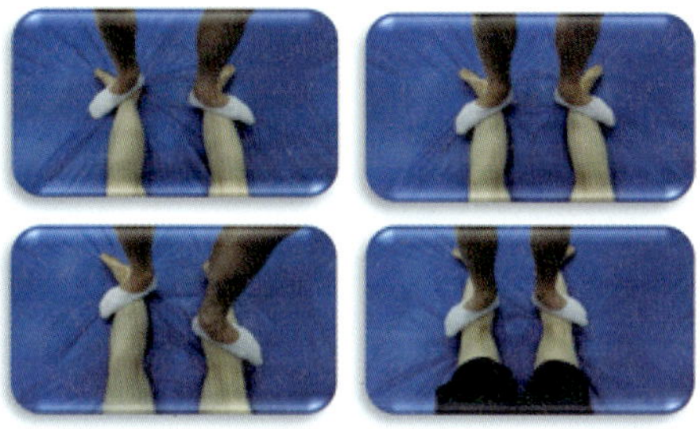

위에서 봤을 때

술

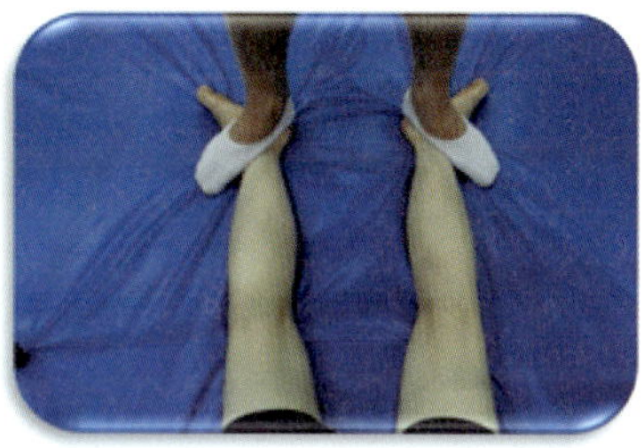

근접사진

■ 정 체(整體)

양쪽 발목에서 슬관절까지 근 · 골격과 좌우 균형을 바르게 잡아주며 속근육을 강하게 자극하여 혈액순환에 큰 도움을 주며 몸에 활력을 불어넣어 준다.

초급 **복와위(엎드려 누웠을 때)좌·우 위쪽 연결(24~25)**

25. (좌우) 슬관절➡ 대퇴부

활

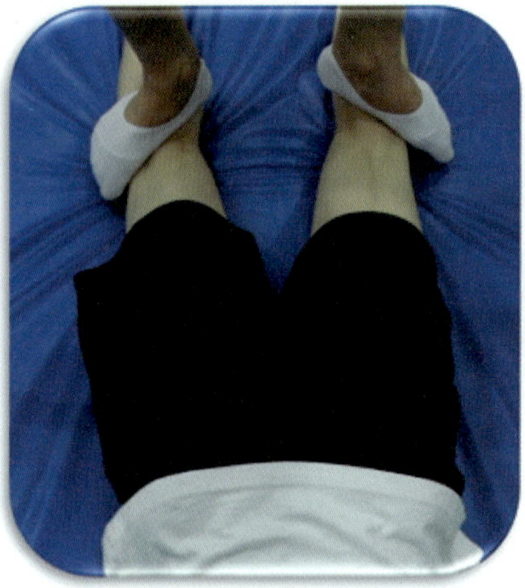

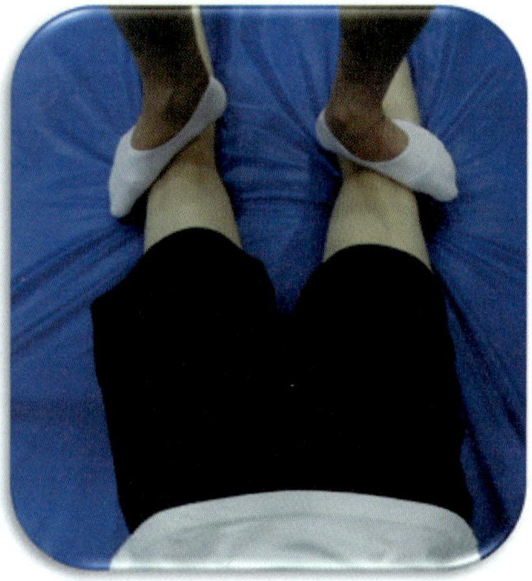

■ 요 법

(활) 양쪽 슬관절을 걷듯이 3~4초간 부드럽게 반복하여 누른다.
(정) 양쪽 슬관절부터 대퇴부까지 걷듯이 앞으로 3~4초간 부드럽게 누르면서 올라간다.
(술) 양쪽 슬관절을 동시에 모둠발로 뛰듯이 3~4초간 부드럽게 힘을 주어 누른다.

49

25. (좌우) 슬관절➡ 대퇴부

정 술

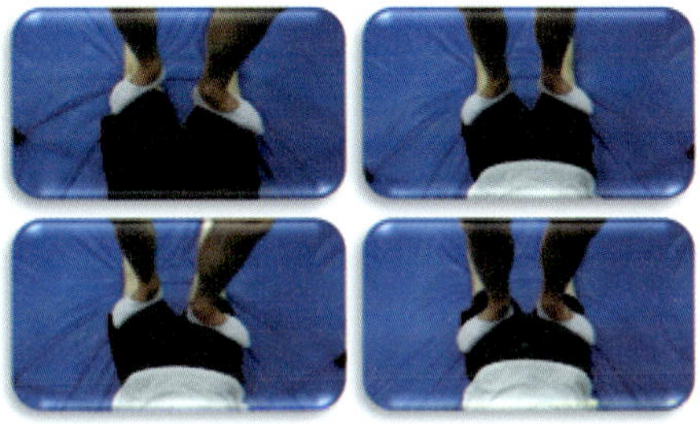

위에서 봤을 때

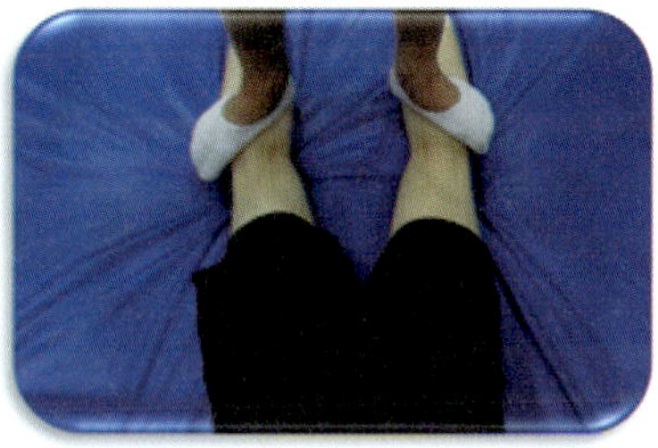

근접사진

■ 정 체(整體)

양쪽 슬관절에서 대퇴부까지 근・골격과 좌우 균형을 바르게 잡아주며 속근육을 강하게 자극하여 혈액순환에 큰 도움을 주며 몸에 활력을 불어넣어 준다.

참고문헌

강형숙, 21세기 스포츠와 건강관리, 홍경, 2004.

김귀봉, 사회체육지도론, 대경북스, 2004.

김도연, 운동인체측정학, 대경북스, 2004.

김동환, 스키100%즐기기, 가림, 2003.

김상겸 외, 수영의 지도와 관리, 대경북스, 2002.

김수근 외, 디지털시대의 건강관리, 대경북스, 2003.

김영자 (1990). 배드민턴선수들의 상해요인에 관한 조사 연구. 조선대학교 교육대학원 석사학위논문

김영학, 전공검도 2001

김용호 외, 학교·직장 생활체육프로그램, 학문사, 1999.

김원식 외, 내 몸에 맞는 운동처방, 삼성북스, 2009.

김은경, 운동과 지방대사, 학문사, 2000.

김종만, 수영 100% 즐기기, 가림, 2004.

김준영, 조우신, 최영안, 노병국 (1989). 스포츠 손상에 대한 임상적 분석과 보호장구 사용에 대하여. 대한스포츠 의학학 회지. 제7권 제1호

김홍백, 레저스포츠총론, 형설, 2002.

남상우(2018). 생활체육 동호인 조직의 공공스포츠클럽 전환을 위한 제도적 지원 방안 연구. 한국스포츠정책과학원.

남청웅, 프라임 스키 레슨, 대경북스, 2009.

로 숄러(은승표 외 역), 9주 파워 프로그램, 삼회미디어, 2007.

로버트 바이른(박용수 역), 탄탄한 기초를 위한 스리쿠션 당구 입문서, 오성, 2009.

문교부 (1973). 체육자료 총서(4). 스포츠 의학.

문교부 (1988). 체육고등학교 교재 : 배드민턴. 한국체육대학 1종 도서연구개발위원회.

박길석, 인체에 가장 잘 맞는 스킨 골프(SKIN GOLF), 가림, 2009.

박문환, 현대사회와 평생체육, 대경북스, 2004.

박상용 외, 대학체육, 형설, 1998.

박승한, 생활체육프로그램, 학문사, 1999.

박승한, 체력육성운동프로그램, 학문사, 1999.

박주봉, 박주봉의 배드민턴, 삼호미디어, 2004.

버드 겟첼(장경태 역), 평생체육, 대한미디어, 2004

서유진 외, 인체생리와 스포츠의학, 대경북스, 2003.

석춘희, 생활스포츠의 이해, 학문사, 2001.

송상욱, 생활스포츠, 포항대출판국, 2006.

스포츠레저연구소, 탄탄한 기초를 위한 테니스 입문서, 오성, 2005.

안의수 외, 운동과 건강관리, 현문사, 2001.

월간 마운틴, 주말이 기다려지는 행복한 산행(전국편), 터치아트, 2007.

윤방부 (1983). 선수 건강 및 안전. 선수 트레이너 교육 교재, 서울 올림픽대회조직위원회, 한국트레이너협회.

이재원 (1989). 배드민턴 선수들의 상해요인에 관한 연구. 인하대학교 대학원 석사학위논문.

이기세(2019). 배드민턴 동호인들의 운동 상해에 대한 연구. 한국건강융합학회지, 재2호.

윤 성, 대학체육, 창문각, 2004.

이강옥 외, 실전 축구테크닉, 대경북스, 2001.

이강옥, 뛰지말고 걸어라, 대경북스, 2002.

이계영, 건강과 체력과학, 학문사. 1998.

이기봉, 체육측정평가(쉽게 배우는 전공체육 시리즈 7), 무지개사, 2005.

이상철 · 육조영, 운동과 건강, 홍경, 1998.

이상철 · 송상욱, 스포츠상해처치론, 진영사, 2008.

이석인 외, 보디빌딩의 과학, 21세기교육사, 2002.

이안킹 외(이신언 역), 파워 바디 플랜, 삼호미디어, 2004.

이종림, 검도교본 2006

이태준 외, 대학교양체육, 창문각, 1990.

장윤진 (1984). 스포츠 과학정보. 대한체육회 스포츠 과학연구소.

제리 린치 외 1명(이경두 역), 나를 향해 달린다, 지식공작소, 2006.

조명렬 외, 체육사, 형설, 2002.

체육교재편찬회, 현대사회와 스포츠, 형설, 2000.

츠구치테츠야(손은환 역), 스포츠 사이클링의 60가지 비법, 황소걸음, 2009.

하권익 (1985). 스포츠 상해의 예방. 대한스포츠의학학회지 제2권 제1호.

하권익 (1988). 스포츠 임상 의학의 과거와 현재 그리고 미래. 대한 스포츠 임상 의학회지 제1권 제1호.

한창수, 스트레칭(잘먹고잘사는법시리즈076), 김영사, 2006.

한창수, 워킹(잘먹고잘사는법시리즈095), 김영사, 2006.

허창성, 등산수첩 OUTDOOR BOOKS 01, 진선북스, 2007.

홍재욱 외, 테니스의 정석, 형설, 1999.

홍재욱, 체육이론실기 프로그램, 학문사, 1999.

Butler, Lawrence F., Teaching Lifetime Sports, Greenwood Pub Group, 2001.

Cahill, B. R., & Griffith, E. H. (1978). Effect of preseason conditioning on the incidence and severity of high school football knee injury. American Journal Sport Medicine, 6.

Goodstein, Madeline(EDT), Ace Your Sports Science Project, Enslow Pub Inc, 2009.

Goodstein, Madeline, Wheels! Science Projects With Bicycles, Skateboards, and Skates, Enslow Pub Inc, 2009.

https://www.butterflykorea.com에서 연재되었던 내용을 https://domountain.tistory.com에서 재인용하여 발췌 요약하고, 현역 선수의 시범 사진을 삽입함.

http://www.koreatta.or.kr/info/info01.do?_code=10078

http://www.koreatta.or.kr/info/info02.do?_code=10079

https://www.yna.co.kr/view/AKR20230112043900007

Kerr, G., & Minden, H. (1988). Psychological factors related to The occurrence of athletic injuries. Journal Sports & Exercise Psychology, 10

Lauer R. H. (1973). The readjustment scale and anxiety, Journal of Psychosomatic, 17.

Lund, Bill, Weight Lifting, Capstone, 2000.

Newton, Harvey(2006). Explosive Lifting for Sports, Human Kinetics.

Rahe, H. R., Meyer, & Holmes, S. K. (1964). Social Stress and Illness Onset. Journal of Psychosomatic Medicine, 8.

Vinokur, A., & Selzer, M. (1975). Desirable Versus Undesirable Life Events :

Their Relationship to Stress and Mental Distress, Journal of Personality and Social Psychology, 32.

Wheaton, Belinda, Understanding Lifestyle Sports, Taylor & Francis, .

Wulf, Steve (EDT),(2004). The Mighty Book of Sports Knowledge, Ballantine Books, 2009.

富かし剛一監修, サッカー攻撃メソッド個人技·グループ戰, 大泉書店, 2009.

저자약력

송상욱

-경호학 박사

현, 아시아태권도연맹 기술심의위원

현, 대한적십자사 응급처치강사 및 인명구조원

현, 포항대 국방기술부사관계열 드론운용전공교수

이기세

-경찰학 박사/스포츠의학박사(명)/체육학박사

전, 우석대 경호비서과 교수

전, 경찰교육원 외래교수

현, 인천시 사격연맹 스포츠공정위원회 위원

현, 사단법인 한국평생교육기구 자문위원

현, 사단법인 바른자세 진흥원 자문교수

현, 국제대학교 체육진흥센터장

현, 국제대학교 스포츠지도과 교수

안경한

-교육학 박사수료

현, 경기도 새마을회 동아리 지도교수

현, 육군교육사령부 리더십처 자문위원

현, 한국군 사회복지학회 학술분과 위원장

현, 한국종합심리 상담교육연구소 연구위원

현, 국제대학교 군사경호과 교수

장동수

-체육학 박사

현, 인천대학교 초빙교수

현, 국제대학교 외래교수

현, 사격국제심판(ISSF)

현, 한국사회안전융합 건강학회 부회장

현, 인천광역시 사격연맹 전무이사

조병욱

-체육학 박사수료

현, 국제대학교 초빙교수

현, 인천광역시 검도회 이사

현, 안남고등학교 교사

나춘소

-체육학 석사

전, 미추홀구 경찰서 경정

현, 인천시 남동구 체육회 이사

현, 인천시 유도회 스포츠공정위원회 위원

현, 나누리 행정사 대표

현, 국제대학교 외래교수

김영국

-체육학 석사

현, 미추홀구 SK 행복가득 주유소 대표이사

현, 인천시 태권도 협회 이사

현, 국제대학교 외래교수

노성환

-체육학 박사

전, 합기도 아카데미 총관장

전, 국제대학교 특임교수

현, 대한합기도 총연맹 인천지부장

현, 인하대학교 겸임교수

현, 국제대학교 외래교수

황현덕

현, 대한체육회 생활체육 위원회 부위원장

현, 인천광역시 체육회 부회장

현, 인천광역시 사격연맹 회장

서범상

-체육학 석사과정

전, 남양주시 검도회 부회장

현, 호평검도관 관장

현, 대한 검도회 심판위원

현, 국제대학교 검도부 감독

김유식

-이학박사(단국대)

California state university long Beach post-doctoral fellow

현, 인천대학교 평생교육원 외래교수

현, 현대 직업전문학교 외래교수

현, 서울과학기술대학교 외래교수

권대봉

-체육학 석사

전, 국제대학교 외래교수

전, 성균관대학교 외래교수

현, 한국대학 배드민턴 연맹이사

현, 한국대학 배드민턴 연맹 심판위원

현, 대한배드민턴협회 이사

현, 인하대학교 배드민턴 감독

박규리

-체육학 석사

현, 대전체육고등학교 사격부 전임지도자

현, 대전시 사격연맹 경기이사

현, 평생교육기구 교육이사

노미원

-체육학 석사과정

현, 묘가협회 회장

현, 활정술 협회 회장

현, 두뇌바둑 창시자

현, 넘버로빅 창시자

현, 한국사회안전융합건강학회 이사

이용완

체육학 석사과정

현, 평생교육기구 이사

현, 바른자세 진흥원 교육이사

현, 도성아그로 대표이사

정운민

현, 체육학석사과정

전, 안산부곡초등학교 기간제교사

전, 인천여상/군포초등학교 탁구 지도자

전, 인하대학교 탁구 지도자(재능기부)

현, 국제대학교 특임교수

조혜미

-체육학 석사과정

전, 서울 휘트니스센터 P·T 전문 지도자

현, 사단법인 한국 운동지도자 협회 이사

현, 사단법인 바른자세 진흥원 세종시 회장

전 은

전, 시흥시 초, 중, 고(골프) 재능기부 지도자

현, 골프 티칭프로

현, KGT 대표

현, 한국 바른자세 연구회 회원

현, 한국사회안전융합건강학회 회원